**의학에 관한
위험한 헛소문**

Medical Myths and
Why We Fall for Them

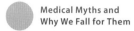

의학에 관한
위험한 헛소문

의사이자 에미상 수상 디벙커가
알려주는 가짜 뉴스 구별법

시마 야스민 지음
김보은 옮김

BS

모티브북

2014년 가을날 아침, 한 여성이 텍사스주 소아청소년과 진료실을 찾아왔다. 대서양 건너 9656킬로미터 떨어진 시에라리온, 기니, 라이베리아에서는 에볼라바이러스가 걷잡을 수 없이 퍼지고 있었다. 그 바이러스는 서아프리카인 수천 명을 감염시키며 5천 명가량을 죽음으로 몰아넣었다.

이 여성은 소아청소년과 의사한테 자신의 딸에게 에볼라바이러스 백신을 접종해 달라고 말했다.

"에볼라 백신은 없습니다"라고 의사는 대답했다. "백신이 있다고 해도 따님이 맞을 필요는 없습니다. 따님이 에볼라에 걸릴 위험은 없으니까요."

그러나 어머니는 의사의 말을 믿지 않았다. 어머니는 다시 부탁했다. 에볼라바이러스가 사람들을 죽이고 있으니 자기 딸에게 에볼라 백신을 놓아 달라고 고집을 부렸다. 그러자 소아청소년과 의사는 에볼라보다 더 치명적인 질병인 인플루엔자로 대화 주제를 돌렸다. 매년 미국인 4만 명 이상이 이 인플루엔자로 사망하고 있으며, 사망자 대부분이 어린이였다. 그런데 몇 년간 사망자 수가 두 배나 많아지더니 슬금슬금 8만 명을 넘어서고 있었다.

"따님에게 에볼라 백신은 접종할 수 없습니다. 에볼라 백신이란 게 아직 없으니까요.* 하지만 마침 인플루엔자가 유행할 시기이니 따님에게 인플루엔자 백신은 놓아드릴 수 있습니다"라고 의사가 말했다.

"인플루엔자 백신이요?" 어머니는 코웃음 쳤다. "그런 건 필요 없어요!" 그러고는 진료실을 박차고 나가버렸다.

인간은 이상하고, 이해하기 어려우며, 비이성적인 동물이다. 인간의 뇌는 1초에 100경 번의 연산 속도로 정보를 처리한다. 이 숫자는 엄청나게 커서 엑사플롭스라고 부르며, 이러한 처리능력은 다른 어떤 슈퍼컴퓨터도 따라올 수 없다.

이토록 방대한 정보를 매우 빠르게 처리할 수 있다고 해서 인간이 합리적이라는 뜻은 아니다. 인간은 자동차 사고로 죽을 확률이 훨씬 높지만, 비행기 사고를 더 두려워한다. 인플루엔자로 죽을 확률이 더 높지만, 에볼라를 더 무서워한다.

때로는 우리에게 입력되는 정보가 터무니없기도 한다. 불확실성으로 가득한 어두운 세상에서, 우리는 미지의 세계를 이해하게끔 도와주는 이론과 이야기 들로 지식의 틈새를 메우고 두려움을 덧칠해나

---

* 그후에 에볼라 백신이 개발되어 2019년 11월과 12월에 각각 유럽과 미국에서 승인을 받았다.

간다. '사실'은 지루하다. 인플루엔자 사망률과 자동차 사고 사망률은 그저 일상일 뿐이다. 그러나 에볼라와 하늘에서 추락한 비행기 이야기는 세상을 떠들썩하게 한다.

사람들 입에 오르내리려면 우리를 겁주려는 이야기조차도 기억에 들러붙어 사람들을 사로잡아야 한다. 가령 텍사스주 한가운데 사는 어린 소녀가 바이러스성 출혈열에 걸려 온몸의 구멍에서 피를 줄줄 흘렸다거나, 학교에서 접종하라는 백신이 아이들의 뇌를 쪼그라뜨린다는 이야기처럼 말이다.

기복과 갈등, 정교한 세부사항, 긴장감으로 가득 찬 이야기는 호르몬이자 신경전달물질인 옥시토신 분비를 자극한다. 이야기는 인간의 뇌를 깨운다. 당연히 아이들도 잠자기 전에 이야기를 해 달라고 조르지, 사실을 들려 달라고 하지 않는다. 이야기 덕분에 우리는 불확실성이 넘쳐나는 세상에서 수월하게 질서를 잡는다. 더 환상적일수록 더 좋은 이야기다.

인류의 달 착륙이 가짜라는 말을 들었을 때, 나는 열한 살이었다. "쯧." 할머니는 커튼을 치며 혀를 찼다. "쯧쯧, 미국인은 달에 간 적이 없단다. 그런 말에 귀 기울이지 말거라." 우리는 저녁 기도를 마쳤다. *아무도 걷지 않은* 달을 바라보며 특별한 소원을 속삭이는 우리의 눈에는 여전히 온기가 남아 있었다. 우리는 소원을 담은 숨결을 두 손 안에 불어넣고, 눈꺼풀을 손가락으로 조심스럽게 누른 후, 달을 향해 명석함과 통찰력을 달라며 기도문을 암송했다.

나는 기도할 때 사용하는 청록색 벨벳 깔개를 둘둘 말아서 긴 안락의자 아래에 넣고, 할머니가 잘 여미지 않아 벌어진 커튼 사이로 흘러드는 한 줄기 노란 빛을 바라보았다. 달빛이었다. 달의 모습에 따라 달력을 만들고, 달의 출몰에 따라 언제 반짝이는 옷을 입고 달콤한 이드* 파이를 먹을지 결정했다.

할머니는 둥그런 배에 손을 올려놓고 부드럽게 말하곤 했다. 세상사에는 무심했고, 우리의 일상을 채우는 작은 마을의 사건에도 심드렁했다. 인도의 아주 작은 마을에서 태어나 영국의 공업도시에서 살아온 할머니, 말수가 적고 자신의 견해는 더더욱 없었던 다정하고 나이 든 이 여성은 음모론자였던 걸까?

우리 가족은 모두 음모론자다. 세 구역 떨어진 이슬람교 사원에서 일요일 예배가 끝나면 사촌 형제들과 나는 부리나케 집으로 돌아왔다. 우리는 까만색 소니 카세트 플레이어 주변에 둥그렇게 모여 앉아 마이클 잭슨 노래를 거꾸로 돌려 들었다. "마이클 잭슨이 사탄을 숭배하는 말을 하고 있어!" 투박한 정지 버튼을 누르면서 사촌 오빠는 주장했다. "잘 들어! 마이클 잭슨은 사탄 숭배자야!"

우리는 마이클 잭슨의 〈데인저러스〉 음반 커버에 그려진 원숭이 머리 세 개가 이루는 피라미드를 손으로 따라 그려보고는 그 안에서 빨간 별을 찾아냈으며, 유리구슬 속에 갇힌 남녀가 아담과 이브일런지 연구했다. 일루미나티의 상징이야, 우리는 결론을 내리며 고개를 끄덕였다.

〈고스트버스터즈〉나 〈네버엔딩 스토리〉보다 알레스터 크로울리 이야기나 원탁의 기사와 영국 왕실의 비밀 이야기가 더 재미있었다. 우리가 함께 여러 번 읽은 책에는 영국 여왕이 사람 모습을 한 도마뱀

---

* 이슬람 사회의 주요한 축제 중 하나.

이라는 이야기도 있었다. 반복해서 듣던 카세트테이프는 찰스 왕세자가 갓난아기를 잡아먹는 변신 능력자라고 했다. 이들 주장을 덥석 믿은 우리는 공포와 놀라움으로 눈을 크게 뜨곤 했다.

어린 시절 내내 우리는 대영제국과 왕가 이야기를 들었다. 부모님은 "옛날에는 지구인 넷 중 한 명이 대영제국 국민이었지"라는 말로 이야기를 시작하곤 했다.

말도 안 돼, 우리는 외쳤다. *진짜예요?*

파란색과 노란색으로 칠한 사촌의 침실 벽에는 갈-페터스 도법으로 그린 세계지도가 걸려 있었는데, 영국 식민지가 분홍색으로 표시되어 있었다. 그 지도에는 부모님 고향인 인도가 있었다. 분홍색이었다. 조부모님 고향인 미얀마도 있었다. 그곳도 분홍색이었다. 겨우 인도의 18분의 1밖에 안 되는 작은 섬나라가 지배하는 대륙을 표시한 전체 지도였다. 최소한 영국이 연필로 지도 위에 선을 긋고, 집단학살을 저지르며, 분열된 내전의 나라로 조각내기 전의 인도 크기로 보자면 그랬다.

우리는 일루미나티와 변신하는 왕가 이야기에 빠져들었던 것처럼, 대담하게도 지구를 지배했던 작은 섬나라 이야기에 빠져들었다. 세계지도와 부모님이 하는 이야기는 부조리가 존재한다는 사실을 매일 상기시켰다. 카세트테이프는 정부가 주장하는 진실보다 환상이 더 설득력 있다는 증거를 지루하게 늘어놓았다.

게다가 학교에서 우리가 배우는 공식 지도는 가짜라고 카세트테이프는 주장했다. 유럽인들은 우리가 세상과 고국을 바라보는 방식을 터무니없이 날조했다. 16세기 플라망 사람인 헤이르트 데 크레머르 Geert de Kremer는 메르카토르 Mercator라는 이름으로 더 유명한데, 지도에 인도와 아프리카는 실제보다 작게, 유럽은 실제보다 크게 그렸다. 이것은 음모였다. 하지만 우리에겐 우리만의 이야기가 있었다. 조잡한 조롱에 대항해서 우리가 연대하도록 돕는 한편, 우리를 초라하게 낮추고 자신들은 위대하게 높이는 서사를 반박하게 하는 이야기였다. 무리는 클수록 안전했고, 우리는 집단의 신념 속에서 결속감과 안도감을 느꼈다.

그래서 몇 년 뒤 내 나이 스물일곱에, 갓 면허를 따고 런던 동부에서 일하는 새내기 의사였던 나는 눈을 굴리며 팔짱을 낀 채 내 처방을 거부하는 젊은 임신부에게 공감할 수 있었다. 나는 집에서 걸어서 출근할 수 있는 지역 병원에서 일했는데, 내 환자들은 대부분 나와 비슷했다. 젊고, 황인종인 이민자의 딸들이었다. 이들도 정부나 여왕, 의사를 둘러싼 음모론을 듣고 자랐다.

"항생제는 독약이니까 주지 마세요." 얇은 이불을 가슴까지 끌어당긴 젊은 여성은 이를 악문 채 말했다. 이 여성은 말다툼하던 시누이가 그의 발을 차로 밟아버려서 피투성이가 된 발가락이 감염되기 시작했다.

"아기를 걱정하는 마음은 이해합니다. 하지만 이 항생제는 아기와 산모 모두에게 안전해요"라고 나는 설명했다.

여성은 내 말을 믿지 않았다. 의약품은 다국적 제약회사가 유색인종을 통제하는 도구라고 그는 주장했다. 다국적 제약회사는 특권층의 이익을 위해 가난하고 투표권이 없는 사람들에게 의약품을 시험한다고도 말했다. 내 진료를 거부하는 사람은 이 여성만이 아니었다. 초음파가 아기의 뇌와 심장에 해롭다며 초음파검사를 거부한 임신부도 있었다. 아버지들은 유아기 자녀에게 백신을 접종하지 않았다.

몇 년 뒤 내가 미국 공중보건의가 되었을 때, 앨라배마주 마리온에서 근래 들어 미국에서는 최대 규모로 결핵이 집단발병했다. 마리온의 결핵 환자 비율은 미국 평균치보다 100배나 높았고, 환자는 대부분 흑인이었다. 공중보건 공무원들이 검사 장려금 2만 원을 지급했지만, 마리온 시민 중에는 결핵 감염검사를 거부하는 사람도 있었다. 공무원과 의사 들은 혈액 및 엑스레이 검사를 받으러 드문드문 찾아오는 마리온 시민의 수가 적다고 투덜거렸다.

그러나 의사들이 잊고 있던 역사가 있다. 마리온에서 차로 두 시간 거리에 있는 터스키기에서는 1930년대부터 1970년대까지 정부에 소속된 의사들이 흑인을 대상으로 고통스럽고 비윤리적인 의학실험을 했다. 터스키기 실험이 끝난 이후에 살았던 마리온 시민들조차 그 실험 때문에 의학과 의사를 불신하는 성향이 오래된 가족 성경처럼 대를 이어 내려왔다고 말했다.

이런 이야기를 무시해서는 안 된다. 아스피린 알약 하나하나에 나치의 강제수용소와 홀로코스트 생존자의 핏빛 역사가 아로새겨져 있다. 페니실린의 발견과 그 용도 뒤에 숨겨진 추문도 있다. 물론 이것은 여러분이 학교에서 배운 알렉산더 플레밍Alexander Fleming과 곰팡이와 페트리디시 이야기가 아니다.

이런 이야기들, 그리고 여러분이 이 책에서 읽게 될 수많은 비슷한 이야기는 지독하게 더러워서 세탁할 엄두조차 나지 않는 불결한 세탁물처럼 파묻혀 있다. 하지만 유산은 오래도록 남는다. 과거를 마주하는 일은 대답하기 어려운 질문을 부르기에 우리는 공공연하게 더러운 빨래를 널지 않는다. 왜 의사는 사람들의 척추에 세균을 주입했을까? 과학자는 왜 매독 환자들을 의약품으로 치료하지 않았을까?

죽은 나무등치에서 곰팡이가 피어나듯이, 파묻은 진실에서는 거짓이 싹튼다. 때로는 음모론에도 진실이 한 조각 들어 있기도 한데, 역사와 의혹으로 뒤덮인 진실은 세균보다 더 빨리 퍼져나가 의사와 과학을 더 깊이 불신하도록 사람들을 감염시킨다. 역사는 음모론에 불을 지피는 기름이자 새로운 거짓말의 연료가 된다.

나는 스물아홉 살에 미국 질병통제예방센터 산하 역학정보원 Epidemic Intelligence Service에 들어갔다. 이곳은 감염병을 추적하는 역학 조사관이 모인 미국 정부기관이다. 전 세계를 대상으로 감염병을 추적하는 연방 질병 조사관이 되자, 또다시 음모론이 사실처럼 느껴졌다. 나는 1만 3000원짜리 항생제만 먹으면 치료할 수 있는 세균 때문에 어린이들이 죽어가는 미국의 한 마을을 조사하러 갔다. 또 다른 마을에서는 깨끗한 수돗물이 부족해서 살을 파먹는 세균을 씻어내지 못해 사람들이 팔다리를 잃고 사망했다. 집단발병이 이어지는 가운데, 나는 수상한 병원체와 함께 병원체보다 더 수상한 사람들의 행동과 믿음을 마주했다. 이런 경험들은 내가 공중보건의로 일한다 해도 공중보건을 개선하기에는 역부족이라고 확신하는 계기가 되었다. 나는 전문 이야기꾼으로, 이야기를 창조하는 전문 예술인으로 훈련받은 뒤, 사람들이 관심을 가질 만한 서사에 의학을 덧붙였다.

에볼라바이러스가 서아프리카에서 맹위를 떨치던 2014년 여름, 나는 텍사스주 북부에 마련한 새집에 짐을 풀면서 최근에 바뀐 내 경력을 되돌아보았다. 나는 질병통제예방센터 역학 조사관으로서 쌓은 경력을 내려놓고 언론대학원을 졸업했으며, 신문기자로서 내 첫 직장인 《댈러스모닝뉴스》에 출근할 준비를 하고 있었다. 내가 댈러스 교외에 집을 마련하는 동안, 역학 조사관인 내 친구는 방호복을 입고 기니, 라이베리아, 시에라리온의 에볼라 치료 병동을 오르내리고 있었다. 나는 베개를 푹신하게 부풀리며 죄책감을 꿀꺽 삼켜버렸다.

그뒤 에볼라바이러스가 댈러스를 덮쳤다. 갑자기 텍사스주 북부는 중앙아프리카의 강 이름을 딴 바이러스가 점령한 그라운드 제로*로 변했다. 나의 두 세계는 서로 충돌했고, 나는 편집장 말에 따르면 히스테리에 빠진 언론 보도 속에서 침착하고 이성적인 목소리로 바이러스와 바이러스 전파에 관한 거짓 신화를 폭로하는 공중보건 통역사 역할을 자처했다.

에볼라 백신을 요구하며 인플루엔자 백신은 거부한 텍사스주의 어머니 이야기를 들려준 사람은 질병통제예방센터에 있던 내 친구다. 우리는 그 어머니의 요구에 깔깔대며 웃다가 이내 웃음을 멈추고 서로 초조하게 쳐다보았다. 공중보건의를 밤새 잠 못 들게 하는 음모 중에서 인플루엔자는 최상위권을 차지한다. 인플루엔자바이러스 때문에 매년 미국인 수만 명이 사망하고 수백만 명이 병든다. 결국 내 친구는 에볼라 집단발병에 대응하기 위해 시에라리온으로, 나는 《사이언티픽 아메리칸》에 실을 에볼라 유행병 기사를 작성하기 위해 라이베리아로 파견됐다. 라이베리아 사람들은 내게 미국 정부가 악의적으로 바이러스를 퍼뜨렸거나 툴레인대학교 과학자들의 실험이 잘못되는 바람에 우연히 바이러스가 퍼졌다고 말했다. 집단발병에 관한 소식은 진실이든 아니든, 감염 자체보다 더 빨리 퍼지는 것 같았다.

텍사스 집으로 돌아왔을 때, 내 이메일함은 신문 구독자들이 보낸

---

* 핵폭탄이 폭발한 지점 또는 대재앙의 현장.

성난 이메일로 홍수를 이루고 있었다. "에볼라가 공기로 전파되는 걸 알면서도 인정하지 않는 거지!"라든가 "멕시코에서 넘어오는 불법 이민자들이 에볼라를 미국으로 들여오고 있다. 국경을 폐쇄하라!" 등등. 우리는 진실을 보도했지만, 우리가 알리는 메시지를 원하는 사람은 없었다.

의학적 미신과 의사과학이 만나면 히스테리를 일으킨다. 주변 지역 어디에서도 에볼라 환자가 발생하지 않았지만, 텍사스주 학교 몇몇 곳은 건물을 폐쇄하고 방역을 했다. 나쁜 영향력은 텍사스주를 넘어가며 파문을 일으켰다. 오하이오주의 웨딩드레스 가게는 나중에 에볼라로 확진된 댈러스의 간호사가 감염되기 며칠 전에 방문했다는 사실이 알려져 폐업했다. 텍사스주 북부에 사는 서아프리카인들은 이들도 에볼라에 감염되었을 수 있다고 믿은 고용주 때문에 직장에서 쫓겨났다.

이런 반응은 위험하고 정보가 부족해서 나타나며, 납세자에게 값비싼 대가를 치르게 한다. 다른 음모론은 사람들의 생명을 대가로 가져간다. 전통의학이 에볼라를 치료할 수 있다고 믿는 통에, 이전에는 유행병이 통제되던 장소에서도 바이러스가 재발생했다.

이런 믿음을 반과학적이며 어리석다고 무시하기는 쉽다. 그러나 아마도 우리 역시 살아가면서 일상의 위험보다 터무니없는 위험을 더 걱정하며 소아청소년과 진료실을 찾은 텍사스주의 그 어머니와 별반 다르지 않은 적이 있었을 것이다. 우리는 자동차 사고보다 비행기 사고로 죽을 것을 더 걱정한다. 우리는 확인된 살인자인 인플루엔자보다 이국적인 감염병을 더 두려워한다. 인간은 위험을 평가할 때 어리석기로 악명 높으며, 거듭된 연구가 이를 증명한다. 오늘날에는 소셜미디어와 24시간 보도되는 뉴스를 통해 공포와 오인정보가 빠르게 퍼져나가 공황상태와 잘못된 의사결정을 부채질한다.

요즘 나는 미생물과 오인정보가 퍼져나가는 과정을 추적한다. 이 두 요소가 결합된 형태를 전문가인 냇 기네스Nat Gyenes와 안 샤오 미나An Xiao Mina는 미스인포데믹스misinfordemics라고 불렀다. 나는 가짜 보건뉴스가 퍼져나가는 현상을 함부로 재단하지 않으려 노력한다. 이같은 믿음과 행동이 공중보건에 미치는 영향에 발끈하면서도, 음모론에 둘러싸여 자란 나는 환자가 약물치료를 거부하는 이유를, 켐트레일*이 독극물이라고 믿는 이유를, 백신을 기피하는 이유를 이해한다.

공중보건 공무원들은 "사실"을 가지고 가짜 보건뉴스를 반박하려 하지만, 이 책은 이른바 사실이라고 인정받은 바로 그 사실과 실험, 방법, 체계에 의문을 제기한다. 여러분이 사실을 어떻게 생각하건 사실 자체만으로는 설득력이 없다. 우리가 기억하는 것은 이야기다. 이 책은 이런 이야기들, 즉 백신과 켐트레일에 관한 의학적 미신과 범죄를 저지르는 정부와 부도덕한 과학자를 둘러싼 음모론을 낱낱이 파헤친다. 각 장에서는 해당 이야기가 어디서 나왔는지, 왜 사람들 마음속에 파고드는지를 탐색한다. 베이비파우더와 난소암, 다이어트약과 신부전, 어느 것을 분석하건 우리는 세 가지 질문으로 되돌아온다. 우리는 왜 우리가 믿는 것을 믿는가, 왜 사실이 거짓을 쓸어 없애지 못하는가, 그리고 그렇다면 사실은 대체 무엇인가?

---

* 화학물질로 가득한 제트기 비행운.

차례

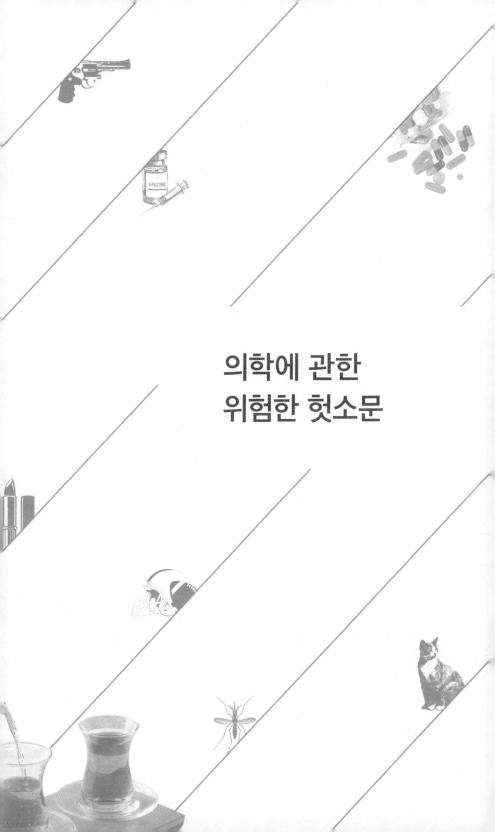

의학에 관한
위험한 헛소문

01

뱃살을 쏙 빼준다는 해독차는
정말 효과가 있을까

어느 날 아침, 나는 약통을 집어 들고 차 한 모금과 함께 피임약을 꿀꺽 삼켰다가 의도치 않게 내 몸을 중독시켰다는 걸 깨달았다. 프로게스테론과 에스트로겐 혼합물 대신 반려견 릴리의 갑상샘 호르몬 약을 먹었던 것이다. 개에게 처방하는 갑상샘저하증약의 성분은 갑상샘 호르몬으로, 사람인 내게 처방하는 약보다 농도가 훨씬 높았다. 나는 의학 학위를 보유한 이성적인 사람이라면 당연히 했을 만한 행동을 했다. 나는 기겁했다.

이 우연한 중독사건은 잘못된 결정이 거듭되면서 일어났다. 우선 나는 바쁜 여성들이 일정한 날에 일정한 약을 먹을 수 있도록 고안한 요일별 포장에서 피임약을 모두 꺼냈다. 그런 뒤, 여름 내내 꽃가루 알레르기를 앓으며 먹었던 항히스타민제 약통에 피임약을 넣었다. 그리고는 릴리와 내가 아침에 잊지 않고 사이좋게 약을 먹을 수 있도록 피임약이 들었지만 라벨은 없는 항히스타민제 약통을 릴리의 '인간에게는 너무 높은 농도의' 갑상샘 호르몬제 약통 옆에 올려놓았다.

만약 잘못된다면 무슨 일이 일어날 수 있을까?

나는 대처법을 알고 있을 응급실 의사 친구에게 전화했다. 그의 지시에 따라 나는 약국에 달려가서 '디톡스' 알약을 몽땅 집어왔다. 부엌 조리대에 허리를 구부리고 앉아서, 나는 형광 분홍색 젤라틴 캡슐 100개를 비틀어 열고(왜 하필이면 분홍색일까? 나중에 빈 캡슐을 치울 때에야 궁금해졌다), 캡슐에서 빼낸 숯가루를 유리잔에 부어 물과 섞은 뒤, 최대한 열정을 발휘해서 진득한 액체를 마셨다. 내 부엌도, 새하얗던 릴리도, 검은 숯가루를 이불처럼 곱게 뒤집어써야 했다.

활성탄은 장에서 독소가 흡수되지 않도록 막아준다. 삼킨 독소가 혈액으로 들어가는 것을 막는 조치인데, 독소를 삼키고 한 시간 안에 활성탄을 먹으면 해독할 수 있다.

내 행동을 권장하지는 않는다(반려견의 약은 먹지 말아야 하고, 집에서 활성탄도 먹지 말아야 한다. 활성탄을 꼭 먹어야 한다면 응급실 의사에게 처방받는 편이 낫다. 의사는 아마 나처럼 부엌에서 100개의 캡슐을 까는 대신 정상인답게 약통에서 활성탄을 꺼내줄 것이다). 하지만 나는 약국에서 활성탄을 소량으로 판매한다는 사실에 호기심이 솟았다. 내가 겁에 질려 전화한 응급실 의사인 내 친구는 약국에서 활성탄을 판매한다는 사실을 알고 있었다. "사람들은 입증되지 않은 디톡스를 증명하려고 활성탄을 먹거든"이라고 그는 말했다.

하지만 활성탄 250밀리그램으로는 사실 아무것도 할 수 없다. 게다가 이 활성탄은 응급실에서 사용하는 활성탄처럼 진짜 활성화된 숯가루도 아니다. 활성탄이 입 냄새를 없앤다거나 캡슐 두 개 분량이면 프라이드치킨이나 탄산음료에서 나온 독소를 빨아들인다는 주장은 거짓말이다.

우리가 영양과 관련해서 배운 지식은 대부분 틀렸다고 밝혀지고 있다. 지금은 쌀, 파스타, 감자처럼 전분이 많은 음식으로 접시의 절반을 채우면 건강에 해롭다고 여긴다. 80년대에는 지방이 악마 취급을 받았지만, 지금은 설탕이 진짜 악마로 밝혀졌다. 설탕은 코카인만큼이나 중독성이 강하다고 생각되는 하얀 가루인데, 산업계는 과학자들을 매수해서 설탕보다 지방이 더 해롭다고 선전해왔다.

식품영양학은 우리의 질문에 답하지 않거나 절반의 진실만을 알려주었다. 그리고 답이 없는 질문이 있는 곳에는 사기꾼과 가짜 약을 파는 뱀 기름 장사, 탄력 있는 아랫배를 약속하는 여성이 판을 친다.

유행하는 다이어트 비법은 전혀 새로운 것이 아니다. 해독차 다이어트도 수십 년 동안 유행했으며 그저 새로운 방법으로 광고할 뿐이다. 디톡스 산업은 대규모 사업이다. 여기에는 클렌즈 주스, 치즈 클렌즈, 해독차와 해독팅크* 등이 있으며, 여러분이 좋아하는 인플루언서가 이 사기제품 중 하나를 들고 입술을 삐죽 내민 사진을 인스타

---

* 생약을 알코올에 담가 유효성분을 우려낸 액체.

그램에 올린다. 이들은 눈을 크게 뜨고 입술을 쭉 내밀고는 "날씬해지는 차"와 "배를 쏙 들어가게 만드는 차"를 들고 셀프카메라를 찍는 대가로 수천만 원을 받는다. 인플루언서는 여러분에게 소파에 누워서 신용카드만 긁으면 빠르게 날씬해지고 아랫배가 탄탄해진다고 약속하는 수십억 원짜리 산업의 일부다.

이 특효약은 효과가 없다. 여러분이 체중계에 올라섰을 때 몸무게가 줄어들도록 며칠 동안 화장실에 들락거리게는 해줄 것이다. 하지만 이렇게 줄어든 몸무게는 다이어트 건강보조제를 끊자마자 빠르게 회복된다.

해독제품과 클렌즈 과정은 여러분을 치유하지 못하지만, 여러분을 죽일 수는 있다. 2017년 필라델피아에서 60세 여성이 해독차를 이용해 클렌즈 과정을 거치다가 사망했다. 이 여성은 요기 디톡스 차를 하루에 세 번씩 2주 동안 마시다가 기운이 없고 무기력해지자 의사를 찾아갔다. 여성은 피부와 눈이 노랗게 변해서 병원에 입원해야 했다. 입원한 지 9일째 되는 날, 그는 방향감각을 잃고 혼란에 빠졌다. 간부전이 일어나고 있었던 것이다. 조직검사를 했더니 검게 죽어가는 간조직이 나왔다.

입원한 지 15일째 되는 날에는 기관에 관을 넣어야 했다. 그리고 입원한 지 17일째에 사망했다.

해독차에 든 19가지 성분을 조사한 의사들은 성분 목록에서 간 손상을 일으킨다고 알려진 성분을 다섯 개나 찾아냈다. 치자, 대황 뿌리, 주니퍼베리, 계피, 황금 뿌리였다.

해독차 성분 중에는 간을 보호한다는 물질도 있었지만 이 주장은 쥐를 대상으로 한 실험에 근거를 두고 있다고 과학자들은 설명했다.

과학자들은 "허브제품은 포장에 명기하지 않은 다른 독소나 위조제*로 오염되어 있다. 이는 클러스터 효과로 이어질 수 있다"고 경고했다. 클러스터 효과란 하나 이상의 독소가 간이 해독할 수 없는 지경까지 쏟아져 들어오면서 간 기능이 마비되어 사망에 이르는 것을 말한다. 이 여성은 저녁마다 와인을 세 잔씩 마시는 습관이 있어서 해독차가 전혀 도움이 되지 않았다고 의사는 말했다. 와인과 해롭지 않아 보이지만 독성이 있는 '클렌징' 허브가 이 여성의 사망 원인으로 추정된다.

해독차와 클렌즈 과정은 여러분을 산부인과로 데려갈 수도 있다. 수많은 클렌즈 제품에 들어 있는 성분의 하나인 차풀은 의학계에서도 변비를 치료할 때 사용한다. 차풀은 장을 자극해서 수축시키는데, 이때 물이 장 속으로 들어오면 설사를 하게 된다. 병원에서 내시경검사나 장 수술을 하기 직전 장을 비울 때 사용하는 의약품이다.

화장실을 다녀오면 체중계에 올라갔을 때 몸이 가벼워지겠지만 피임약도 함께 빠져나오기 때문에 피임약 효과가 떨어지거나 계획에 없던 임신을 하게 될 가능성도 커진다.

미국 식품의약국Food and Drug Administration, FDA은 차풀을 단기간 변비 치료제로 승인했다. 해독차나 클렌즈 제품에 "천연"이나 "임상시험으로 증명된"이라는 문구가 붙어 있는 이유다. 그러나 주의할 것. 특정 용량을 복용하면 치명적인 허브도 있다.

차풀은 처방전이 필요 없지만 짧은 기간만 복용해야 하고, 체중

---

* 진짜 원료 대신 저급 원료를 넣어 제품 용량을 늘리는 비영양성 물질.

감량에 사용하는 의약품도 아니다. 심각한 복통과 탈수를 일으키는 것 말고도, 2주 이상 먹거나 복용량이 많으면 중독될 뿐만 아니라 근력 저하, 간 손상, 심장장애까지 일으킬 수 있다.

카페인도 체중을 줄이고 "아랫배를 쏙 빼준다"는 제품에 들어 있는 첨가물이다. 특히 낮에 사용할 수 있다고 광고하는 제품일수록 카페인이 들었을 가능성이 높은데, 카페인은 이뇨제다. 즉, 소변을 배출하는 동시에 활력도 북돋아준다. 다른 이뇨제도 제품에 들어 있지만, 물의 무게가 줄어드는 상황은 장기적인 관점에서 체중을 감량하는 해결책이 아니다. 이뇨제를 끊는 순간, 체중은 다시 슬금슬금 늘어날 것이다.

플랫터미라는 회사는 차풀을 넣은 차를 판매하기 시작했고, 더 나아가 식욕을 억제하는 사탕도 선보였다. 이 회사는 전략적으로 소셜미디어에 영감을 주는 명상용 글귀를 올렸는데, 이 중에는 넬슨 만델라Nelson Mandela의 말을 인용한 것도 있다.

분노한 직원들은 2018년에 익명으로 기자에게 회사가 어떻게 유명인과 미디어 인플루언서를 이용해서 판매량을 급등시켰는지 고발했다. 직원들은 인스타그램 팔로워 수가 최소 10만 명인 인플루언서 수백 명을 접촉해야 했다. 인플루언서들은 인기도에 따라 게시글 하나당 3만 원부터 수천만 원까지 받았다. "인플루언서가 실제로 차를 마시기를 기대하지는 않았습니다. 그저 차를 마시는 것처럼 보이기만 하면 되었죠"라고 플랫터미사 전前 직원은 《가디언》과의 인터뷰에서 폭로했다.

플랫터미사가 여성을 고르는 방법을 설명하면서 한 직원은 "이미 복근이 있는 사람은 접촉하지 않습니다. 자녀를 낳은 뒤 체중을 줄이려고 다이어트 중인 엄마를 찾아야 합니다"라고 말했다. 또 다른 전 직원은《가디언》기자에게 "몸집이 조금 큰 사람이 날씬한 사람보다 점수가 높습니다. 날씬한 백인 소녀가 이 차를 사서 끝내준다고 말한들 아무도 거들떠보지 않으니까요"라고도 말했다.

"난잡해 보이는 모델은 등급이 낮다. 모델의 팔로워 대부분이 남성일 것이기 때문이다"라고 기사에서는 말했다.

그러나 플랫터미사와 그밖의 유사한 기업들은 계속 인플루언서를 이용한다. 셀럽효과는 실제로 존재한다. 안젤리나 졸리Angelina Jolie가 2013년《뉴욕타임스》독자 기고란에 자신에게 유방암 가족력이 있으며, 유전자검사를 했더니 유방암을 일으킬 위험이 많은 돌연변이 유전자인 BRCA1이 발견되어서 양쪽 유방을 모두 절제했다는 글을 올린 적이 있다. 이 글은 유방암을 걱정하는 여성들에게 엄청난 영향을 미쳤다. 병원은 돌연변이 유전자검사를 하려는 여성들로 넘쳐났다.

18~64세 미국 여성 900만 명 이상의 기록을 조사한 하버드대학교 과학자들은 안젤리나 졸리가 기고한 뒤로 2주 동안 유방암 유전자검사 건수가 64퍼센트나 치솟았다고 말했다. 이전 해에는 비슷한 시기에 이 같은 현상이 없었다.

"안젤리나 졸리 효과"는 전 세계로 퍼졌다. 영국, 오스트레일리아, 미국, 캐나다, 오스트리아에서 유방암과 난소암 문의가 총 285퍼센트 증가했고, BRCA 유전자검사는 80퍼센트 증가했다고 이탈리아 시에나대학교 과학자들은 발표했다. 문의가 늘었다고 해서 실제로 유방암을 진단받거나 유방절제술을 한 사례가 늘어난 건 아니다.

"우리의 연구 결과를 보면 유명인을 내세운 홍보가 건강과 관련한 행동에 강력한 영향을 미친다는 점을 알 수 있다. 하지만 이런 홍보효과가 반드시 질병에 걸릴 위험이 가장 높은 대상에게 영향을 미친다고는 할 수 없다"고 하버드대학교 과학자인 수니타 데사이Sunita Desai는 말했다.

안젤리나 졸리 효과는 우리가 건강과 관련해 내리는 의사결정에 유명인이 미치는 영향력을 연구한 최초의 사례다. 유명인들이 우리가 입고 먹는 방식에 미치는 영향력은 이미 충분히 연구되었다.

해로울 수도 있는 건강보조제의 경우, 우리는 먹지도 않는 제품을 들고 포즈만 잡는 대가로 돈을 받는 사람들 때문에 화려한 후유증을 겪는다. 해독차와 이른바 클렌즈 제품을 먹고 탈수, 신부전, 간 손상, 심계항진(두근거림),* 멈추지 않는 설사 등으로 병원에 가는 사진은 인스타그램에서 볼 수 없으며, #플랫터미차_사기나 #플랫터미차_화장실에서 나올 수 없어 등의 태그가 달리지도 않는다. 카메라를 향해 입술을 삐죽 내밀면서 균형 잡힌 식단과 운동이 지방을 빼고 근육을 만드는 최고의 방법이라고 말하는 모습은 섹시하지 않다. 그러니 여러분이 좋아하는 유명인이 그런 말을 하리라고는 기대하지 않는 게 좋다. 그러나 필터와 입술을 내민 사진 뒤에서 수백만 달러짜리 회사가 인플루언서들에게 거짓말을 하라고 돈을 준다는 사실을 꼭 명심하길. 해독과 클렌즈 사업은 위험한 사기다.

---

* 환자가 자신의 심장박동을 느껴 불편함을 겪는 상태.

02

태반을 먹으면
몸에 좋을까

2016년 9월 가을에 오리건주에서 갓 태어난 아기가 병에 걸렸다. 열이 오르면서 호흡곤란을 일으킨 아기는 병원으로 옮겨져 신생아집 중치료실에 입원했다. 의사는 아기의 등에 바늘을 꽂아 뇌척수액검 사를 하고 혈액을 뽑아 병원체를 조사했다. 곧 아기의 혈액에서 B군 연쇄상구균을 발견했다.

의사는 당황했다. 아기의 어머니는 임신기간에 세균검사를 계속 받았다. 미국 여성은 모두 임신 35주쯤에 멸균 면봉으로 질에서 검체 를 채집해 B군 연쇄상구균 검사를 받는다. 이 어머니는 당시 검사에서 음성 판정을 받았다.

의사는 아기에게 항생제를 투여하고 집으로 돌려보냈다. 그러나 겨우 며칠 만에 아기는 다시 병원으로 실려왔다. 이번에는 어머니가 자신이 먹는 건강보조제에 관해 의료진에게 털어놓았다. 그는 출산한 뒤 매일 알약을 두 개씩 여러 번 먹는다고 했다. 이 알약은 젤라틴 캡슐에 어머니의 조직을 넣어 만들었다. 한 회사가 그의 태반을 동결건조한 뒤 곱게 갈아서 알약으로 만든 것이었다.

태반은 짙은 붉은색을 띠는 약 5센티미터 두께의 태아 조직으로, 위쪽은 매끄럽고 미끈거리며 아래쪽은 우둘투둘하다. 임신기간에 태아와 함께 성장한다. 무게는 대개 450그램 정도로 묘한 쇠 비린내를 풍기며, 생물학적 유해 폐기물로 분류되어 보통은 병원에서 소각한다. 가끔 문화적 혹은 종교적 이유로 태반을 집에 가져가서 땅에 묻는 여성도 있다.

수년 동안 유명인과 전문기업 들은 태반을 섭취하면 좋은 점을 선전했다. 일부 전문가는 미국 여성 수천 명이 자신의 태반을 양파와 함께 볶아 먹거나 스무디로 만들어 먹는다고 말한다. 태반을 날것 그대로 먹는 여성도 있고(동물의 간이나 다른 장기와 비슷한 맛이 난다고 들었다), 오리건주 어머니처럼 동결건조한 태반을 젤라틴 캡슐로 만들어 먹는 여성도 있다. 인터넷을 검색하면 태반 라자냐와 태반 구이 조리법을 찾을 수 있다. 태반 타코 요리도 있고, 단 과자를 좋아한다면 태반 트뤼플 초콜릿도 만들 수 있다.

태반을 맹신하는 유명인도 있다. 킴 카다시안Kim Kardashian은 태반을 먹었더니 산후 회복이 빨라졌고 젊어 보인다고 주장했다. 카다시안은 임신한 자매에게 "태반 직원"을 예약하라고 조언했다. 그러면 배

달원 복장을 한 직원이 태반을 가져가 알약으로 만들어서 가져온다고 한다. 배우인 재뉴어리 존스January Jones는 태반을 먹었더니 산후 우울증에서 회복하는 데 도움이 됐다고 주장했다. 태반을 먹으면 모유가 잘 나온다고도 하지만, 이런 주장을 뒷받침할 증거는 없다. 사실 태반에 들어 있는 호르몬 중에는 에스트로겐도 있어서, 실제로는 모유를 생산하는 데 방해가 될 수 있다.

네바다대학교 라스베이거스캠퍼스 연구진은 2만 3000건의 출산 사례를 조사해서 이들 주장을 검토했다. 이 연구에서는 여성 세 명 중 한 명이 자기 아이의 태반을 먹었지만, 그중 누구도 아기를 감염시키지 않은 것으로 보인다. 연구진은 불안과 우울증를 느끼는 여성이 태반을 먹을 확률이 더 높고, 이들 대부분은 산후 우울증을 예방하기 위해 태반을 먹었다고 밝혔다.

또 다른 연구에서는 여성들에게 태반 알약과 위약을 주고 유명인들의 주장을 실험했다. 그 결과, 태반을 먹으면 산후 우울증이 없어진다는 주장은 근거가 없으며, 오히려 해로울 가능성이 있다고 연구진은 밝혔다. 산후 우울증을 없애기 위해 태반 알약에 의존하는 산모는 실제로 효과가 있다고 증명된 치료법을 포기할 가능성이 있었다.

태반 섭취를 지지하는 사람들은 태반에 혈액과 호르몬이 가득 담겨 있어 먹을 만하다고 말한다. 그러나 태반은 감염원으로 가득할 수도 있다. 때로는 태반 상태가 이상해 보이거나 악취가 나서 감염된 걸 한눈에 알아볼 수 있지만, 대개는 병원체가 태반 속에 숨어 있어 태반 속에 세균이 있는지 확신하기 어렵다.

태반을 먹는 사람들은 동물을 예로 들면서, 원숭이도 태반을 섭취하므로 산모들도 태반을 먹어야 한다고 말한다. 그러나 야생동물은 태반을 없애서 피 냄새를 제거하려고 태반을 먹는다. 피 냄새가 포식자를 부르기 때문이다.

오리건주 어머니의 경우에는 세균이 든 태반 알약을 먹었지만 아무런 증상도 없었던 것으로 보인다. 검사 결과 모유도 감염되지 않았지만, 그가 먹던 태반 알약에서 나온 같은 종의 B군 연쇄상구균이 아기의 혈액에서 헤엄치고 있었다. 사실 질병통제예방센터에서 조사차 나온 과학자는 태반 알약과 아기가 입원했을 때 아기 혈액에서 나온 세균을 두 번이나 비교 검사했다.

질병통제예방센터는 유전체 전체 염기서열을 분석해서 세균의 유전자를 모두 비교했는데, 두 세균주는 유전적 차이가 없었다. 또 다른 검사로는 펄스필드 젤전기영동법*을 거쳤는데, 태반 알약의 세균과 아기 혈액 속 세균이 똑같아서 구별할 수 없었다.

이 어머니는 태반을 동결건조한 뒤 가루로 갈아서 젤라틴 캡슐로 만드는 회사에 자신의 태반을 넘겼다. 다행히 어머니가 의사에게 태반 알약에 대해 털어놓은 덕분에 질병통제예방센터는 질병 조사에 도움이 되는 정보를 얻었다. 아기는 거의 한 달 동안 항생제를 맞고, 감염에서 살아남았다.

하지만 만약 이 어머니가 태반 알약에 대해 말하지 않았거나 세균 감염을 치료하지 않았다면, 아기는 죽을 수도 있었다. B군 연쇄상구균은 뼈와 관절뿐만 아니라 신생아의 폐, 뇌, 혈액에도 감염을 일으

---

* 젤 상에서 전기장 방향을 변화시켜 DNA 분자를 재배열하면 DNA를 더 세분화해서 분리할 수 있다. 일반 젤영동법보다 더 큰 분자량의 DNA를 분리하는 데 유용하다.

킨다. 임신부 네 명 중 한 명은 질이나 직장에 세균이 있다. 질병통제 예방센터가 임신 35~37주 차 임신부 모두에게 세균검사를 권장하는 이유다. 질에서 세균이 나오면, 분만 중에 아기가 세균에 감염되지 않도록 산모에게 항생제를 맞춰서 치료한다.

태반을 먹는 유행은 신생아가 세균에 감염되는 새로운 경로를 늘린다. 태반이 건강을 가져다주는 기적이라고 떠들어대는 기업과 유명인을 경계하라. 태반은 자궁 속 태아에게 산소를 공급하는 조직이다. 대변이나 염증세포, 세균으로 뒤범벅될 수 있어, 태반을 먹는 순간 아기를 해칠 수 있다.

03

백신이 자폐증을
일으킬까

거의 30년 만에 최대 규모로 미국 중서부 미네소타주를 강타한 홍역이 2017년 봄 미니애폴리스에 퍼져나갔다. 80여 명이 홍역바이러스에 감염되었고 수많은 사람이 열과 호흡곤란으로 입원했는데, 환자 대부분은 어린이였고 한 살배기 아기도 있었다.

2017년 6월에 미네소타주의 홍역 환자 수는 지난해 미국 전역의 홍역 환자 수보다 더 많아졌다. 홍역에 걸린 미네소타주 어린이 열 명 중 여덟 명이 소말리아계 미국인으로 예방접종을 하지 않은 어린이였다. 거의 십 년 동안 소말리아계 미국인들은 백신이 위험하며 자폐증을 일으킨다고 주장하는 집단의 표적이었다.

소말리아계 미국인들은 속았다. 백신은 생명을 구하며, 수천 건의 연구를 통해 어린이들이 접종하는 홍역, 볼거리, 백일해 백신은 안전하다고 입증되었다. 연구 중에는 어린이 백만 명을 추적 조사한 것도 있다. 그러나 1998년에 의학학술지인《란셋》에 백신이 자폐증을 일으킨다고 주장하는 기만적인 논문이 발표된 뒤로 백신반대운동이 전 세계로 번지고 있다.

지금은 철회된 문제의《란셋》논문은 영국 의사 앤드루 웨이크필드Andrew Wakefield가 발표했는데, 그는 자폐증 증상을 보이는 어린이 열두 명을 대상으로 연구했다. 웨이크필드는 이 어린이들에게 요추천자*와 대장내시경을 실시하고, 어린이들의 생일파티에서 혈액을 채취했으며, 부모가 말한 어린이들의 증상을 뒤섞어서 자신의 가설에 끼워 맞췄다. 웨이크필드는 홍역, 볼거리, 풍진 혼합백신인 MMR 백신measles, mumps and rubella(MMR) vaccine은 위험하다고 주장했다.

웨이크필드는 부모가 자녀에게 이전부터 자폐증 증상이 있었다고 말했는데도 몇몇 어린이가 MMR 백신을 맞은 뒤로 자폐증 증상을 보였다고 주장했다. 의학심의위원회는 어린이들의 엉덩이에 내시경을 넣은 행위를 포함해서 불필요한 외과적인 의학검사를 하는 등, 웨이크필드가 어린이들을 기니피그처럼 다루었다고 질타했다.

과학자가 있지도 않은 일을 지어낸 이유는 무엇일까?

1996년에 웨이크필드는 MMR 백신 제조사를 고소하려는 변호사

---

* 신경계 질병을 진단하기 위해 긴 바늘을 거미막 밑으로 찔러 넣어 뇌척수액을 뽑는 검사.

에게 자금을 받았다. 백신이 해롭다는 증거가 필요했던 변호사는 웨이크필드를 고용해서 그의 비윤리적인 "연구"에 자금을 7억 8000만 원 댔다.

영국 기자 브라이언 디어Brian Deer는 웨이크필드의 연구에 참여한 어린이들의 부모를 취재하고 현금 출처를 추적해서 웨이크필드의 거짓말과 자금 흐름을 밝혀냈다. 웨이크필드는《란셋》에 이해관계의 충돌*을 밝히지 않았고, 디어의 주장도 부인했다.

웨이크필드의 거짓 논문이 1998년《란셋》에 실린 뒤, 웨이크필드는 기자회견에서 흥미로운 발언을 했다. 이 발언은 웨이크필드의 잠재적인 동기를 드러내는 힌트가 되었다. 논문에는 명시하지 않았지만, 웨이크필드는 홍역, 볼거리, 풍진 백신은 3종 혼합백신보다 각각 따로 단일백신을 맞는 편이 더 안전하다고 주장했다. 웨이크필드에게는 또 다른 비밀이 있었다. 바로 기자회견을 열기 9개월 전에 홍역 단일백신 특허를 신청했던 것이다. 웨이크필드는 자신의 거짓 논문으로 이익을 볼 수 있었다.

2010년에 영국은 웨이크필드의 의사면허를 취소했고, 같은 해《란셋》은 그의 거짓 논문을 철회했다. 그렇다. 지금은 그다지 유명하지 않은 학술지가 그토록 엄청난 해악을 끼친 논문을 철회하는 데 12년이나 걸린 것이다. 영국과 미국의 예방접종률은 감소했고, 홍역이나 백일해처럼 백신으로 예방할 수 있는 질병이 집단발병했다. 공공보건 전문가는 웨이크필드와 추종자들을 비난했다.

---

* 연구자, 논문심사위원, 학회지에 영향을 미칠 수 있는 재정, 개인적 관계.

웨이크필드는 텍사스주로 이사했다. 과학적 증거를 통해 백신과 자폐증 사이에는 연관성이 없다고 완벽하게 증명됐는데도, 웨이크필드는 "백신이 자폐증을 일으킨다"는 거짓 주장을 완강하게 밀어붙였다. 미국에서 웨이크필드는 도널드 트럼프Donald Trump 대통령과 짐 캐리 Jim Carrey 같은 할리우드 유명인의 눈에 들었고, 세를 불리는 백신반대운동의 아이콘이 되었다.

미네소타주에서 홍역이 집단발병하기 몇 년 전에 웨이크필드는 미니애폴리스를 여러 번 방문했다. (2011년에 지역 공동체를 대상으로 강연을 하려고 방문한 웨이크필드는 무장한 경호원을 대동했다. 그의 강연을 들으려는 기자와 의사 들이 강연장에 들어오지 못하게 막기 위해서였다.)

소말리아계 어린이들이 자폐증을 진단받는 비율이 높아지는 현상을 우려한 미네소타주 소말리아 공동체가 웨이크필드를 초청했다. 미네소타주 보건부가 2008년에 실시한 소규모 설문조사를 보면, 비소말리아계 흑인, 히스패닉, 백인 어린이와 비교할 때 자폐아 대상의 특수교육 프로그램에 참여하는 소말리아계 어린이가 점점 늘어나고 있었다. 그러나 2013년 미네소타대학교 연구진에 따르면, 소말리아계 어린이와 백인 어린이가 자폐증을 진단받는 비율은 비슷했다.

최초의 자폐증 연구가 발표된 시기며 홍역이 미니애폴리스를 덮치기 9년 전에 걱정에 휩싸인 소말리아계 부모들은 소말리아 공동체에 불어닥친 자폐증과 지적장애를 위한 해답을 찾아다녔다.

유기농소비자연맹Organic Consumers Association, 백신반대위원회 같은 단체가 공동체의 초청을 받아 강연을 하고 질문에 대답했다. 소말리아 공동체는 백신반대를 신념으로 받아들였다. 그리고 소말리아 공동체의 예방접종률은 떨어지기 시작했다.

결과는 충격적이었다. 미국에서 태어난 소말리아계 어린이의 MMR 백신접종률은 미네소타주의 다른 인종이나 소수민족과 비교할 때 훨씬 높았다. 그런 기조가 2014년에 갑작스레 바뀌었다. 소말리아계 어린이의 MMR 백신접종률이 2004년에는 92퍼센트였는데 십 년 뒤에는 42퍼센트로 낮아졌다.

예방접종을 하지 않은 어린이 비율이 놀라울 정도로 높았다. 홍역에 걸린 어린이 열 명 중 한 명은 평생 청력을 잃는다. 홍역에 걸린 어린이 1000명 중 한 명은 뇌가 부풀어 올라 발작과 학습장애를 일으키며, 한두 명은 사망할 것이다. 시간이 흘러 수년 뒤에 어린이가 홍역에서 완전히 회복했다고 생각하는 순간, 아급성경화범뇌염subacute sclerosing panencephalitis, SSPE이라는 질병이 찾아올 수 있다. 그러면 뇌가 두개골 쪽으로 부풀어 오르면서 어린이는 감정 기복, 우울증, 치매를 겪게 되며, 아급성경화범뇌염을 진단받고 2년 안에 사망한다.

2016년에는 아급성경화범뇌염이 예상보다 훨씬 더 많이 발병한다는 사실이 밝혀졌다. 한 살 이전에 홍역을 앓은 어린이는 609분의 1의 확률로 아급성경화범뇌염을 앓는다. 다섯 살 이전에 홍역을 앓은 어린이에게 아급성경화범뇌염이 발병할 확률은 1387분의 1이다. 그런데도 백신이 생명을 구하는 의약품이라는 사실을 믿기 싫은 누군가는 홍역을 "가벼운 질병"이라고 깎아내린다.

백신은 개인의 의사결정보다 우선해야 한다. 예방접종은 시민의 의무다. 홍역의 테러에서 공동체를 보호하려면 공동체 구성원의 약 93퍼센트가 백신을 접종해야 한다. 예방접종률이 93퍼센트 이하로 떨어지면 공동체 전체가 감염 위험에 처한다. 특히 너무 어려서 혹은 암이나 다른 질병 때문에 백신을 접종하지 못하는 어린이와 환자 들이 위험하다.

미네소타주에서 홍역이 30년 만의 최대 규모로 유행하기 전에, 앤드루 웨이크필드는 미네소타주 소말리아 공동체를 한 번 이상 방문해서 백신에 반대하는 메시지를 전했다. "소말리아계 미국인들은 특히 우려하는 부분이 있어서 스스로 결정했다. 나는 거기에 답한 것뿐이다"라고 웨이크필드는 《워싱턴포스트》와의 인터뷰에서 말했다. 미네소타주에서 홍역이 집단발병한 사태에 대해서는 "그 일에 전혀 책임감을 느끼지 않는다"고 답했다.

수아도 살라Suaado Salah는 26세의 어머니로, 소말리아에서 미네소타주로 건너왔다. 세 살배기 아들과 18개월 된 딸을 키우는데, 두 자녀 모두 2017년 유행 당시 홍역에 걸렸다. "나는 '여기는 미국이고, 안전한 곳이니 내 아이들은 그런 병에 절대 걸리지 않을 거야' 하고 생각했습니다"라고 그는 《워싱턴포스트》 기자에게 말했다. 살라는 어릴 때 소말리아에서 홍역을 앓았다. 그의 자매는 세 살에 홍역으로 죽었다.

홍역이 유행하자 질병통제예방센터는 미네소타주의 예방접종률을 조사했다. "전체적으로 보아 부모 중 최소한 한 명이 외국인인 어린이는 양쪽 부모가 모두 미국 태생인 어린이보다 36개월째에 예방접종을 받았을 확률이 25퍼센트 더 낮다. 이 수치는 어머니의 인종, 나이, 교육 수준으로 조정한 결과다"라고 연구진은 밝혔다.

만약 양쪽 부모나 한쪽 부모가 미국이 아닌 곳에서 태어났다면 그 자녀는 "2개월, 6개월, 18개월에 백신을 접종하지 않았을 확률이 더 높고, 그래서 36개월에는 이미 따라잡을 수 없게 된다"고 연구 결과는 보여주었다.

어린이의 예방접종률은 부모의 출신국에 따라 달랐다. 어머니가 카리브해 지역이나 중앙아메리카, 혹은 남아메리카 출신인 어린이 열 명 중 여덟 명은 백신을 접종했다. 어머니가 소말리아 출신인 어린이는 열 명 중 다섯 명 이하가 백신을 맞았다.

예방접종률의 차이는 소말리아 공동체가 자폐증을 염려한 결과일 수도 있다. 공중보건 당국은 하지 않았던 방식으로 백신반대 운동가들이 소말리아 공동체를 파고들었다는 우려가 드는 지점이다. 물론 과학은 백신이 자폐증을 일으키지 않는다고 설명한다고 《위싱턴포스트》의 레나 선Lena Sun 기자는 말했다. 그러나 소말리아 공동체의 많은 부모가 "과학은 당연하다고 여겨지는 사실만을 말할지도 모른다"고 생각했다.

홍역은 미국에서 2000년에 퇴치되었다. 그러나 지금, 웨이크필드와 그의 백신반대운동 덕분에 홍역바이러스가 복수를 하려고 돌아왔다. 백일해, 풍진, 볼거리 등 조부 세대의 신비로웠던 감염병도 돌아오고 있다. 2011년 애리조나주 피닉스에서 집단발병한 백일해를 조사한 나는 이듬해에 열린 질병통제예방센터 역학정보원 연례학회에서 그 결과를 발표했다. 내 강연이 끝나자 청중석에 앉아 있던 한 노인이 자신의 기억을 들려주었다. 그는 아기였던 남동생이 1950년대에 백일해로 죽었다고 했다. 영화관으로 가던 중 세균에 감염된 아기가 목이 쉰 듯한 "후읍"하는 기침 소리를 내서 집으로 되돌아갔던 당시 이야기도 들려주었다. "지금은 백신이 있지 않습니까. 나는 백신반대를 절대 반대합니다"라고 그는 말했다.

내가 질병 조사관으로서 연구한 백일해 집단발병은 병원에서 가장 귀중하고 가장 연약한 환자들이 있는 신생아집중치료실에서 발생했다. 종잇장처럼 얇고 반투명한 피부의 미숙아들은 기침을 심하게 해서 새파랗게 질려 있었다. 감염된 신생아 중에는 최근 가슴 절개수술을 한 미숙아도 있었다. 이 아기가 기침하다가 죽을까봐 무서울 정도였다.

감염원으로 추정되는 것을 찾아낸 나는 노트북을 창밖으로 집어던질 뻔했다. 아기들을 돌보는 간호사, 호흡요법사, 그밖의 다른 의료 종사자들이 예방접종을 하지 않은 채 일하고 있었다. 더 최악인 사실은 이들이 백일해에 걸려 기침을 해대면서도 신생아집중치료실에 드나들었다는 점이었다.

"백일해에 걸려 신생아들에게 대고 기침을 해대면서 왜 신생아집중치료실에 들어온 겁니까?" 나는 몹시 절망해 물었고, 물론 너무나 분노했지만 열린 마음을 가지려고 노력했다. "병가는 개인 시간으로 처리되거든요"라는 대답이 돌아왔다. 아파도 병가를 내지 않고 일하면 인센티브를 받을 수 있었다. 나는 의학학술지에 병원의 위험천만한 병가정책으로 백일해가 집단발병했다고 비난하는 글을 썼다. "경제적인 측면에서 분석해봐" 하고 내 상관인 레베카 서넨샤인Rebecca Sunenshine 박사가 권했다. "백일해 집단발병이 병원에 얼마나 손해를 끼쳤는지 계산해보라고." 서넨샤인 박사는 그것만이 병원 경영진이 귀 기울이게 할 방법이라고 했다. 그래서 나는 그 권유를 따랐다. 총비용은 1억 1152만 원이었다. 물론, 다섯 명의 아기가 거의 죽을 뻔한 일은 비용으로 환산할 수 없었다. 하지만 바뀐 것은 없었다.

아프고 병약한 환자들을 돌보는 의료종사자는 예방접종을 해야 하지 않을까? 1998년 뉴욕시 메모리얼슬론케터링 암센터에서는 인플루엔자로 환자 두 명이 사망하고 스물다섯 명이 감염되었다. 사망자가 나온 골수치료센터 의료종사자 중 12퍼센트만이 인플루엔자 백신을 접종했다. 캐나다에서 또 다른 치명적인 인플루엔자 집단발병이 일어났을 때는 아기 한 명이 사망하고 열아홉 명이 신생아집중치료실에 입원했다. 이곳의 의료종사자는 15퍼센트만이 백신을 접종했다.

캘리포니아주 북부 앨러미다 카운티 같은 일부 지역에서는 병원 직원은 인플루엔자 백신을 의무적으로 접종하도록 법으로 지정했다. 그러나 다른 지역에서는 보건의료 종사자들(물론 나도 이 말이 직관적이지 않다는 건 인정한다)이 의무적인 예방접종에 반발했다. 2013년에 간호사 및 병원 직원 전국연합회는 뉴멕시코대학교의 백신 의무접종 정책을 중단시켰다. 그리고 뉴욕주가 2009년에 의료종사자의 인플루엔자 예방접종을 의무화했을 때, 간호사 및 병원 직원 전국연합회는 법원에서 의무접종을 멈추라는 가처분명령을 받아냈다. 그러자 2013년에 뉴욕시는 백신을 접종하지 않은 의료종사자들은 인플루엔자 유행 시기에 마스크를 착용하라고 지시하며 화답했다.

2018년에 미국 북동부의 간호사 359명을 대상으로 연구한 결과, 인플루엔자 백신이 안전하다고 대답한 간호사는 세 명 중 두 명뿐이었다. 인플루엔자 예방접종을 거부한 간호사를 대상으로 한 이전 조사에서는 백신 때문에 병에 걸릴 수 있다고 믿는 간호사를 발견했다. 환자들이 개인적으로 예방접종을 고려할 때 의료종사자들을 모델로 삼는 점을 생각해보면 이는 우려할 만한 상황이다.

내가 신생아집중치료실에서 집단발병한 백일해를 조사하기 이전 해에는 미국에서 백일해가 2만 7550건 발생했는데, 이는 2007년에 비해 거의 세 배에 이르는 수치다. 이 숫자가 2012년에는 4만

8000건으로 늘어났다. 이 해에는 미국인 20명이 백일해로 사망했는데, 사망자 중 16명은 한 살이 채 안 된 아기였다.

비슷한 백신반대 정서가 전 세계로 퍼지고 있다. 루마니아, 이탈리아, 브라질에서는 백신으로 예방할 수 있는 질병이 집단발병했다.

타당한 근거를 들어서 정부, 제약회사, 과학자들이 건강과 관련해 펼치는 주장을 믿지 않는 공동체도 있다. 백신반대운동은 이 점을 알고 교묘하게 이용한다. 백신반대운동은 미국 흑인 이슬람교도들의 과격단체인 이슬람국가와 함께하면서 흑인 부모들에게 거짓을 전파하며 백신은 모두 독약이라고 말한다. 백신반대운동을 선전하는 사람들을 이슬람국가의 종교 지도자인 "루이스 파라한Louis Farrakhan의 백인 지지자들"이라고 부르기도 한다. 재미있는 사실은 파라한이 백인을 악마라고 부른다는 것이다.

그러나 파라한은 최근의 의학사를 두고 타당한 지적을 하면서 신자들에게 의료기관을 주의하라고 말했다. 비교적 최근인 1973년에 앨라배마주에 사는 흑인들은 미국 공중보건국이 주도한 매독 관찰 연구의 시험 대상자가 되어 고통받았다. 흑인 남성 매독 환자를 치료하지 않고 관찰한 터스키기 매독 연구Tuskegee Study of Untreated Syphilis는 1932년부터 1973년까지 시행되었는데, 당시에 이미 매독 치료제인 페니실린이 발견된 상태였다. 그러나 흑인들은 정부 소속 의사에게 페니실린을 처방받지 못했다. 치료받지 못한 흑인들의 아내와 자녀 들도 매독에 걸렸는데, 이는 돌이킬 수 없는 장기 손상을 일으킬 수도 있었다. 그동안 정부 소속 의사들은 흑인들의 증상을 관찰해서 보고했다. 파라한은 이 역사를 끄집어내서 생명을 구하는 백신에 관한 허위정보를 퍼뜨렸다.

더 최근에는 미국 백인 의사와 의대생 들이 흑인의 몸을 둘러싼 마술적인 미신을 믿는다는 연구 결과가 나왔다. 2016년에 버지니아 대학교에서 진행한 연구 결과를 보면 백인 의대생과 수련의의 절반이 터무니없는 헛소문, 가령 "흑인은 백인보다 친천히 나이 든다, 흑인의 신경 말단은 백인보다 민감도가 낮다, 흑인의 혈액 응고 속도는 백인보다 빠르다, 흑인의 피부는 백인보다 두껍다" 등의 헛소문을 사실이라고 믿었다. 흑인과 백인이 다르다고 믿는 의사들은 "백인 환자보다 흑인 환자의 통증지수를 더 낮게 매기고, 백인 환자에 비해 흑인 환자의 치료 정확도가 떨어졌다."

파라한의 신자들은 파라한이 "백인이 우리 흑인들의 아기에게 백신을 접종하고 있다"고 경고할 때 주의해야 한다. 유튜브에서 볼 수 있는 설교 영상에서 파라한은 부모들에게 아기가 맞는 첫 번째 주사를 맞히지 말라고 말한다. 그러나 그 첫 번째 주사는 백신이 아니다. 신생아에게 놓는 비타민 K 주사다. 사람은 비타민 K가 결핍된 채 태어나며, 어린이가 된 뒤에야 스스로 장에서 비타민을 만들기 시작한다. 비타민 K는 혈액이 적절하게 응고하는 데 아주 중요한 요소다. 비타민 K 주사를 맞지 않으면 신생아는 뇌출혈이나 장출혈로 고통받다가 사망할 수도 있다. 1961년부터 미국에서 비타민 K 근육주사를 권장하는 이유다.

그러나 2017년 설문조사에서 미국 소아청소년과 의사의 절반은 지난 5년 동안 신생아에게 비타민 K 주사를 맞추지 않겠다고 거부하는 부모가 늘어났다고 대답했다. 대략 의사 열 명 중 한 명은 일주일 간격으로 비타민 K 주사를 거부하는 부모를 설득해야 한다고 답했다. 의사 세 명 중 한 명은 한 달 간격으로 이런 일이 일어난다고

했다. 비타민 K 주사를 맞지 않은 신생아가 비타민 K 결핍으로 출혈을 일으킬 위험은 8배나 더 높다. 비타민 K 결핍성 출혈vitamin K deficiency bleeding, VKDB을 일으킨 아기 다섯 명 중 한 명은 출혈로 사망한다.

백신과 비타민 K 주사에 반대하는 집단은 미네소타주의 소말리아 공동체나 이슬람국가 회원 같은 흑인 공동체를 포함해서 허위정보에 취약한 사람들을 목표로 삼지만, 백신을 거부하는 미국인 대부분은 교육을 받은 백인이다. 비타민 K 주사를 거부하는 부모는 대개 30세 이상의 백인이고, 대학을 졸업했으며, 자녀에게 백신을 접종하지 않는 부모의 인구통계학적 추세와 일치한다.

다양한 공동체가 존재하는 만큼 백신을 거부하는 이유도 제각각이며, 백신반대운동은 기존의 신념을 지키는 공동체를 목표로 삼는다. 질병통제예방센터의 부패와 흑인 아기들을 말살하려는 계획을 세운 비밀정부 음모론으로 무장한 채, 백신반대운동은 표적으로 삼은 이야기를 날조해서 전파한다.

의학연구소가 1000건의 연구 결과를 분석해서 MMR 백신이 안전하다고 결론을 내린 뒤에도, 덴마크 연구자들이 50만 명의 어린이들을 추적 조사해서 똑같은 결론을 내린 뒤에도, 자녀에게 백신을 접종하지 않는 부모가 있다. 인플루엔자 백신을 맞지 않고 대신 환자들에게 기침을 해대는 의료종사자들이 있다.

백신반대를 부채질하는 괴담은 사실만으로는 타파할 수 없다. 몇몇 연구 결과를 보면. 원래 백신에 호의적이지 않은 부모들은 볼거리와 홍역에 관한 사실을 전해 듣고 오히려 백신에 반대하는 정서를 더욱 굳혔다.

웨이크필드의 실험을 의학사에서 가장 거대한 사기극이라고들 말한다. 여기에 가장 취약한 계층을 착취하고 실험 대상으로 삼은 추악한 역사가 어우러지면서, 백신반대 운동가들은 자신들의 치명적인 주장을 널리 전파할 퍼펙트 스톰*을 만들어냈다. 그러나 백신은 생명을 구한다. 우리는 최선을 다해 이 사실을 전파해야 한다.

---

* 두 가지 악재가 결합하면서 영향력이 커지는 현상.

04

자폐증은
치료할 수 있을까

공업용 표백제, 클레이 가루, 기생충. 이것은 의료종사자들이 어린이의 자폐증을 "낫게"한다면서 권장하는 자폐증 "치료제"의 일부다.

미국 어린이 68명 중 한 명은 여덟 살에 자폐스펙트럼장애autism spectrum disorder, ASD를 진단받는다고 질병통제예방센터는 밝혔다. 자폐증은 반복적인 행동을 보이며 의사소통, 사회적인 상호작용, 관계 형성에 어려움을 겪는 신경발달장애다.

자폐증을 치료할 방법은 없지만, 점점 더 많은 의료종사자들이 자폐아 부모를 희생양으로 삼고 있다. 이 사기꾼들 가운데는 의사, 척추

지압사, 자연치유사 등이 있으며, 자폐증이 중금속 중독, 소화 장애, 대사이상으로 생긴다면서 입증되지 않았지만 비용이 많이 들고 때로는 위험한 시술로 치료할 수 있다고 주장한다. 여기에는 기생충으로 감염시키는 치료법도 있다.

이들은 홈페이지에서 고압산소요법 같은 치료법이 "여러 만성질병과 급성질병으로 고통받는 환자의 증상을 줄이고 삶의 질을 높인다고 임상적으로 증명되었다"고 주장한다.

미국 식품의약국은 자폐증을 치료할 수 있다고 주장하는 제품 사용에 대해 경고한다. "자폐증 회복"약인 미라클 미네랄 용액Miracle Mineral Solution, MMS으로 치료받던 어린이가 사망하는 사건이 있었다. 이름은 기적의 미네랄 용액이지만, 이 용액은 실제로는 이산화염소이며 또 다른 이름은 공업용 표백제다.

연구 결과에 따르면, 자폐증 자녀가 있는 미국 가정의 33~43퍼센트는 이런 대안 치료제를 구매한다. 가짜 치료제 판매자들은 자신의 행동을 정확하게 인지하고 있다. 이들은 유명인을 끌어들여 자신들의 학회에서 강연하게 한다. 2016년 댈러스에서는 제너레이션레스큐라는 단체가 주최한 자폐증 학회인 자폐증교육회의Autism Education Summit가 열렸다. 제너레이션레스큐는 백신반대 운동가이자 자폐증 아들을 키우는 제니 매카시Jenny McCarthy가 공동 설립한 단체다. 매카시와 함께 백신이 자폐증을 일으킨다고 주장하는 텍사스 지방 검사가 강연에 힘을 보탰다.

자폐증교육회의에는 어린이를 학대해서 징계받은 의료 전문가와 자폐증을 다스린다면서 위험한 치료제를 사용했다는 이유로 소송에 직면한 두 의사가 참석했다. 앤점 우스만Anjum Usman과 대니얼 로

시뇰Daniel Rossignol은 시카고에서 일곱 살 된 소년의 부모에게 고소당했다. 소년의 아버지인 제임스 코맨James Coman은 의사들이 "위험하고 불필요한 실험적 치료제"를 사용해서 아들을 해쳤다고 주장했다.

로시뇰과 우스만은 몸에서 중금속을 제거하는 킬레이트 치료제를 정맥주사로 처방했다. 킬레이트 치료제는 납중독이나 철분 과다 같은 증상을 치료할 때만 승인되는데, 이때도 혈압이 오르거나 심장박동이 비정상이 되거나 칼슘 농도가 낮아지는 등의 부작용이 나타나 심장이 멈출 수 있다. 로시뇰은 일곱 살 환자를 직접 보지도 않고 전화로만 약을 처방한 사실이 소송에서 밝혀졌다.

연구 결과를 보면 킬레이트 치료제로 자폐증을 낫게 할 수 없으며, 자폐증 치료에 사용하면 위험할 수 있다. 코넬대학교가 진행한 연구에서는 납에 중독되지 않은 쥐에게 자폐증 어린이한테 처방하는 킬레이트 치료제를 주입했더니 감정 조절과 뇌 기능에 장기적인 손상이 나타났다.

2005년에는 펜실베이니아주에서 다섯 살 소년이 세 번째 킬레이트 치료를 받던 도중 사망했다. 이 소년의 주치의인 로이 케리Roy Kerry 박사는 소년의 자폐증 원인이 중금속 중독이라고 믿었다. 부검 결과, 소년의 사망 원인은 칼슘 농도가 낮아지면서 뇌와 심장에 발생한 손상으로 밝혀졌다. 케리 박사는 2008년에 스스로 의사면허를 반납했다. 우스만과 로시뇰은 "자폐증을 당장 물리쳐라!Defeat Autism Now!"라는 단체의 회원이며, 이 단체는 과학적으로 입증되지 않았고 신뢰도가 낮은 이른바 자폐증 치료법을 홍보한다. 우스만의 의사면허는 현재 일시 정지 상태다.

가짜 치료제 판매자들은 중금속 중독이나 특정 식품 섭취가 자폐증 원인이라는 자신들의 거짓 이론을 뒷받침하는 증거로 미국에서 자폐증 진단율이 높아졌다는 사실을 지적한다.

미국에서 자폐증은 1980년대보다 현재 더 많이 발견되며, 꾸준히 증가하는 추세다. 2012년에는 68명 중 한 명이 자폐스펙트럼장애를 진단받았지만, 2014년에는 어린이 59명 중 한 명이 진단을 받았다. 2015년에 발표된 연구에서는 자폐증의 정의가 폭넓게 수정되면서 더 많은 어린이가 자폐증을 진단받았다고 설명했다. 과학자들은 자폐증의 원인을 콕 집어 설명하지는 못하지만, 유전자와 주변 환경 같은 다수의 요인이 상호작용하면서 자폐증에 기여할 가능성이 있다는 데 동의한다.

이 답을 알 수 없는 질문은 백신반대 운동가에게 자신들의 잘못된 정보를 자폐증 진단이 늘어난 원인으로 알릴 기회를 제공했다. "이런 강연자 중 다수가 자폐증 자녀를 둔 부모의 공포와 절망을 먹이로 삼는 기회주의자이자 포식자입니다"라고 피터 호테츠Peter Hotez 박사는 말했다. 호테츠 박사는 베일러의과대학 소아청소년과 의사로, 자폐증 진단을 받은 딸을 키우고 있다. 그는 저서 『백신은 레이철의 자폐증을 일으키지 않았다』에서 백신과학자이자 자폐아 부모로서 지나온 자신의 경험을 소개했다. "나는 자폐아 부모가 느낄 간절함과 절망을 이해합니다. 나이가 들면 이제는 자폐증을 앓는 청년을 돌봐야 하니, 시간이 지나도 상황은 나아지지 않습니다."

자폐스펙트럼장애를 앓는 피오나 오리어리Fiona O'Leary는 아일랜드 출신의 자폐증 환자 권리 지지자로, 2016년 댈러스에서 열린 자폐증교육회의 같은 학회가 자폐증 환자를 위하는 척하지만 사실은 위험천만한 신화와 약품을 선전하는 데만 몰두한다고 말했다. "그들은 자폐증 환자들을 지원하고 환자들의 이야기에 귀를 기울여야 하건만, 우리를 초대하지 않습니다. 우리 말을 들으려 하지 않기 때문입니다"라고 자폐증을 진단받은 아들 둘을 키우는 오리어리는 말했다. 오리어리는 이들 단체가 자폐증 환자의 말과 경험을 중요하게 여기지 않는다는 증거로 학회에 자폐증 강연자들이 부족하다는 점을 든다.

오리어리는 아일랜드에 "함께 지키는 자폐증 환자 권리Autistic Rights Together"라는 비영리재단을 세우고, 자폐증을 낫게 한다고 주장하는 치료법을 더 엄격히 규제해야 한다고 주장했다. "자폐증 환자들은 취약합니다. 부모도 상처 입기 쉽고, 많은 사람이 도움을 받지 못해서 제너레이션레스큐 같은 자선단체가 흘리는 오인정보만 듣고 있습니다"라고 그는 말했다.

오리어리는 미라클 미네랄 용액으로 알려진 공업용 표백제 "의약품"의 위험을 지적하고 나서자 그 용액을 처방하는 의사에게 협박을 받았다고 밝혔다. "그들에게 자폐증 환자는 안중에도 없습니다. 오히려 용감하게 목소리를 내는 자폐증 환자들을 위협합니다."

쓸모없고 때로는 위험하기까지 한 치료제를 홍보하는 일 말고도, 의사들은 무의미한 진단검사를 하면서 자폐아 부모들을 희생양으로 삼는다. 자녀가 중금속에 중독되었다는 걸 부모에게 "증명"하려고 아이에게 킬레이트 치료제를 먹이고 나서, 소변을 받아 중금속검사를 한다. 이 검사의 문제점은 건강한 사람의 몸에도 아주 적은 양의 금속이 있는 데다, 사람이 킬레이트 치료제를 먹고 나서 소변으로 배출하는 금속 원소 양의 표준 기준 범위가 없다는 데 있다.

하지만 사기꾼 의사와 결탁한 검사실에서는 자녀의 소변에서 중금속이 고농도로 검출되었다는 경고성 결과를 보낸다. 이 결과지는 이른바 기준 범위라면서 킬레이트 치료제를 먹지 않은 사람의 검사 결과를 대조해 보여준다.

미국의학독성학대학교는 킬레이트 치료제가 자폐증 증상을 개선하지 않으며 "'도발적인' 혹은 '미심쩍은' 소변검사는 신뢰할 만한 중금속 중독 진단법이 아니고, 중금속 중독 피해와도 관련이 없다"고 발표했다.

값비싼 치료와 거짓 희망을 판매하는 의료보건 종사자와 기업으로부터 스스로 보호할 책임은 가족에게 있다. 미국 식품의약국이 사기 치료법을 엄격하게 단속하지만, 자폐증을 낫게 한다는 수많은 기적의 치료법을 모두 감독할 수는 없다.

주의해야 할 가짜 자폐증 치료법을 여기에 몇 가지 소개한다.

고압산소요법은 기압이 높은 체임버 안에서 고농도 순수 산소를 들이마시는 치료법이다. 미국 식품의약국이 잠수부들의 감압병 치료법으로 승인했지만,* 자폐증 치료법으로는 승인하지 않았다. 이 치료법이 효과적이라고 주장한 허술한 논문이 한 편 있지만, 고압산소요법이 자폐증 치료에 효과가 없다고 입증한 연구 결과가 훨씬 더 많다.

클레이 입욕제는 몸속 중금속과 화학 독소를 빼내는 해독작용을 한다고 선전한다. 미국 식품의약국은 클레이 입욕제가 자폐증 증상에 "놀라운 개선효과"를 보인다고 선전한 제조업자들을 조사했다. 조사 결과를 볼 때, 클레이 입욕제가 자폐스펙트럼장애 아동의 뇌를 바꾸지는 않을 것이다.

---

* 한국에서는 일산화탄소 중독 치료에도 사용한다.

미라클 미네랄 용액은 표백제다. 어린이에게 표백제를 마시게 하는 일은 절대 현명한 선택이 아니다(내가 이 말을 하게 되리라고는 꿈에도 상상하지 못했다). 판매자들은 홈페이지에서 미라클 미네랄 용액이 "에이즈, A형·B형·C형 간염, 말라리아, 헤르페스, 결핵, 대부분의 암과 더 많은 인류 최악의 질병을 해결할 치료제"라고 선전하면서 여러분이 믿기를 바랄 것이다. 미국 식품의약국은 이 기적의 용액을 마신 뒤에 심각한 구토와 저혈압으로 고통받는 사람들에 관한 보고서를 접수했다.

프로바이오틱스도 자폐증 치료제라고 홍보한다. 미국 식품의약국은 프로바이오틱스가 "광고처럼 자폐증 치료제로 안전하고 효과적이라는 증거는 없다"고 말했다.

. . .

미국 식품의약국이 제시한 사기 광고 구별법을 다음과 같이 요약했다.

- 다양한 질병을 치료한다고 주장하는 제품은 의심해봐야 한다.
- 개인의 경험담이나 추천은 과학적인 증거를 대신할 수 없다.
- 빠르게 치료할 수 있는 질병이나 질환은 거의 없다. 따라서 어떤 치료법이든 "빠르게 치료한다"고 주장하면 경계해야 한다.
- 이른바 기적의 치료제, 즉 과학적 돌파구나 비밀재료를 들먹이는 주장은 거짓일 확률이 높다.

05

어린이들은
감기바이러스로도 마비될까

2014년 8월, 몹시 흥분한 부모가 자녀를 데리고 콜로라도주 오로라에 있는 콜로라도아동병원으로 달려왔다. 이 어린이는 괜찮았다가 갑자기 마비됐다. 의사들은 완벽하게 건강하던 아이가 갑자기 일어서거나 걷지 못하는 이유를 알 수 없었다. 무슨 일인지 의사들이 파악하기도 전에 또 다른 어린이가 병원에 실려왔다. 그리고 또 다른 아이가 도착했다.

그다음에는 축 늘어진 아기가 왔다. 그다음에 온 어린이는 호흡근이 마비되어서 기관에 관을 꽂고 산소호흡기를 달아야 했다. 9월

17일 무렵 콜로라도아동병원에는 마비되거나 기력이 없는 어린이 여덟 명이 더 입원했다. 10월이 끝날 즈음에는 어린이 환자가 열세 명을 넘어섰다. 거의 모든 어린이가 마비가 일어나기 며칠 전에 가벼운 감기 증상을 보였다.

미국에는 비슷한 두려움을 안고 살아가는 가족이 백여 가구 더 있었다. 예전에는 활발했던 아이가 갑자기 발음이 어눌해지고, 걷거나 숨쉬기를 힘들어했다. 의사들은 척수, 특히 회백질을 파괴하는 아주 희귀한 질환인 급성이완성척수염acute flaccid meylitis, AFM으로 진단했다. 해마다 미국에서는 급성이완성척수염이 보통 백만 명 중 한 명 이하로 나타난다. 사례는 산발적으로 나타나면서 확산한다.

2014년 12월, 34개 주의 어린이 120명이 급성이완성척수염을 진단받았다. 이듬해에는 어린이 22명이 같은 증상을 보이며 마비되었는데, 역시 마비되기 전에 감기를 가볍게 앓았다. 2016년에는 어린이 153명이 급성이완성척수염을 진단받았다. 급성이완성척수염은 2년에 한 번씩 집단발병하는 경향을 보였다. 격년마다 백여 명의 어린이가 늦여름에서 가을 사이에 감기를 앓은 뒤 마비되었다. 2018년에는 어린이 237명이 역시 같은 진단을 받았다. 2014년부터 2019년 사이에 급성이완성척수염을 진단받은 601명은 대부분 소년이었다. 마비된 어린이의 평균 나이는 5세였다. 소아청소년과 의사도, 신경과 의사도, 질병 조사관도 이 의학 수수께끼를 풀 수 없었다.

급성이완성척수염은 폴리오바이러스*나 웨스트나일바이러스가 원

---

* 소아마비를 일으키는 바이러스.

인일 수도 있고, 환경 독소나 자신의 신경세포를 공격하는 면역계가 원인일 수도 있었다. 이 병에 걸리면 갑자기 기력이 없어지면서 눈꺼풀이 늘어지고, 반사작용이 약해지며, 근긴장도가 떨어지고, 말이 어눌해지고, 삼키는 행동이 어려워지는 등 마비가 일어난다. 심각한 사례로는 호흡근이 마비되어 질식해서 사망하는 경우도 있다.

급성이완성척수염은 치료법이 없다. 호흡을 돕기 위한 보조기구로 산소호흡기를 사용하거나 수술로 고관절을 고정해서 다리의 움직임을 회복하도록 돕는 특수 사례가 있기는 하다.

자녀가 다시는 걷지 못하게 될까봐 두려움에 떠는 부모에게 줄 수 있는 해답은 없다. 급성이완성척수염은 장기적인 예후조차 알려지지 않았다.

심상치 않은 급성이완성척수염이 전국으로 퍼져나가는 동시에 또 다른 유행병이 부글부글 끓어오르고 있었다. 미국은 최대 규모의 엔테로바이러스 D68enterovirus D68, 혹은 EV-D68의 집단발병을 경험하는 중이었다. EV-D68은 감기와 증상이 비슷하다. 1970년부터 2005년 사이에 미국에서는 EV-D68 감염 사례가 26건 보고되었다. 2014년에는 이 숫자가 1153건으로 치솟으면서 14명의 사망자를 냈다. 몇몇 주에서 나타난 EV-D68은 49개 주와 워싱턴 D.C., 즉 워싱턴 컬럼비아 특별구로 전파되었다.

2014년 가을에 마비된 자녀의 부모들은 급성이완성척수염을 진단받기 며칠 전에 감기를 앓으면서 많은 증상이 시작되었다고 했다. 질병통제예방센터 조사관들이 어린이들의 비강 체액에서 EV-D68을 검사했더니, 열이나 호흡기 질환이 시작된 후 7일 이내에 검체 표본을 채취한 어린이의 거의 절반에서 바이러스가 검출되었다.

영리한 의사들은 흩어진 단서를 연결해나갔다. 두 질병이 전국에서 동시에 집단발병했으므로, 급성이완성척수염과 EV-D68이 연관되어 있는지 조사했다. 대개 가벼운 증상을 일으키는 호흡기 바이러스가 갑자기 어린이들의 신경을 손상할 수 있을까? EV-D68이 다른 세포를 감염시켜서 완전히 다른 질병을 일으키도록 바뀐 것일까?

질병통제예방센터 조사관은 전국의 의사들에게 어린이들의 비강검체 표본과 척수를 채운 무색투명한 액체인 뇌척수액 표본을 보내달라고 요청했다. EV-D68이 척수를 손상했다면, 요추천자로 뽑은 뇌척수액 속에 바이러스가 있으리라고 예상했다. 하지만 어린이 환자 중 단 한 명만 EV-D68 검사에서 양성 반응을 보였다.

그래도 EV-D68이 더 많은 사례에 연루되었을 가능성을 배제하지 않은 의사도 있었다. EV-D68은 DNA보다 더 부서지기 쉬운 RNA바이러스다. 요추천자로 표본을 채취할 때 RNA는 빠르게 분해된다. "문자 그대로, 표본을 시험관에 넣어 연구실로 걸어가는 동안 RNA는 분해되어 사라질 수 있다"고 벤저민 그린버그Benjamin Greenberg 박사는 말했다. 그린버그 박사는 댈러스에 있는 텍사스주립대학교 사우스웨스턴의학센터의 신경과 전문의로, 2014년 급성이완성척수염 집단발병 당시 어린이들을 치료했다.

2014년 8월 콜로라도아동병원에서 어린이 환자 5명으로 시작된 집단발병은 연말까지 어린이 120명이 급성이완성척수염을 진단받으면서 마무리되었다. 그러나 이 사태가 미국 최초로 급성이완성척수염이 집단발병한 사례는 아니었다. 2014년 4월에 필라델피아에서 열린 미국신경학회에서 캘리포니아주 의사들은 몇 년 전에 있었던 유사한 사례를 보고했다.

2012년 가을 초에 스탠퍼드대학교 루실패커드아동병원 의사들은 급성이완성척수염 어린이 환자 다섯 명을 진료했다. 이 중 두 명은 비강 체액 표본에서 EV-D68이 나왔다.

2012년 8월에 캘리포니아주 의사들은 급성이완성척수염에 걸린 29세 남성을 치료했다. 의사들은 캘리포니아주 공중보건국에 경고했다. 다음 2주 동안 공중보건국은 급성이완성척수염 두 건을 더 보고받았다. 2013년 여름에는 캘리포니아주 어린이 다섯 명이 갑작스럽게 마비 증상을 보였다. 이 중 세 명은 마비되기 며칠 전에 호흡기 질환을 앓았다. 그리고 이 중 두 명은 EV-D68 검사에서 양성 반응을 보였다.

숫자는 점차 늘어났다. 2014년 5월에 캘리포니아주에서는 23명이 급성이완성척수염을 진단받았다. 2015년 여름에는 이 숫자가 59명으로 증가했다. 41명 중 9명은 비강 체액 표본으로 실시한 EV-D68 검사에서 양성 반응이 나왔다. 뇌척수액에서 바이러스가 검출된 환자는 아무도 없었다.

엔테로바이러스인가 아니면 다른 무엇인가

전국에서 마비가 집단발병한 원인이 EV-D68이라고 모두가 확신한 것은 아니다. 질병통제예방센터는 의심의 그물을 넓게 펼쳤고, 환자를 대상으로 웨스트나일바이러스를 포함한 다양한 바이러스 검사를 했다. 폴리오바이러스는 원인에서 제외된 지 오래였다.

그러나 과학자 중에는 이런 접근방식을 답답하게 여기는 사람도 있었다. 그들은 환자 대부분이 마비되기 며칠 전에 감기와 유사한 증상을 호소했고, 많은 환자가 EV-D68 검사에서 양성 반응을 보였으므로, 질병통제예방센터가 범인일 확률이 가장 높은 EV-D68로 조사 범위를 좁히고 자원을 집중해야 한다고 주장했다.

다른 과학자들은 아직 밝혀지지 않은 완전히 새로운 병원체가 원인이라고 믿었다. 누군가는 면역계가 범인이라고 했다. 증상이 감기와 유사한 감염 이후에 나타났다면, 면역계가 실수로 신경세포를 향해 분노를 쏟아냈을 수도 있다고 주장했다. 이런 증상은 또 다른 마비 질병인 길랭-바레증후군Guillain-Barré syndrome에서도 일어나는 현상이다. 길랭-바레증후군에 걸리면 보통 음식으로 전파되는 세균이 경미한 위장 감염을 일으키고 나서 며칠 뒤에 마비된다.

그러나 EV-D68은 전국에서 집단발병한 급성이완성척수염의 가장 인기 있는 가설이었고, 과학자들은 이 바이러스를 더 깊이 연구하기 시작했다.

엔테로바이러스는 장을 통해 전파된다고 해서 "장"을 뜻하는 그리스어 엔테론enteron에서 이름을 따왔지만, 호흡기 분비물로도 전파된다. 엔테로바이러스는 피코르나바이러스과picornaviridae에 속하며, "피코pico"는 "작다"는 뜻이고, "rna"는 이 바이러스과의 유전물질인 외가닥 RNA를 뜻한다. 엔테로바이러스 중 가장 유명해서 여러분도 이름을 들어봤을 만한 바이러스로는 마비를 일으키고 심하면 사망에 이르게 하는 폴리오바이러스가 있다. 또한 리노바이러스는 가장 흔한 감기 바이러스다.

엔테로바이러스는 폴리오바이러스와 비폴리오바이러스, 두 군으로 나뉜다. 비폴리오바이러스에는 연중 계속 발생하는 감기의 원인인 리노바이러스가 있고, 다른 엔테로바이러스는 특히 면역계가 아직 완성되지 않은 어린이에게 "여름 감기"를 일으킨다.

EV-D68은 1962년 캘리포니아주에서 폐렴과 모세기관지염을 일으킨 어린이 네 명에게서 처음 발견되었다. 다른 엔테로바이러스가 뇌내막 부종, 심장과 손 감염, 구제역과 같은 심각한 질병을 일으키는 데 비해, EV-D68은 열, 기침, 콧물 같은 가벼운 증상과 함께 일부 사례에서 흉부 감염을 일으켰다. 비폴리오 엔테로바이러스 중 일부는 마비를 일으키기도 한다. EV-A71과 EV-D70은 장기적인 손상을 입히는 급성이완성마비를 일으키며, 이 중에는 완전히 회복하지 못하는 환자도 있다.

과학자들은 2014년에 미국에서 돌아다니던 EV-D68이 가벼운 감기를 일으키는 원래의 바이러스에서 어떤 식으로든 변이를 일으켰을지 궁금해졌다. 바이러스가 식성을 바꾸면서 더 위험한 바이러스로 변할 수 있을까? 바이러스는 종에 따라 각각 다른 세포를 감염시킨다. 인간면역결핍바이러스human immunodeficiency virus, HIV는 면역계 세포, 특히 T세포를 좋아한다. 뎅기바이러스는 백혈구 중에서 수지상세포와 단핵구를 선호한다. 사람T세포백혈병바이러스T-cell leukemia viruses는 혈액세포를 감염시키고, 인플루엔자는 기도 안쪽을 감싸는 세포를 아주 좋아한다.

EV-D68은 인플루엔자와 비슷하게 상기도 세포를 선호한다고 알려졌지만, 2018년에 미국 국립보건원 과학자들은 2014년 미국에 퍼졌던 EV-D68이 실제로 1962년 캘리포니아주 연구실에서 분리했던 바이러스와는 다르다는 사실을 발견했다. 바이러스는 그뒤에 "중대한 진화적 변화를 거쳤다"고 과학자들은 말했다. 새로운 EV-D68은 신경세포에 침입해 그 안에서 증식하는 능력을 획득했고, 어쩌면 신경세포를 죽였을 수 있다.

사람처럼 바이러스 가계도도 가지가 여러 개로 나뉜다. 1990년대에 EV-D68의 바이러스 가계도가 두 그룹으로 나뉘었으며, 바이러스학자는 이를 계통군이라고 부른다. 두 계통군은 A와 C로 구분했다. 2000년대 초에 계통군 C에서 세 번째 그룹인 계통군 B가 분리되어 나왔다. 2010년에는 새 계통군인 B1이 계통군 B에서 분리되었다. 이 B1 계통군이 바로 2014년에 집단발병을 일으킨 주범인 EV-D68이다.

새로운 B1 계통군인 EV-D68이 신경세포를 감염시켰는지 확인하기 위해 미국 국립보건원과 밴더빌트대학교 과학자들은 이 바이러스를 신경조직 암세포인 신경모세포종에 넣었다. 1962년 EV-D68 바이러스주는 신경세포를 감염시키지 않았다. 그러나 2014년에 집단발병을 일으킨 새로운 EV-D68 바이러스주는 신경세포에 침입해서 증식했다.

바이러스는 유전적 변화도 일으켰다. 캘리포니아대학교 샌디에이고캠퍼스의 과학자들은 집단발병을 일으킨 새로운 EV-D68 바이러스주의 RNA가 이전과 달라진 것을 발견했다. 새로운 EV-D68 바이러스주는 21곳에 변이를 일으켰으며, 유전자 암호는 마비를 일으키는 EV-D70과 EV-A71 같은 엔테로바이러스와 더 비슷했다. 과학자들은 "이러한 결과로 볼 때, 2014년에 집단발병해서 신경병리학적 증상의 발생률이 뚜렷하게 증가한 원인은 독특한 B1 계통군이라고 추측한다"고 발표했다.

집단발병을 일으킨 새로운 EV-D68에 감염된 쥐는 마비 증상을 보였지만, 1962년의 EV-D68에는 그렇지 않았다. 콜로라도대학교 과학자인 앨리슨 힉슨Alison Hixon은 2017년 쥐의 뇌에 여러 가지 EV-D68 바이러스주를 주입해서 이러한 사실을 발견했다. 2014년 집단 발병의 환자에게서 분리한 바이러스를 사용해서, 힉슨은 쥐의 척수 신경세포를 손상하거나 심지어 죽인 것이 B1 계통군의 새로운 바이러스임을 증명했다. 현미경으로 관찰한 결과, 힉슨은 집단발병을 일으킨 바이러스가 척수 전각의 운동뉴런을 손상하는 것을 확인했는데, 이 부분은 급성이완성척수염을 일으킨 어린이들의 척수 손상 부위와 정확하게 일치했다.

인과관계

그러나 페트리디시와 쥐 실험 결과만으로 이 바이러스가 마비를 일으킨다는 증거로 충분할까? 역학자들은 "원인"이나 "인과관계"라는 단어를 언급할 때 매우 조심한다. 대신 우리는 "관련된"이나 "연계된", "상관관계가 있는" 같은 단어를 사용하는데, 어떤 한 가지가 다른 것의 원인이라고 말하기는 매우 까다롭기 때문이다. 아마 "연관성은 인과관계와 동의어가 아니다"라는 말을 들어본 적이 있을 것이다. 또는 "상관관계가 인과관계를 시사하지는 않는다"라는 말도 있다. 많은 연구를 통해 두 대상이 연관됐다고 할 수는 있지만 하나가 다른 하나의 원인이라고 말하기는 매우 어렵다. 두 유행병이 같은 장소에서 동시에 유행한다고 해서, 한 유행병이 다른 유행병을 유발한다는 뜻은 아니다.

미아스마,* 악령, 체액**이 질병을 일으킨다고 믿었던 19세기에 독일 의사 겸 미생물학자인 로베르트 코흐Robert Koch는 병원체가 질병의 원인인지를 판단하는 네 가지 기준을 세웠다. 이 네 가지 기준은 나중에 코흐의 4원칙이라고 불리게 된다.

코흐는 4원칙에서 특정 미생물이 질병의 원인이 되려면 첫째, 해당 미생물이 질병과 규칙적으로 연관성을 보여야 한다. 둘째, 질병에 걸린 숙주에서 분리할 수 있어야 하고, 이 미생물은 배양액에서 자라야 한다. 셋째, 건강한 사람에게 순수한 미생물 배양액을 접종했을 때 반드시 질병이 일어나야 하며, 넷째, 미생물 배양액으로 감염된 사람에게서 같은 미생물이 다시 분리되어야 한다.

코흐의 4원칙은 미생물학을 굳건한 토대 위에 올려놓았다. 더는 별이나 악령, 나쁜 공기(미아스마)를 탓하지 않게 되었다. 코흐는 병원체를 질병의 원인물질로 입증할 방법을 정확하게 제시했다. 그는 자신의 4원칙을 이용해서 사람에게 결핵을 일으키는 세균이 소에게 탄저병을 일으키는 세균과 다르다는 사실을 보여주었다.

그러나 코흐의 4원칙은 만능이 아니었다. 배양액에서 키우기 어려운 병원체는 어떻게 입증해야 할까? 건강한 사람에게서 발견되며 일부 사람에게만 질병을 일으키는 병원체는 어떻게 설명해야 할까? 코흐도 질병의 원인으로 보이지만 자신의 4원칙에 들어맞지 않는 미생물을 분리했다. 여기에는 콜레라균(비브리오 콜레라)도 있었는데, 콜레라를 일으키지만 환자뿐만 아니라 건강한 사람에게서도 콜레라균이 분리되어 두 번째 원칙을 어겼다.

여기에 바이러스 문제도 더해졌다. 바이러스는 감염된 사람 모두

---

* 질병을 일으킨다고 생각했던 독성 기체.
** 피, 점액, 황담즙, 흑담즙의 4체액설.

에게 질병을 일으키지 않았고, 분리하거나 실험실에서 배양하기도 어려우며, 일부 바이러스는 연구에 이용할 만한 적절한 동물 모델도 없었다.

코흐가 4원칙을 세울 때만 해도 바이러스가 아직 발견되기 전이었다. 요즘 바이러스학자들은 코흐의 가설을 바탕으로 만든 훨씬 긴 목록을 들고 있으며, 이 목록에는 수많은 기술이 추가되었다. 1996년에 두 과학자가 7가지 항목으로 정리한 "코흐의 가설에 대한 재고"를 발표했다. 데이비드 렐만David Relman과 데이비드 프레드릭스David Fredricks는 병원체의 DNA 혹은 RNA가 질병 대부분의 사례에서 검출되어야 한다는 조건을 덧붙였다.

EV-D68 사례에서 바이러스는 급성이완성척수염에 걸린 모든 어린이에게서 발견되지는 않았으며, 조사해보면 건강한 사람에게서도 나올 수 있다. 과학자들은 척수가 손상된 어린이 환자의 뇌척수액에 바이러스가 있으리라고 기대했지만, 이런 예상을 충족한 사례는 드물었다. 그렇다고 이 바이러스가 집단발병의 원인이 아니라고 할 수 있을까?

콜로라도대학교 의사들의 주장에 따르면 그렇지 않다. 이들은 브래드퍼드 힐 인과관계라는 다른 기준을 적용했다. 2018년 8월《란셋》에 발표한 논문에서 의사들은 EV-D68과 급성이완성척수염 사이에 인과관계가 있다고 주장했다.

1965년에 영국 역학자이자 흡연이 암을 유발한다고 입증한 두 명의 과학자 중 한 명인 오스틴 브래드퍼드 힐Austin Bradford Hill 경은 이렇게 질문했다. "어떤 상황이어야 관찰한 연관성에서 인과관계를 확정할 수 있을까?"

브래드퍼드 힐은 전통적인 역학자료를 평가하는 "연관성의 양상" 9가지를 제안했다. 코흐의 4원칙과 달리, 브래드퍼드 힐의 기준은 인과관계를 확정하기 위해 9가지 기준을 모두 충족할 필요는 없다. 2018년 《란셋》에 발표한 논문에서 콜로라도대학교 의사들은 EV-D68과 급성이완성척수염 사례에 브래드퍼드 힐 기준의 9가지 항목을 대입해 하나하나 살폈더니, 9가지 항목 중 7가지가 충족되었다고 밝혔다.

첫째, 시간적 속발성이 있다. 급성이완성척수염을 앓은 많은 어린이는 마비되기 며칠 전에 열이 나거나 호흡기 질환을 앓았다. 일부 어린이는 마비 초기에 실시한 감염검사에서 양성 결과를 보였다.

둘째, 개연성이 있다. 2011년에 뇌와 척수가 부어오르면서 사망한 5세 남자아이를 부검했더니 EV-D68이 척수를 둘러싼 체액에서 발견되었다.

셋째, 일관성이 있다. EV-D68 감염은 급성이완성척수염과 연관성이 있었으며, 환자 대부분이 어린이였고, 아르헨티나, 오스트레일리아, 이탈리아, 프랑스, 노르웨이, 캐나다 등 14개국에서 발생했다.

넷째, 일치성이 있었다. 연구 결과를 보면 새 바이러스주는 신경세포를 감염시킬 수 있다.

다섯째, 새 바이러스주가 쥐의 척수에 있는 운동뉴런을 손상해서 마비를 일으켰다는 점을 실험으로 증명했다.

여섯째, EV-D68은 2014년과 2016년에 급성이완성척수염을 앓았던 사람에게서 가장 많이 분리되었기에 연관성의 강도가 나타났다.

마지막으로 EV-D68과 연관된 급성이완성척수염의 임상 증상과 어린이 환자의 MRI 영상, 그밖의 여러 진단 결과를 살펴보았더니 다른 엔테로바이러스와 폴리오바이러스가 유발한 마비 증상과 유사성을 보였다.

생물학적 기울기는 없었다고 과학자들은 기록했다. 양-반응관계*가 없었고, 심각한 마비를 일으킨 일부 어린이의 호흡기관에서 채취한 표본에서 EV-D68 농도가 매우 낮았기 때문이다. 특이성 또한 없었다. EV-D70이나 EV-A71처럼 다양한 엔테로바이러스는 마비를 일으킨다고 알려졌지만, EV-D68은 급성이완성척수염이 아니라 대개 호흡기 질환을 일으킨다고 여겨지기 때문이다.

마비 증상의 집단발병이 반복되다

2018년 가을에 어린이 마비 증상이 집단발병했을 때, 부모, 의사, 과학자들은 두려움과 좌절을 털어놨다. 미국에서 첫 번째 급성이완성척수염 유행병이 나타난 지 6년이 지났고, 의사들이 경고음을 요란하게 울린 지 4년이 지난 뒤였다. 왜 집단발병의 원인을 정확하게 찾아내려 노력하지 않았는가? 새로운 EV-D68 바이러스주 백신은 왜 만들어지지 않았는가?

의사들은 자료를 수집해서 응급실과 소아청소년과 병동에 급성이완성척수염을 치료할 지침을 전달하는 데 늑장을 부린 질병통제예방센터를 비난했다. 질병통제예방센터 자문위원회 과학자들도 질병통제예방센터가 그물을 너무 넓게 펼치는 바람에 가장 그럴듯한 용의

---

* 약물 효과의 크기는 약물 농도에 좌우된다는 관계.

자인 EV-D68을 주시하지 않았다고 질타했다.

2020년 1월, 어린이 603명이 급성이완성척수염으로 진단받았고, 일부 어린이는 질병에 걸리고 나서 몇 달 뒤에 사망했다고 전해졌지만, 정확한 사망자 수는 알려지지 않았다. 일부 과학자는 급성이완성척수염을 질병통제예방센터에 발생했다고 보고하는 질병 목록에 올려야 한다고 강력하게 요구했다. 그러나 미국에서는 20세기 중반에 소아마비를 지역적으로 박멸하면서 이런 종류의 마비 증상을 감독하는 일을 종료했다. 일부 과학자들은 예전의 감독체계를 부활해서 적극적으로 EV-D68을 관리해야 한다고 주장했다.

미국에서 급성이완성척수염을 진단받은 어린이 수는 늦여름이 되자 슬금슬금 많아지기 시작하더니 가을에 정점을 찍었다. 2년마다 반복되는 양상이다.

불가사의하고 두려운 질병과 싸워야 할 부모들에게 해줄 조언은 단순하다. 거의 절망스러울 정도로 간단하다. 열과 콧물로 시작해서 마비로 이어질 수 있는 새 질병을 물리치려면, 자녀에게 비누와 물로 손을 깨끗하게 씻으라고 가르쳐라.

06

부모의 트라우마는
대물림될까

　2015년 가을에 뉴욕 마운트시나이 아이칸 의과대학교의 레이철 예후다Rachel Yehuda와 연구팀은 유대인 여성과 남성 32명의 유전자를 분석한 연구 결과를 발표했다. 대상자는 모두 홀로코스트 생존자로, 나치 강제수용소에 억류되었거나, 제2차 세계대전 동안 은신처에 숨어 있었거나, 고문을 당했거나, 고문 현장을 목격한 사람들이다. 연구팀은 전쟁이 끝난 뒤에 홀로코스트 생존자가 낳은 자녀 22명의 유전자도 연구했다.

　이전 연구에서 홀로코스트 생존자의 자녀는 특히 부모에게 외상후스트레스장애post-traumatic stress disorder, PTSD가 있으면, 외상후스트레스장애, 우울증, 불안을 나타낼 위험이 높다는 사실이 밝혀졌다. 2015년에 《생물정신의학》에 발표한 논문에서 예후다는 이 명백한 트라우마의 대물림을 유전학적으로 설명할 기전*을 발견했다고 주장했다.

예후다 연구팀은 자녀의 DNA 변화가 자녀가 직접 겪은 트라우마 때문인지 확인하려고 했다. 그러나 연관성을 찾을 수 없었다. 연구팀은 부모가 홀로코스트를 겪으며 받은 고통 때문에 자녀의 DNA가 변화했다고 결론 내렸다.

예후다가 설명한 현상을 후성유전학적 유전이라고 한다. 트라우마가 될 만한 경험은 DNA에 영향을 미치며 분자 수준의 상처로 남아서 자녀와 후손에게까지 유전된다는 가설이다.

DNA가 눈동자는 갈색으로, 머리카락은 곱슬로 만들라는 명령을 담고 있다면, 후성유전학은 이런 유전자를 작동시키고 멈추는 방법을 설명한다. 유전자는 단백질을 만드는 청사진이다. 후성유전학은 이런 유전자를 읽는 방법을 연구한다.

후성유전학적 변형은 DNA 안이 아니라 DNA 위에 일어나며, 유전자 자체를 변화시키지 않으면서 유전자 기능에 영향을 미친다. 이 가설은 빠르게 인기를 얻었으며, 이 발견을 지지하는 사람 중에 뉴에이지 스승인 디팩 초프라Deepak Chopra가 있다.

여기까지가 후성유전학의 원래 정의다. 현재는 부모가 자녀에게

---

* 생물체 안에서 특정한 기능을 수행하는 구조를 통해 어떤 현상이 일어나는 과정.

물려주는 유전자 변형을 설명할 때도 후성유전학이란 단어를 사용한다. 우리는 유전자 말고도 많은 것을 자녀에게 전해준다고 주장하는 과학자도 있다. 분자 스위치와 이런 유전자를 어떻게 발현해야 하는지에 관한 정보도 물려준다.

후성유전학적 변형 중에서 가장 깊이 연구된 분야는 DNA 메틸화다. 작은 분자들이 유전자에 결합해서 DNA 활성을 바꾼다. 2014년 《미국정신건강의학회지》에 발표한 논문에서 예후다 연구팀은 외상후스트레스장애를 앓는 남성 홀로코스트 생존자의 자녀는 스트레스 반응에 관여하는 유전자의 메틸화 수준이 매우 높다는 사실을 발견했다.

그러나 이런 변화는 해석하기가 지극히 어렵다. 예후다 연구팀은 자녀의 부모가 모두 외상후스트레스장애 환자인 홀로코스트 생존자라면, 자녀는 스트레스 유전자의 메틸화 수준이 더 낮을 확률이 높다는 점을 발견했다. 후성유전학적 변형이 정자나 난자에서 직접 공유됐는지, 아니면 아기가 자라는 자궁에서 일어났는지, 그것도 아니면 어린 시절에 일어났는지 알 수 없다.

연구팀이 과학으로 바로잡으려고 노력을 기울여도 여전히 트라우마가 유전된다는 제목의 기사를 양산하는 예후다 연구팀의 2015년 논문이 안고 있는 문제점은 소규모 표본을 대상으로 했다는 데 있다. 생존자 32명과 생존자 자녀 22명이 표본집단의 전부다. 이 가설의 토대가 되기에는 너무나 작은 소규모 집단이며, 많은 언론이 간과하는 이 연구의 커다란 결점이다. 예후다 연구팀은 표본집단이 소규모라며 연구의 한계점을 분명하게 밝혔고, 예후다 자신도 논문이 이 현상을 이해하는 데 필요한 긴 연구의 시작일 뿐이라고 설명했다.

연구팀은 홀로코스트에서 살아남은 여성 생존자의 자녀를 연구했지만, 실제로 어머니에게서 후손으로 후성유전이 대물림된다는 점을 입증하려면 생존자들의 증손자를 연구해야 했다. 왜 반드시 4대를 연구해야 할까? 여자 아기는 평생 사용할 난자를 모두 가지고 태어난다. 여러분으로 자라난 난자는 여러분의 어머니가 할머니 자궁 속 태아일 때부터 어머니 몸속에 존재했다. 임신한 여성은 이미 자기 손자의 DNA를 가지고 있고, 이 유전자는 여성의 임신기간에 생긴 사건의 영향을 받을 수 있기 때문에, 후성유전학적 변형이 세대를 거쳐 유전되는지를 연구하려면 증손자의 DNA를 연구해야만 한다.

또한 예후다 연구팀의 논문은 아주 적은 수의 유전자를 집중적으로 연구한 결과다. 게다가 사회적 요인의 영향은 고려하지 않았다. 홀로코스트 생존자의 자녀들은 무서운 전쟁 이야기를 들으며 자라날 수 있다. 예후다 연구팀의 2014년 연구 대상자인 조시 글라시우스Josie Glausiusz는 이스라엘 일간지 《하레츠》에 실은 기고문에서 이 점을 지적했다. 글라시우스의 아버지는 베르겐벨젠 나치 포로수용소에 끌려갔다가 살아남았다. 글라시우스는 기고문에 "나를 괴롭힌 질문은 '어린 시절에 들은 무서운 이야기의 영향과 후성유전의 영향을 어떻게 구별할 수 있을까?'였다"고 썼다. 글라시우스만 이 점을 지적한 건 아니다. 예후다 자신도 이 문제를 인지했다.

다른 과학자들은 DNA 메틸화에 나타난 아주 작은 변화를 근거로 삼아서 내린 이 논문의 결론에 의구심을 제기했다. 그러자 역인과문제가 제기되었다. 만약 DNA 메틸화가 중요하다면 DNA 메틸화의 변화는 트라우마 때문에 일어났을까, 아니면 DNA 메틸화 자체가 외상후스트레스장애의 위험도를 높였을까?

논문이 발표되고 일주일 후에, 뉴욕 알베르트 아인슈타인 의과대학교에 있는 후성유전학센터는 블로그에서 예후다 연구팀 논문을 가리켜 "이번 주의 과대해석된 후성유전학 연구"라고 지적했다.

이 평가는 옳았다. 소규모 집단을 대상으로 연구한 결과를 기사로 쓴 기자들은 과학자들의 경고를 간과했다.

유전학 교수 존 그릴리John Greally는 "홀로코스트 연구에서 도출한 이야기는 과학적 가능성만큼이나 매혹적인 것이 사실이며, 틀림없이 비슷한 연구를 하도록 다른 과학자들을 자극할 것이다. 불행하게도 이 이야기는 후성유전학 분야에서 흔히 볼 수 있는 전형적인 사례로, 분석할 수 없는 연구에 근거를 두고 결론을 이끌어냈다"고 썼다.

홀로코스트와 여러 비극의 공포를 헤쳐나온 생존자들은 자신의 트라우마가 자녀에게 대물림될지 고민한다. 뉴스 제목은 "그렇다"고 하지만 과학연구를 자세히 살펴보면 아직 답은 "아니오"다.

07

유전자 재조합 식품은
안전할까

유전자 재조합 식품은 낯설지 않다. 이 단어를 들으면 복제 양 돌리를 떠올리게 되지만, 선조들이 이 작물과 저 작물을 교배해서 유전적으로 우수한 잡종을 만들어 재배한 뒤로 수천 년 동안 우리는 유전자 재조합 식품을 먹어왔다. 작물학자 말에 따르면 "우리가 먹는 거의 모든 식품이 유전자 재조합 식품일 수 있다."

수천 년 전에 다양한 감자 뿌리를 재배하면서 새롭고 맛있는 작물을 만들려고 노력한 농부들이 아니었더라면 고구마는 존재하지 않았을 것이다. 국립과학아카데미에서 발표한 과학 논문에는 고구마를 가리켜 "자연스럽게 유전자가 이식된 식량 작물"이라고 언급되어 있다.

어떻게 그럴 수 있을까? 용어를 먼저 명확하게 정의해보자. 우리는 유전자 재조합 식품, GMO genetically modified organism와 유전공학을 구분하지 않고 사용하지만, 이 두 가지는 다른 것이다. 유전자 재조합 genetic modification은 생물의 유전체에 변화를 일으키는 잡종 교배와 유발성 돌연변이 같은 다양한 범주를 포함한다.

유전공학은 유전자 변형의 한 종류로, 생명공학 기술을 이용해서 생물의 유전자를 직접 조작한다. 한 예로는 작물을 해치는 곤충에 저항력을 갖추도록 조작한 옥수수를 들 수 있다.

과학자들은 한 생물, 이를테면 그래니 스미스 사과와 골든 딜리셔스 사과에서 유전자, 즉 DNA 조각을 꺼낸다. 그리고는 유전자를 변형한다. 우리가 든 예시에서는 사과를 갈변하게 만드는 효소를 억제하도록 변형한다. 그런 뒤 변형된 유전자를 사과 잎사귀에 넣어서 갈변하지 않는 새로운 품종인 아크틱 사과를 만든다.

변형한 유전자를 재삽입하는 과정에는 DNA를 코팅한 미세입자를 식물에 총알처럼 쏘는 유전자 총을 이용한다. 미립자 가속장치 사출법이라고도 알려진 유전자 총은 고압가스와 진공 체임버를 이용해서 유전자가 코팅된 금속입자를 식물세포의 핵에 집어넣는다. 또 다른 유전자 변형법으로는 안전한 세균을 이용해서 새로운 혹은 변형된 유전물질을 집어넣는 방법이 있다.

유전공학에서 형질전환(트랜스제닉) 생물을 만들기 위해 한 종에서 다른 종으로 유전자를 옮기는 과정이 꼭 필요한 건 아니다. 때로는 유전자를 같은 생물 안에서 이동시키기도 하고, 가까운 친척관계의 생물로 가져가서 시스제닉 생물을 만들기도 한다. 앞에서 설명한 아크틱 사과가 바로 시스제닉 생물이다. 세 번째 종류의 생물은 서브제닉 생물이라고 하며, 유전자를 편집하거나 억제, 삭제, 삽입해서 만든다.

섬세한 유전공학 기술이 발달하기 전에는 화학물질과 방사선으로 작물에 유전자 변형을 일으켰다. 이 방법은 엉망인 데다가 신뢰도도 낮았다. 식품의 유전체를 변형하는 더 정확한 방법은 1980년대에 나타났는데, 공포와 의심이 GMO 세계를 뒤덮은 원인이 여기에 있다. 이 기술은 상대적으로 신기술이었다.

1980년대에 심리학자인 로버트 스턴버그Robert Sternberg는 인간은 친밀한 것은 자연스럽고 낯선 것은 자연스럽지 않다고 생각한다고 했다. 어쩌면 다음 질문이 이 주제의 핵심일 수도 있다. 자연스러운 것은 무엇이고, 자연스럽지 않은 것은 무엇일까?

나는 고등학교 화학 시간에 달콤한 딸기향(딸기 자체도 교배한 잡종이다)을 화학물질인 에틸부타노에이트가 낸다는 사실을 배우고 나서 이 논쟁에 매혹되었다. 에틸부타노에이트는 자연스럽게 들리는가? 물론 아니겠지만 이것이 자연스러운 일이다.

일부 사람은 GMO 식품을 프랑켄푸드라고 부르기도 하며, 퓨리서치센터의 조사에 따르면 미국인의 3분의 1 이상이 유전자 재조합 식품은 "건강에 나쁘다"고 믿는다. 마치 농산물 직거래장터에서 산 딸기 한 바구니가 18세기에 칠레 식물과 북아메리카 식물을 교배한 결과물이라는 사실을 깨닫지 못하는 것과 같다. 딸기 역시 유전자 변형 생물 중 하나다.

딸기, 옥수수, 고구마 같은 유전자 재조합 식품을 먹어도 건강에 나쁘지 않다. 너무 많이 먹지만 않는다면 말이다. 우리 몸을 중독시키거나, 알레르기를 자주 일으키거나, 식품이 함유한 영양소가 감소하는 등의 우려는 이미 수천 번의 실험으로 확인했고, 수 세기 동안 우리가 매일 유전자 재조합 식품을 소비하는 일에 대한 우려 역시 연구했다.

1990년대 중반에 GMO 식품이 가정의 식품 선반에 놓이기 시작한 뒤로, 과학자들은 GMO 식품을 먹어도 해롭지 않은지 연구해왔다. 지금까지는 해로운 영향을 발견하지 못했다. 세계보건기구는 유전자 재조합 식품이 해를 미치지 않는다고 말했다. 국립과학아카데미, 미국의학협회, 그밖의 많은 기관이 같은 견해를 밝혔다. 어른이건 아이건 유전자 재조합 식품을 먹어도 건강에 해롭다는 증거는 없다.

사실 식물 유전자를 변형해서 해충 저항력을 높이면 작물 생산량이 늘어나고, 화학비료나 살충제를 더 적게 사용할 수 있다. 옥수수의 유전자를 재조합해서 진균류에 대한 저항력을 높이면 작물 수확량이 늘어나고, 항진균제 살포를 줄여주며, 사람과 식물이 곰팡이에 노출되지 않도록 보호해준다. 살충제는 농부들한테 심각한 문제다. 매년 1만~2만 명의 미국 농부가 살충제 중독으로 진단받는다.

GMO 반대 사이트에서 회자되는 한 논문은 GMO 옥수수가 쥐에게 암을 일으킨다고 주장한다. 그러나 이 논문은 발표되고 1년 뒤에 실험 오류와 실험 설계의 결함을 지적받고 철회되었다.

안전성 확인 말고도, 유전자 재조합 식품은 유전자를 재조합하지 않은 식품과 비타민이나 무기질 함량을 비교 검사한다. 전체적으로 봐서 유전자 재조합 식품의 영양학적 가치가 유전자를 재조합하지 않은 식품보다 떨어지지 않는다는 점이 확인되었다.

일부 유전자 재조합 식품은 기근과 영양실조를 해결하고 더 건강한 대안이 될 수 있도록 설계한다. 리놀렌산 함량이 적다고 표시된 카놀라유 제품을 본 적이 있을 텐데, 이는 카놀라의 트랜스 지방 함량을 낮추도록 변형한 식품이다.

황금쌀이라는 노란색 쌀도 있다. 황금쌀은 비타민 A 전구물질인 베타카로틴을 함유하도록 유전공학을 거쳐 개발되었다. 흰쌀이 주식인 세계 여러 곳의 어린이들은 비타민 A 결핍상태에 이르기 쉬우며, 이는 시력 상실과 감염으로 인한 사망으로 이어진다. 황금쌀 한 그릇은 어린이에게 비타민 A를 일일권장량의 절반 이상 제공한다. 황금쌀의 안전성을 두고 수년간 토론이 이어진 뒤에 황금쌀은 2018년 미국 식품의약국의 승인을 받았다.

GMO 식품을 둘러싼 일부 논란은 가라앉지 않는다. 세계에서 가장 널리 사용되는 제초제인 라운드업에 대한 저항성을 갖추도록 유전자를 재조합한 옥수수, 알팔파, 목화, 그밖의 다른 작물 종자의 사례를 살펴보자. 이들 작물을 "라운드업 레디Roundup Ready"라고 부르는데, 라운드업을 뿌려도 작물은 안전하고 잡초만 제거되리라는 사실을 아는 농부들이 라운드업을 더 많이 살포하리라는 우려가 나오고 있다.

하지만 잡초는 교활하다. 라운드업의 활성성분인 글리포세이트는 잡초에 선택압으로 작용한다. 이는 잡초가 진화해서 잡초를 파괴하도록 만들어진 화학물질에 저항력을 갖추게 된다는 뜻이다. 선택압은 자연선택을 부른다. 더운 기후에 사는 사람들의 피부색이 짙어지는 진화가 일어난 것은 태양 빛에 피부가 손상되지 않도록 멜라닌이 보호해주기 때문이다. 글리포세이트에 저항하는 능력을 갖추게 된

잡초는 속도 측면에서 다윈 진화론의 한 예시가 된다.

라운드업 레디 작물의 재배가 이른바 슈퍼잡초의 형성에 일조하면서 GMO 논란은 제초제 논쟁과 뒤얽혔다. 라운드업은 원래 1970년대에 몬산토사가 만들었지만 현재는 다른 제조업자가 판매하며, 전 세계 농부와 정원사가 사용한다. 과학 자문단은 여전히 라운드업의 안전성을 논의하는 중이지만, 2018년에 샌프란시스코 배심원들은 라운드업이 학교 관리인인 드웨인 존슨Dewayne Johnson에게 암을 유발했다고 판결하고 3457억 8850만 원을 지급하게 했다.

누군가는 몬산토사가 처벌받았다고 기뻐했지만, 많은 과학자는 이 화학물질과 암 사이의 연관성이 입증되지 않았다고 말했다. 세계보건기구는 글리포세이트가 "인간에게 암을 유발할 수 있는" 물질이라고 밝혔다. 그러나 수많은 연구에도 아직 이 의견이 사실인지는 입증되지 않았다. 존슨 말고도 800명이 몬산토사를 상대로 라운드업 때문에 암에 걸렸다고 주장하며 소송 중이다.

영국 과학자들에 따르면 라운드업 활성성분인 글리포세이트는 쥐의 지방간 질환 위험도를 높이는 현상과 연관성이 더 높았다. 글리포세이트가 인간에게 미치는 영향은 더 연구해야 하지만, 글리포세이트가 점점 더 자주 우리 몸에 나타나는 것은 사실이다.

2017년에 발표된 논문을 보면, 남부 캘리포니아 사람들이 글리포세이트에 양성 반응을 보이는 비율은 1993년부터 2016년 사이에 500퍼센트나 증가했다. 동시에 글리포세이트 농도는 1208퍼센트 높아졌다. 간 질환을 일으키게 만든 실험실 쥐한테서 측정한 농도보다 100배나 높다.

GMO 논쟁으로 돌아오자. 글리포세이트 저항력을 갖춘 유전자는 유전공학으로 재조합한 종자에서 잡초로 이동한 것이 아니다. 잡초는 살아남기 위해 해야 할 일, 즉 글리포세이트 저항력을 갖추었을 뿐이다. 여기서 라운드업 레디 종자에 관한 또 다른 우려가 등장한다. "터미네이터 종자terminator seeds"라는 별명을 가진 이 종자들은 열매를 맺지 않기 때문에, 농부들은 계속 이 종자를 몬산토사에서 사야 한다. 이는 GMO가 사악한 거대기업의 프랑켄베이비라는 생각을 부풀린다.

터미네이터 종자의 유전자는 잡초로 전파되지 않지만, 많은 식물이 DNA를 조금씩 공유할 가능성은 있다. 식물은 꽃가루를 전파하면서 DNA를 공유한다. (꽃가루는 식물의 정자와 비슷하다.) 사람들은 GMO 식물이 야생식물에 자신의 유전자를 전파해서 새로운 잡종을 만들 것이라고 두려워한다.

많은 유전학자가 이런 점을 걱정하지 않는 이유는 다음과 같다. 글리포세이트 저항력을 갖춘 슈퍼잡초는 잡초가 생존하려고 진화한 사례다. 그러나 황금쌀이나 아크틱 사과 같은 유전공학 식물은 자연에서 생물의 생존을 자극하지 않고 우리에게 더 나은 영양소를 갖춘, 혹은 더 보기 좋은 작물을 제공한다.

유전자를 널리 퍼뜨릴 뿐만 아니라 식물의 계보에서 계속 살아남으려면 유전자는 식물에 이익을 주어야 한다. 그렇지 않으면 식물의 생존 가능성을 높여주는 다른 유전자에 밀려날 것이다.

아크틱 사과의 유전자가 전파된다고 해도 사과의 회복력을 촉진하지는 않을 것이다. 또 계속 대물림되는 유전자는 생존을 돕는 역할을 하므로, 베타카로틴을 만드는 유전자나 갈변하지 않는 사과 유전자가 오래도록 남아 있지는 않을 것이다.

이런 GMO 식품은 어린이의 시력 상실과 음식물 쓰레기 문제를 해결할 수 있다. 미지의 대상에게 느끼는 두려움 때문에 이를 외면해야 할까? GMO 안전성은 사안별로 판단해야 할지도 모른다. 어쩌면 어린이의 시력 상실을 막아줄 쌀에는 '찬성'을, 슈퍼잡초를 만들어내는 터미네이터 종자에는 '반대'를 외칠 수도 있다.

08

남은 음식은
언제까지 먹을 수 있을까

2018년 7월, 오하이오주 파웰 시민 수백 명은 속이 메스꺼워지기 시작했다. 위장에 경련이 일더니 설사가 이어졌다. 클레이턴 존스Clayton Jones는 7월 27일 패스트푸드 체인점인 치포틀레에서 부리또를 먹고 다음 날 병에 걸렸다고 말했다. 필립 실러Filip Szyller는 같은 치포틀레에서 7월 29일 타코 세 개를 사 먹고, 7월 30일부터 아프기 시작했다. 8월 6일 무렵에는 703명이 같은 식당에서 음식을 먹고 나서 병에 걸렸다고 말했다. 병에 걸려 검사를 받은 사람들의 대변 표본에서 클로스트리듐 페르프린젠스라는 세균이 발견되었다. 이 세균은 음식을 먹기 전에 오랫동안 따뜻하게 두었거나, 그레이비 소스, 소고기, 가금류를 적절치 못한 온도에 보관하면 자란다고 알려졌다.

매년 미국인 4800만 명이 식중독에 걸린다. 이는 여섯 명 중 한 명 꼴이며, 12만 8000명 이상이 입원하고 3000명이 사망한다. 클로스트리듐 페르프린젠스는 매년 식품이 일으키는 질병 사례 중 100만여 건의 원인이며, 따라서 가장 흔한 식품 매개 질병 중 하나다.

식품이 매개된 집단발병은 농업 관행과 위생 불량, 식당의 비위생적 조리과정과 연관될 수 있다. 타코벨, 웬디스, 맥도널드, 켄터키프라이드치킨은 모두 식중독 집단발병의 중심지가 된 전적이 있다. 그러나 패스트푸드 체인점에서만 고객이 병에 걸릴 위험에 노출되지는 않는다. 스페인 발렌시아에 있는 미슐랭 별을 받은 식당도 2019년에 식중독이 집단발병해 여성 한 명이 사망하고 손님 29명이 병에 걸리면서 문을 닫았다.

집에서 식중독을 피하려면 애매하게 표기된 라벨을 읽을 줄 알아야 하고, "유통기한"과 "최상품질기한"을 구별할 수 있어야 한다. 음식 쓰레기를 줄이고 남은 음식을 먹고도 병에 걸리지 않으려면, 남은 음식을 보관할 때 다음의 조언을 명심해야 한다.

구운 햄, 칠면조고기, 오리고기, 거위고기는 냉장고에서 3~4일, 냉동고에서 2~3개월 보관할 수 있다. 대신 음식을 먹고 나서는 2시간 안에 냉장하거나 냉동해야 한다. 통닭구이는 냉장고에서 3~4일, 냉동고에서 4개월 보관할 수 있다. 닭을 채운 속은 빼내고 밀폐 용기에 넣어 냉장고에 보관한다.

으깬 감자, 얌,* 그린빈 캐서롤**은 냉장고에서 3~5일, 냉동고에서는 최대 1년까지 보관할 수 있다. 그레이비 소스는 냉장고에서 1~2일, 냉동고에서 2~3개월 보관한다. 만든 지 하루 이상 지난 에 그노그는 먹으면 안 된다. 물론 냉동하면 최대 6개월은 보관할 수 있다.

미국 농무부, 미국 식품의약국, 미국 질병통제예방센터에서 자료를 수집하는 웹사이트 스틸테이스티닷컴StillTasty.com에는 "보관할까, 버릴까?"라는 검색 색인이 있어서 남은 음식 중 먹어도 안전한 식품은 무엇인지 판단하는 데 도움을 준다.

유효기간의 의미

정부는 이유식과 유아조제식의 유효기간만 감독한다. 이런 식품에서 "유효기간"을 발견하면 날짜를 정확하게 지켜야 한다. 그러나 "최상품질기한"과 "소비기한"은 식품의 안전성보다는 최적의 맛에 더 중점을 둔다.

가령 땅콩버터나 머스터드 병에 찍힌 최상품질기한을 확인해보자. 병에는 "최상품질기한 2027년 8월"이라고 적혀 있어도, 병을 열지 않고 정확한 온도에 보관했다면 아마 12월까지는 맛이 좀 없을 테지만 먹어도 안전할 것이다. 제조업자들이 자발적으로 식품의 맛이 최상인 상태의 날짜를 써넣기 때문이다.

먹어도 안전한지는 어떻게 알 수 있을까? 후각을 이용하라. 음식

---

* 열대 뿌리채소.
** 오븐에서 천천히 익히는 찜 요리.

냄새를 맡는 방법은 매우 과학적이며, 상한 음식을 발견하는 적절한 수단이다.

최상품질기한과 소비기한은 마요네즈, 땅콩버터, 머스터드처럼 선반에 올려놓는 품목에 적혀 있다. 반면 육류나 유제품처럼 상하는 식품에는 보통 유통기한이 적혀 있다. 유통기한은 소비자가 아니라 상점에 제공하는 지침이다.

이 말은 유통기한이 일주일 지난 우유도 마실 수 있다는 뜻이지만, 대신 우유를 내내 냉장고에만 보관했어야 한다. 간 고기에도 같은 규칙을 적용할 수 있으며, 유통기한이 최대 이틀 지난 뒤에도 먹을 수 있다. 다만, 고기를 계속 적절한 온도에 보관한 경우만 해당한다.

식중독

다양한 세균은 서로 다른 증상을 일으키며, 증상이 나타날 때까지 걸리는 시간도 제각각이다. 질병통제예방센터에 따르면 살모넬라와 노로바이러스는 미국에서 식중독을 일으키는 가장 일반적인 원인이다. 식중독 집단발병 열 건 중 대략 여섯 건은 식당에서 일어나며, 열 건 중 한 건 정도가 가정에서 일어난다.

...

아래에 식중독의 가장 보편적인 원인을 소개한다.
- **황색포도상구균**은 적절하지 않은 온도에서 보관한 육류, 달걀, 감자 샐러드, 크림빵에서 발견되는 세균이다. 갑작스러운 구토와

위경련을 일으키며, 열이 나거나 설사를 하는 사람도 있다. 균에 감염되고 6시간이 지나면 증상이 나타나기 시작한다.

- **장염비브리오균**은 익히지 않은 해산물, 특히 조개에서 발견되는 세균이다. 균에 감염되고 4~96시간이 지나면 위경련, 구토, 발열, 묽은 설사 같은 증상이 나타난다.
- **살모넬라균**은 달걀, 가금류, 저온살균을 하지 않은 우유, 주스, 치즈에 들어 있다. 감염되고 12~72시간이 지나면 발열, 위경련, 설사, 구토 증상을 일으킨다.
- **클로스트리듐 페르프린젠스**는 중증 위경련과 묽은 설사를 일으키는 세균이다. 육류와 그레이비 소스에서 발견되며, 오염된 음식을 먹고 8~16시간이 지나면 증상이 나타난다.
- **리스테리아**는 저온살균을 하지 않은 유제품과 일부 가공육류 제품에 들어 있는 세균이다. 발열, 설사, 근육통을 일으킨다. 임신부는 가벼운 증상만으로도 유산이나 사산할 수 있다. 노인층이나 면역력이 약한 사람은 혈류와 뇌 내벽이 감염될 수 있다.
- **노로바이러스**는 전염력이 매우 강하며, 감염된 사람이 손을 제대로 씻지 않으면 대인 접촉으로도 전파된다. 오염된 음식을 통해 퍼지며, 날것 혹은 조리가 덜 된 음식뿐만 아니라 노로바이러스가 들어 있는 물에 사는 조개류도 질병을 일으킬 수 있다. 증상은 감염되고 12~48시간이 지나면 시작되고, 설사, 구토, 발열, 두통 등이다. 성인은 설사 증상이, 어린이는 구토 증상이 일반적이다.
- **보툴리누스균**은 극도로 위험한 세균으로, 근육을 마비시켜 사망하게 하는 강력한 신경독소를 만든다. 이 독소는 부적절하게 제

조한 통조림에서 발견되므로, 집에서 통조림을 만들 때는 반드시 주의해야 한다. 감자를 포일에 싸서 구운 뒤에 그 상태 그대로 보관한 감자를 먹어도 보툴리누스중독증에 걸릴 수 있다.

09

MSG는
중독성이 있을까

나는 신비한 하얀 가루와 함께 자랐다. 집에서 요리하는 인도음식에 넣는 이 가루는 "아지노모토"라는 상표가 붙은 유리병에 담겨서 인도와 미얀마 향신료가 가득한 선반에 놓여 있었다. 어른이 된 뒤에야 "아지노모토"가 MSGmonosodium glutamate, 혹은 글루탐산나트륨의 다른 이름이며, 중독성 있고 건강에 해로운 무시무시한 첨가제라는 사실을 알았다. 나는 겁에 질렸다. 두근거림, 불안, 무기력증, 브레인 포그*가 MSG 부작용인데, 나는 자라는 내내 MSG를 먹었다. MSG는 다양한 질병의 원인으로 지목되었고, 중국 포장 음식에 하얀 가루가 잔뜩 들어 있다는 소문이 퍼지면서 중국 포장 음식과 MSG는 동의어가 되었다.

그러나 모든 것이 거짓말이었다. 1960년대부터 MSG와 건강에 관한 소문은 틀렸다는 사실이 밝혀지기 시작했다. 하지만 중국음식이 중독성 있고 건강에 해롭다는 편견은 바뀌지 않았고, 사람들은 건강에 해로울지도 모른다는 두려움 때문에 계속 MSG를 거부했다.

MSG 이야기는 1907년에 시작한다. 일본 화학자인 이케다 키쿠나에池田菊苗는 해조류나 아스파라거스 같은 식품의 고유한 향미를 내는 요소를 찾으려 했다. 이케다는 글루탐산이라는 아미노산이 감칠맛의 핵심이라는 사실을 발견했고, 해조류에서 이 아미노산을 추출하는 방법을 찾아냈다. 이케다는 글루탐산에 나트륨을 넣어 안정시켜서, 1909년에 특허를 받았다. MSG가 탄생한 순간이었다.

수십 년 후에 "중국식당증후군Chinese Restaurant Syndrome"도 탄생했다. 1968년에 처음 나타났을 때, 의학 문헌에서는 포스트시노시발증후군이라고 언급하기도 했다. 그해 중국계 미국 의사인 로버트 호만 궈Robert Ho Man Kwok 박사는《뉴잉글랜드의학저널》편집장에게 보내는 편지 형식을 빌려 미국에 있는 중국식당에서 음식을 먹고 걸린 병을 설명했다. 궈 박사는 "목 뒤가 저리더니 점차 양쪽 팔과 등까지 저려왔다. 쇠약감과 두근거림이 나타났다"고 했다. 이들 증상이 중국식당에서 음식을 먹고 20분쯤 뒤에 시작되었기에, 궈 박사는 자신에게 나타난 증상이 중국요리용 맛술이나 다량의 소금, 혹은 MSG로

---

* 머리에 안개가 낀 것처럼 멍한 증상.

조리한 음식 때문이라고 주장했다.

그러자 수많은 사람이 궈 박사의 주장을 뒷받침하는 이야기를 의학학술지에 보내왔다. 그러나 이들은 중요한 사실을 놓치고 있었다. 중국음식을 비난하느라, 전 세계 사람들이 MSG를 다양한 음식에 넣는다는 사실을 무시했다. 사실 MSG는 1960년대 북아메리카에 갑자기 나타난 새로운 성분이 아니다. 미국과 캐나다에서는 제2차 세계대전이 끝난 후부터 사용했다. 인도에서 영국으로 이민 온 우리 가족은 MSG를 1970년대부터 사용해왔다.

그러나 "중국식당증후군"이 일류 의학학술지에 등장하고 화려한 의학명이 있다는 사실은 서구가 소수민족의 전통음식에 느끼는 공포를 부추겼다. 과학자들이 MSG가 두근거림 증상이나 목과 팔로 퍼지는 통증을 일으키지 않는다는 논문을 내놓아도 소용없었다.

MSG와 중국식당증후군을 연구한 식품사학자는 이 현상의 원인을 세 가지로 꼽았다. 바로 가용성 휴리스틱, 노시보 효과, 인종차별주의다. 어쩌면 이 세 가지가 모두 작용했을 수도 있다.

가용성 휴리스틱은 유언비어건 소문이건 상관 않고 가장 쉽게 떠오르는 정보에 의지하거나, 다른 설명을 고려하지 않고 판단을 내릴 때 일어난다. 모두 MSG가 나쁘다고 말하니 여러분도 MSG가 나쁘다는 결론으로 빠지기 쉽고, 애초에 MSG가 나쁘지 않다고 논문을 발표하는 과학자들조차 여전히 그 문제를 연구하는 중이므로, 무언가 잘못됐을 것이 틀림없다고 주장할 수 있다. 그러나 가용성 휴리스틱은 음식점 출입문이나 메뉴판에 "MSG를 사용하지 않습니다"라고 써 붙여야만 했던 중국식당들에는 전혀 도움이 되지 않았다.

노시보 효과는 훨씬 더 유명한 플라시보 효과의 반대 개념이다. 플라시보 효과는 아마 많이 들어봤을 텐데, 치료효과가 전혀 없는 무언가를 먹어도 몸에 좋다고 믿으면 실제로 치료효과가 나타나는 현상이다. 노시보 효과는 이와 반대로, 건강에 아무런 효과를 미치지 않지만 몸에 나쁘다고 믿는 무언가를 먹으면 실제로 몸이 아픈 현상이다.

마지막으로 MSG의 나쁜 평판을 설명해주는 인종차별주의가 있다. 중국인은 백인보다 MSG를 훨씬 더 많이 넣는다고 일부 사람은 말했다. 이 말을 들으면 인종차별주의자가 중국인 이민자에게 가지는 편견을 더욱 부추겨서 중국인 이민자는 수상쩍고, 비위생적이며, 불건전하다고 여기게 된다.

캐나다 음식과 식민주의 역사가인 이언 모즈비Ian Mosby는 MSG와 중국식당증후군을 비롯해 서구에서 중국음식이 연관되어 일어났던 먹거리 파동을 기록했다. 이 중에는 밴쿠버에 있는 차이나타운 식당에서 음식을 먹은 사람 중 병에 걸린 사례가 없는데도 일어났던 육류 파동도 포함된다. 중국식당증후군과 관련해서 모즈비는 "독특한 의학적 상황…… MSG와 다른 식품 첨가제에 대한 공포가 그랬듯이, 중국요리 관행과 문화에 지속되는 편견 때문에 퍼진 질병"이라고 기록했다.

백인 요리사에 비해 중국인 요리사가 "지나치게 많은" 양의 MSG를 사용한다는 주장은 근거가 없었다고 모즈비는 주장했다. 식당에서 조리할 때 중국인 요리사가 MSG를 몇 그램이나 넣는지 비교하는 연구는 아무도 하지 않았다.

그러나 아무 도움이 안 됐다. 중국식당에서 요리를 먹으면 아플 수 있다는 믿음은 많은 사람이 MSG 먹기를 거부할 때까지 아주 오래 지속되었다. MSG가 인간에게 해롭지 않다는 사실을 입증해도 소용

없었다. MSG가 안전하다고 주장하는 연구 중에는 MSG를 만드는 기업이 수행한 연구도 섞여 있었기 때문에 어쩌면 연구 결과가 의심스럽기도 했을 것이다. 어떤 연구든 이것은 위험 신호이므로, 이런 연구 결과는 적당히 걸러야 한다.

MSG에 오래 노출된 쥐는 신장 손상과 연관성을 보이며, MSG를 먹고 자란 쥐는 신장결석이 생긴다. 그러나 MSG는 미국 식품의약국이 작성한 식품 목록에서 "일반적으로 안전하다고 인식하는" 범주에 남아 있다. 미국 식품의약국은 MSG를 광범위하게 조사했으며, 아마 다른 식품 첨가제보다 더 깊이 연구했을 것이다. MSG 안전성에 관한 우려가 대중에게 널리 퍼진 상태였고, MSG가 미칠 건강상의 우려를 언론이 계속 보도했기 때문이다.

"여러 해 동안 미국 식품의약국은 MSG가 든 음식을 먹고 나서 두통과 메스꺼움 같은 증상을 보였다는 보고를 받았다. 그러나 MSG가 보고된 증상을 일으켰다는 사실을 결코 확인할 수 없었다"고 미국 식품의약국은 홈페이지에 발표했다. 1990년대에 미국 식품의약국은 정부와는 무관한 과학자 단체인 미국 실험생물학회연맹에 증거를 검토해 달라고 요청했다. 과학자들은 MSG를 섭취해도 안전하다고 답했다.

나쁜 과학은 머릿속에서 몰아내기가 힘들기도 한다. MSG에서 드러나는 인종차별적 암시는 계속되고 있으며, MSG가 건강에 나쁘기 때문에 먹지 않는다고 말하는 사람을 어렵지 않게 만날 수 있다. 그러나 이런 주장은 중국인 요리사에 대한 터무니없는 편견에서 나온 것이며, 실험실에서 만든 화학조미료가 건강에 미치는 영향보다는 인종차별이 얼마나 널리 퍼졌는지에 대해 더 많은 이야기를 들려준다.

10

다이어트 콜라는
치매나 뇌졸중을 유발할까

    다이어트 탄산음료와 뇌 질환에 연관성이 있다는 연구 결과가 발표되었을 때 달콤한 음료수를 마셨다면, 그리고 설탕 대신 인공감미료를 사용하고 있었다면 낭패라고 생각했을 것이다. 수천 명이 마시는 음료와 뇌 건강의 관계를 10년 넘게 추적해서 2017년에 발표한 연구를 통해, 다이어트 탄산음료를 매일 마시는 사람은 치매, 특히 알츠하이머병과 뇌졸중에 걸릴 확률이 높다는 사실을 발견했다.

    알츠하이머병은 끈적거리는 단백질 덩어리와 타우라고 부르는 독성 단백질 뭉치가 일으키는 치매의 일종이다. 이들 단백질은 뇌 속에서 엉키면서 뇌세포가 죽는 원인이 된다. 알츠하이머병 초기에는 기억력이 떨어져서 최근 배운 정보를 기억하는 데 문제가 생긴다. 질병이 천천히 진행되면서 착란을 일으키고, 행동이 달라지며, 걷거나 음식물을 삼키는 데 곤란을 겪는데, 특히 음식물을 삼킬 때 음식물이 식도 대신 기도로 들어가면 사망에 이르거나 폐렴을 일으킬 수 있다.

뇌로 가는 혈관이 막히면서 뇌조직에 산소가 부족해지는 뇌졸중은 인공감미료가 든 음료수를 마시는 사람에게 일어날 확률이 더 높았다고 과학자들은 말했다. 특히 가장 흔한 허혈성 뇌졸중은 뇌로 가는 동맥이 막히면 일어나는데, 다이어트 탄산음료를 마시는 사람들 사이에서 더 흔하게 발생했다.

대체적으로 말해서, 매일 인공감미료가 든 탄산음료를 하나씩 마시는 사람은 일주일에 하나 이하로 더 적게 마시는 사람보다 뇌졸중이나 치매에 걸릴 위험이 거의 3배가량 높았다.

이 연구에서는 인공감미료가 뇌졸중, 알츠하이머병, 그밖의 치매를 일으킨다는 점을 증명하진 않았지만 일부 기사 제목은 다르게 말했다. 그러나 이런 식의 연구 설계는 인과관계를 입증할 수 없다. 논문 저자들도 이 연구가 "원인과 결과를 입증할 수 없으며, 오직 한 집단 안에서 나타나는 경향을 보여줄 뿐이다"라고 조심스럽게 말했다. 그런데도 많은 기사가 이를 반영하지 않았다.

과학자들은 뇌졸중 연구에는 45세 이상의 남성과 여성 약 3000명을, 치매 연구에는 60세 이상의 남성과 여성 약 1500명을 대상으로 했다. 연구 대상이 어떤 탄산음료를 얼마나 마시는지 추적하고 10년간 이들의 건강을 관찰했다.

그렇다면 다이어트 탄산음료와 뇌 사이에는 어떤 관계가 있을까?

사람에 한해서는 우리는 정말 모른다. 그러나 쥐를 관찰해보면 인공감미료인 아스파탐이 크레아틴 인산화효소를 억제한다. 과학자들은 아스파탐이 뇌의 에너지 생산을 방해하고 혈액 속 전해질 양을 억제하는 현상을 발견했다. 탄산음료를 마신 쥐의 혈액에서 나트륨과 칼슘 농도는 높고, 구리, 철, 아연, 칼륨 농도는 낮았다. 그러나 이 실험에서 아스파탐과 직접적인 연관이 있는 것은 무엇인지, 쥐가 마신 탄산음료에 든 다른 화학물질은 어떤 작용을 하는지를 구별하기가 어려웠다.

아스파탐은 1981년에 식용으로 미국 식품의약국의 승인을 받았고, 1996년에는 인공감미료로 승인받았다. 아스파탐은 인기 있는 식품 첨가제이지만 아직도 논란이 되고 있다.

아스파탐이 뇌에 미치는 영향을 알 수 있는 단서 하나는 아스파탐의 세 가지 주요 구성성분 중 하나이며 신경전달물질을 조절하는 페닐알라닌에 있다. 두 번째 구성성분인 아스파트산은 흥분성 신경전달물질이다. 세 번째 구성성분은 메탄올로, 몸속에서 몇 가지 독성 화학물질로 분해된다.

그런데 사람을 대상으로 진행한 연구 결과는 엇갈렸다. 대학생 90명에게 기억력에 관한 설문조사를 했더니, 꾸준히 아스파탐을 먹는 학생들은 기억력이 떨어졌다고 답했다. 그러나 이런 조사는 소규모인데다가 정보를 기억하는 사람들의 지각능력에 의존하는 한계가 있다.

다이어트 탄산음료를 마시는 사람들을 연구해서 《뇌졸중》에 발표한 논문에는 몇 가지 중요한 결함이 있다. 첫째, 이 연구는 탄산음료가 아닌 다른 경로로 먹은 인공감미료는 고려하지 않았다. 다이어트 탄산음료를 마시지 않는 집단으로 분류된 사람도 요구르트, 디저트,

차나 커피에 스윗앤로 같은 인공감미료를 넣고 있을지도 모른다.

스윗앤로 얘기가 나왔으니 말인데, 스윗앤로에는 이 연구가 10년에 걸쳐 진행되던 시기에 미국 식품의약국의 승인을 받은 감미료인 사카린이 들어 있다. 아스파탐과 아세설팜 K도 이 시기에 감미료로 미국 식품의약국의 승인을 받았다. 그러나 수크랄로스는 1999년에, 네오탐은 2000년에, 스테비아는 2008년에, 즉 연구가 끝난 뒤에 승인받았다. 과학자들은 이 한계에 주목하면서 "이들 인공감미료는 슈크로스(설탕)보다 강력해서, 단맛을 내는 데 극소량이면 충분하다"고 말한다. 앞선 연구의 대상인 오래되고 약한 인공감미료를 섭취하는 사람과 비교할 때, 새로운 감미료를 섭취하는 사람은 더 적은 양의 화학물질에 노출된다는 뜻이다.

달콤한 탄산음료를 마시는 사람은 심장 질환이나 당뇨 합병증 같은 다른 이유로 사망할 수 있으며, 그래서 이들이 뇌졸중이나 치매의 희생자로 결과에 잡히지 않는다는 사실도 고려해야 한다. 이러한 현상을 생존 편향이라고 부른다. 결과가 잘못 오도될 수 있다는 점은 말할 필요도 없다.

다이어트 탄산음료를 매일 마시는 사람은 이미 당뇨나 고혈압 같은 다른 질병을 앓고 있어서 설탕을 먹지 않는 것일 수도 있다. 이들 질병은 그 자체가 뇌졸중 위험 요인이다. 이런 현상을 역인과관계라고 한다.

같은 과학자들이 탄산음료나 과일주스처럼 단 음료수를 마시는 사람 약 4000명을 대상으로 진행한 다른 연구에서는 대상자들의 뇌가 더 작고, 해마도 더 작다는 사실을 발견했다. 해마는 말발굽 모양의 뇌 영역으로 양쪽에 두 개가 있으며, 기억에 중요한 역할을 한다.

《알츠하이머학회지》에 발표한 이 연구에서는 단 음료수를 마시는 사람들에게 기억력 문제가 있을 확률이 더 높았다. 단 음료수를 하루에 한 개 혹은 두 개 마시면 뇌의 노화가 1년 6개월 앞당겨지는 결과와 연관성을 보였다. 두 개 이상을 마시면 뇌의 노화가 2년 앞당겨지는 결과와도 연관성을 보였다. 특히 기억력에 초점을 맞추었을 때, 단 음료수를 하루에 한 개나 두 개 마시면 뇌의 노화가 거의 6년이나 빨라진다고 과학자들은 주장했다. 또 단 음료수를 하루에 두 개 이상 마시는 사람들은 뇌의 노화가 11년 빨라진다고 했다.

《뇌졸중》에 발표된 인공감미료를 연구한 논문에서는 매일 다이어트 탄산음료를 마시는 사람들이 뇌졸중이나 치매에 걸릴 "비교위험도"를 강조한다. 비교위험도를 인용해서 결과를 보고할 때 생기는 문제 중 하나는 그 일이 일어날 가능성이 실제보다 더 과장될 수 있다는 점이다. 비교위험도는 한 집단과 다른 집단을 비교할 때, 질병이 발생할 가능성이 더 높은지 낮은지 알려준다. 그러나 어떤 일이 일어날 실제 확률을 알려주지는 않는다.

이보다는 실제로 질병이 발생할 위험을 말해주는 "절대위험도"가 더 나은 방법이다. 비교위험도는 뇌졸중과 치매에 걸릴 위험이 다른 집단에 비해 3배 높다고 알려주지만, 절대위험도는 평생 뇌졸중과 치매에 걸릴 실제 가능성은 상당히 낮다고 말한다. 이를테면, 과학자들이 10년 동안 관찰해온 집단에서 3퍼센트는 뇌졸중에, 5퍼센트는 치매에 걸렸다고 말하는 식이다.

이전 연구에서는 인공감미료가 유익한 장내 세균을 억제한다는 사실과, 체중 증가나 정맥과 동맥 같은 혈관 질환과 연관성이 있다는 점을 발견했다.

"우리가 아는 한, 우리 연구를 통해서 인공감미료가 든 청량음료의 매일 섭취량과 모든 유형의 치매 및 알츠하이머성 치매의 위험도 증가 사이의 연관성을 최초로 보고했다"고 과학자들은 말했다.

그렇다고 설탕이 든 탄산음료가 더 건강한 선택이라는 뜻은 아니다. 질병통제예방센터가 2016년에 발표한 보고서에 따르면, 미국인 중 3분의 1가량이 설탕이 든 탄산음료나 달콤한 음료수를 매일 하나 이상 마신다. 설탕이 많은 식단은 여러 질병 중에서도 심장 질환, 비만, 당뇨와 연관성을 보인다.

설탕이 든 탄산음료 대신 다이어트 탄산음료를 마시려는 이유는 쉽게 수긍이 간다. 설탕을 많이 먹을 때 따르는 위험은 자세히 밝혀졌으며, 매일 콜라 한 캔을 다이어트 콜라로 바꾸면 한 달 칼로리 섭취량을 약 4000칼로리 정도 줄일 수 있다.

이 논문은 달콤한 탄산음료가 뇌졸중과 치매를 일으킨다는 점을 입증하지는 않지만, 저자들은 자신들의 논문이 인공감미료가 건강에 미치는 영향에 관해 더 많이 연구하도록 이끌 것이라고 말한다. 인공감미료가 뇌를 손상하는 정확한 과정을 설명하는 잃어버린 고리도 채워야 한다. 그러는 동안 여러분은 탄산음료를 완전히 끊기로 마음먹을 수도 있겠다.

11

유방조영상은
득보다 실이 더 클까

유방암은 전 세계 여성 사이에서 가장 많이 발생하는 암이다. 매년 여성 50만 명 이상이 유방암으로 사망한다. 그래서 암 선별검사는 굉장히 훌륭한 대책으로 여겨진다. 증상이 나타나기 전에, 그리고 전이되기 전에 암을 찾으면 생존율이 높아질 테고, 선택할 수 있는 치료법도 더 많아진다. 하지만 그렇게 간단하지만은 않다.

논란은 1980년대 캐나다 논문에서 시작되었다. 40~59세 여성 약 9만 명을 두 집단으로 나누었다. 절반은 매년 유방조영상을 촬영했고, 나머지 절반은 하지 않았다.

유방조영상은 저에너지 X-선을 이용해서 유방 관련 질환을 확인하는 진단법으로, 1900년대 초에 개발되어 1970년대에 처음 도입되었다. 목적은 작은 종양이 커져서 증상을 나타내고 다른 부위로 전이되기 전에 발견하는 것이다. 그러면 조기에 치료를 시작할 수 있어서 환자의 수명이 연장된다. 유방조영상으로는 여성에게 유방암이 있는지 입증할 수 없다. 이 기술은 의사가 발견하기 어려울 정도로 아주 작은 덩어리를 찾아내기 때문에 조직검사 같은 다른 검사가 더 필요할지 결정하는 데 도움이 된다.

캐나다 연구에서는 작은 종양을 찾아내는 데 유방조영상을 이용했다. 목표는 유방조영상으로 질병을 조기에 발견해서 암 사망률을 낮추는 데 있었지만, 목적을 이루지 못했다. 캐나다 연구는 유방조영상이 암 사망률을 낮추지 못했다는 사실을 보여주었다.

캐나다 연구의 후속 연구는 2014년에 발표되었으며, 이전 연구의 관찰 대상인 여성들을 25년간 더 추적 연구해서 유방조영상이 암 사망률을 낮추지 못한다는 점을 확인했다. 2012년에 《뉴잉글랜드의학저널》에 발표된 논문에서는 유방조영상을 받은 여성이나 받지 않은 여성이나 사망률은 거의 비슷하다는 사실을 발견했다.

국립암연구소에 따르면 유방조영상 검진에서 대략 암 다섯 개 중 한 개는 놓친다. 유방조영상을 촬영한 여성 1000명 중 100명은 의심스러운 부분이 발견되어 후속 검사를 받아야 한다. 그러나 이 100명 중 오직 다섯 명만이 유방암 진단을 받을 것이다.

2016년에 《뉴잉글랜드의학저널》에 실린 논문에서 발췌한 아래 그래프는 유방암 선별검사에 유방조영상을 도입한 뒤로도 전이성 유방암 발생률(고집스러운 아래쪽 굵은 선)이 변하지 않았음을 보여준다

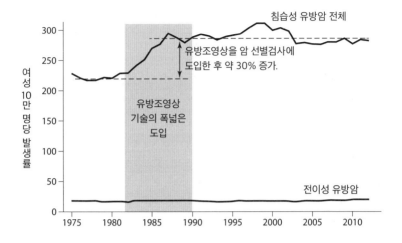

여성 10만 명당 발생률 (y축)

침습성 유방암 전체

유방조영상을 암 선별검사에
도입한 후 약 30% 증가.

유방조영상
기술의 폭넓은
도입

전이성 유방암

1975년부터 2012년까지 40세 이상 여성의 침습성 유방암과 전이성 유방암 발생률. 유방조영
상 기술은 1980년 이전에는 거의 사용하지 않았지만 1990년부터는 선별검사법으로 널리 채
택되었다. 자료 출처는 감독과 역학 및 최종 결과 연구 보고서의 아홉 곳이다.

(위 그림을 보자). 즉, 전이성 암에 걸린 여성 수는 유방조영상 기술을
도입해도 감소하지 않았다.

사실 유방조영상 선별검사법은 일부 여성에게는 해로웠다. 같은 연
구에서 과학자들은 유방조영상으로 발견한 해롭지 않은 유방종괴*
때문에 불필요한 과잉치료가 이어지는 현상을 발견했다. 여성 한 명
이 유방조영상으로 암에서 살아남을 때마다, 여성 네 명은 문제 되지
않을 종양을 진단받았다.

이 연구에서 유방조영상으로 침습성 유방암을 진단받은 사례 중

---

* 유방에 생긴 모든 덩어리.

5분의 1은 과잉진단이었다. 따라서 선별검사를 받은 여성 424명당 한 명은 유방암으로 과잉진단을 받고 불필요한 치료를 했을 수 있다.

과잉진단이란 환자가 살아가는 동안 질병을 일으키지 않을 무해한 암을 진단하는 일이다. 암 선별검사는 만약 암일지도 모르지만 암이 아닐 수도 있는 덩어리를 발견했을 때 어떻게 해야 하는가 하는 까다로운 윤리 문제와 임상 문제를 제기한다. 여러분은 지나치다 싶을 정도로 경계하고, 공격적으로 치료하는 편이 낫다고 생각할지도 모른다. 그러나 과잉진단은 과잉진료로 이어진다. 증상을 일으키지도 않고 커지지도 않으며 전이되지도 않을 종양 때문에 여성은 조직검사 바늘에 찔리고, 수술실로 들어가며, 항암화학요법 치료를 받는다. 조직검사나 항암화학요법 같은 치료를 받게 되면 그 자체만으로 감염이나 출혈 등의 합병증뿐만 아니라 사망에도 이를 수 있다는 점을 잊지 말아야 한다. 과잉진단 비용이 연간 250조 6350억 원에 이른다는 의학연구소의 발표도 생각해봐야 한다.

환자의 X-선과 CT 스캔 영상을 바라보다 보면 때로 내가 무심히 보아 넘겼던 곳에서 덩어리를 발견할 때가 있다. 어깨가 아파서 내원한 환자의 X-선 촬영 영상에 폐 일부가 찍히는 것이다. 그 폐에서 나는 덩어리를 발견하게 된다.

의사들은 이 덩어리를 "우연종"이라고 부른다. 그리고는 이걸 어떻게 해야 할지를 두고 뇌를 고문하기 시작한다. 만약 환자에게 어깨 통증은 있지만 가슴에는 아무런 증상이 없다면 문제를 일으키지 않는, 혹은 저절로 사라질지도 모르는 덩어리 때문에 환자를 불안과 조직검사라는 긴 여정에 밀어 넣어야 할까?

한편, 이 덩어리가 암일 가능성을 고려해야 할 만큼 커지기 직전이라면 어떻게 해야 할까? 결국 의사는 환자에게 정보를 알려주고, 환자가 원하는 대로 선택할 권리를 존중해야 한다. 그러나 이런 결정은 절대 우리가 바라는 것처럼 간단하지 않다. 유방조영상에서 뭔가가 발견되었다거나, 첫 번째 촬영 결과가 불분명해서 재촬영을 해야 하니 의사와 다시 상담하라는 말을 들은 여성의 표정을 본 적이 있는가? 환자에게는 상당히 괴로운 일이며 다음 진료까지 기다리는 시간이 엄청나게 길게 느껴질 것이다.

유방조영상이 전이성 암 발생률이나 암 사망률을 낮추지 못했다는 연구 결과를 비판하는 사람들은 유방조영상의 품질이나 때로는 실험 설계를 문제 삼았다. 이들은 여성들이 이 연구 결과를 보고 유방암 선별검사를 주저할까 우려한다.

이는 매우 복잡한 영역이다. 한편으로는 암 발생률이 낮아지고 암 생존율은 높아지길 모두가 바란다. 다른 한편으로는 암을 조기 발견하는 과정에서 여성들이 해를 입지 않기를 바란다. 의료 전문가에게는 책임감 있는 암 선별검사를 지지하는 동시에 과잉진단과 과잉치료의 위험을 교육해야 하는 아슬아슬한 줄타기가 될 수 있다.

암 선별검사가 소용없다는 말이 아니다. 한 연구에서는 암 선별검사로 유방암 사망률이 3분의 1 수준으로 낮아졌다고 보고했다. 그러나 사망률이 감소한 가장 큰 원인은 암 선별검사가 아니었다. 질병을 치료하는 항암화학요법의 선택사항이 폭넓어진 결과라고 저자들은 밝혔다.

다시 한번 저자들은 과잉진단을 문제로 짚었다. "여성은 커질 종양을 조기 발견하기보다는 유방암을 과잉진단받을 확률이 더 높았다"고 저자들은 결론 내렸다.

이 모든 결과는 미국의 주요 의료기관 사이에서 논란을 일으켰다. 누가 유방암 선별검사를 받아야 할지, 그 시기는 언제일지를 놓고 아무도 합의하지 못했다.

미국 암학회는 유방암이 발생할 위험이 평균(80년을 사는 동안 8분의 1의 확률)인 여성은 45~54세 사이에는 매년, 54세 이후에는 1~2년에 한 번씩 유방조영상을 촬영해야 한다고 주장했다. 기대수명이 10년 이하라면 유방조영상을 이용해서 매년 선별검사를 해서는 안 된다. 미국 암학회는 40~44세 여성은 원한다면 매년 암 선별검사를 할 수 있다고 밝혔다.

미국 질병예방특별위원회US Preventive Services Task Force, USPSTF는 여성에게 50세에 유방조영상으로 암 선별검사를 시작하고 74세까지 격년으로 검사하라고 권고한다. 그러나 미국 산부인과학회는 40세부터 유방조영상으로 암 선별검사를 1~2년에 한 번씩은 해야 하고, 적어도 50세 전에는 시작해야 한다고 권장한다. 암 선별검사는 매년, 혹은 격년으로 최소 75세까지는 계속해야 한다.

미국 방사선의학회와 유방영상의학회는 40세에 유방조영상 촬영을 시작해서 매년 선별검사를 하고, 기대수명이 5~7년 이하라고 진단받았을 때 멈추도록 권장한다. 미국 내과학회는 40대 여성이라면 "정보를 알게 된 여성이 요청했을 때" 유방조영상을 이용해 암 선별검사를 격년으로 할 수 있지만, 50~75세 여성에게는 의사가 격년으로 유방조영상 촬영을 권해야 한다고 말한다. 75세 이후나 기대수명이 10년 이하일 때는 선별검사를 할 필요가 없다.

지침들이 서로 비슷해 보인다면 이 점을 고려하자. 미국 산부인과학회 지침을 따르기로 한 여성은 74세가 될 때까지 유방조영상을 최대 34번 촬영하게 된다. 이는 미국 질병예방특별위원회 지침을 따른 여성보다 거의 세 배나 많은 횟수다.

제각각인 지침들 속에서 여성은 대체 어디에 있는가? 모든 지침이 유방암 선별검사를 언제 시작할지는 여성이 선택해야 한다고 말하지만, 의학단체들조차 합의하지 못한다면 선택은 어려울 수밖에 없다.

...

단어의 뜻 그대로, 지침은 의사에게 올바른 방향을 안내하기 위해 있는 것이며, 우리 몸에 대한 융통성 없는 기준이 아니라 논의의 출발점이 되어야 한다. 유방암 선별검사를 언제, 어떻게 할지를 두고 개인적인 결정을 내릴 때는 다음의 사항들을 고려해야 한다.

- 나이 40대 여성이라면 유방암 진단을 받을 확률이 69분의 1이다. 50대가 되면 이 확률은 42분의 1로 높아지며 60대라면 29분의 1이 된다. 암 선별검사 지침을 내놓은 의학단체들은 언제 검사를 시작해야 할지, 유방조영상은 얼마나 자주 해야 할지 합의하지 못했다. 그래도 자신의 현재 나이와 다음의 요인들을 고려해서 언제 시작할지 결정하도록 한다.
- 가족력 유방암이 발생할 위험은 1차 가족 구성원이 몇 명이나 유방암을 진단받았는지의 영향을 받는다(어머니와 아버지 양쪽의 남성과 여성 친척을 모두 포함한다). 유방암 발생 위험은 1차 가족 구성원 한 명이 유방암을 진단받으면 두 배가 된다. 1차 가족 구성원 두 명이 진단받으면 위험은 세 배 높아진다. 1차 가족 구성원이 50세 이전에 암을 진단받았다면 위험도는 더 높아진다.
- 유전 유방암 환자 열 명 중 한 명은 부모에게 물려받은 돌연변이

유전자가 유방암의 원인이다. 가장 흔한 돌연변이는 BRCA1과 BRCA2 유전자에 일어나지만, 다른 유전자에 일어나는 돌연변이도 발견되었다. 유전자 돌연변이 검사를 해야 한다면 의사와 상담하라. 모든 여성이 유전자검사를 하는 것은 적절하지 않고 소용도 없다.

- **병력** 한번 유방암이 발생한 여성은 유방암이 더 쉽게 재발한다. 소엽성상피내암종이나 비정형증식증 같은 유방 질환은 암이 아니지만 유방암 발생 위험을 높일 수 있다. 30대나 40대 이전에 특정 암을 치료하기 위해 가슴 부위에 방사선 치료를 받은 적이 있다면 유방암 발생 위험이 커진다. 여성이 임신했을 때 디에틸스틸베스트롤DES이라는 약을 먹었다면 태어나는 아기도 유방암 발생 위험이 커진다. (DES는 1940년부터 1971년까지 유산을 예방하기 위해 처방했던 호르몬이다.) DES를 먹은 여성 역시 유방암 발생 위험이 커진다. 갱년기에 호르몬 치환요법을 받았다면 호르몬 제제의 조합과 치료기간에 따라 유방암 발생 위험이 조금 커질 수 있다.

- **임신 경험** 12세 이전에 월경을 시작해서 55세 이후에 완경을 했다면 유방암 발생 위험이 커진다. 호르몬에 노출된 기간이 더 길다는 뜻이기 때문이다. 30세 이후에 처음으로 임신했거나, 임신기간을 모두 채운 적이 한 번도 없거나, 모유를 먹인 적이 없다면 유방암 발생 위험도 커진다.

- **생활습관** 비만, 움직임이 적은 생활습관, 하루 한 잔 이상의 음주는 유방암 발생 위험을 높일 수 있다.

- **치밀유방** 치밀유방을 가진 여성, 즉 유방에 섬유상조직이 많고

지방조직은 적은 여성은 유방암 발생 위험이 더 높다(치밀유방 조직은 호르몬에 더 많이 노출되는 것과 연관성이 있다고 추측된다). 섬유상조직은 덩어리를 구분하기 어려워서 유방조영상으로 검사했을 때 판별하기가 더 어렵다. 만져봐서는 치밀유방인지 알 수 없고, 유방조영상을 촬영하면 의사가 판별할 수 있다. 치밀유방은 드물지 않으며, 여성의 절반가량이 치밀유방을 가지고 있다고 여겨진다.

• 인종 백인 여성은 아프리카계 미국인, 아시아인, 히스패닉 여성보다 유방암이 발생할 확률이 더 높다. 그러나 백인 여성은 유방암을 진단받은 후에 더 오래 살 가능성도 더 크다. 아프리카계 미국인 여성은 악성 종양이 발생하거나 뒤늦게 진단받을 확률이 두 배나 높고, 히스패닉 계열이 아닌 백인 여성보다 유방암으로 사망할 확률이 42퍼센트 더 높다. 이런 결과의 일정 부분은 유전자 때문이다. 아프리카계 미국인 여성은 BRCA1과 BRCA2 유전자 돌연변이가 존재할 위험이 백인 여성보다 훨씬 높다. 하지만 진단이 늦고 사망률이 높은 건 미국 보건의료체계에서 드러나는 제도적 인종차별주의와 불공정 때문이다.

유방암 자가 검진을 말하지 않는 이유

자가 검진이 유용한지 아닌지를 가리는 증거가 상반되기 때문이다. 유방암 선별검사를 둘러싼 혼란이 충분하지 않았다는 듯이, 이제는 여성이 달마다 자가 검진을 해야 하는지를 두고 논쟁이 한창이다. 일부 의료기관은 여성에게 유방암을 자가 검진하라고 조언하는가 하면, 신경 쓰지 말라는 기관도 있고, 어느 쪽으로든 권고하기에 증거가 충분하지 않다는 주장도 있다. 일부 대규모 연구에서는 자가 검진이 유방암을 조기 발견하는 데 도움이 되지 않으며, 오히려 양성 종양을 발견해서 불안하게 만든다고 한다.

반면, BRCA1이나 BRCA2 돌연변이 유전자를 가졌거나, 유방암에 걸렸던 병력이 있거나, 가족력에 유방암이 있는 여성은 자가 검진이 유용할 수 있다. 이런 경우에는 한 달에 한 번, 보통 월경이 끝나고 일주일 뒤에 자가 검진을 하도록 권장한다. 자가 검진을 하는 방법도 중요한데, 전문가에 따르면 이렇다. 유두에서 시작해 바깥쪽으로 원을 점점 더 크게 그려나가면서 손가락으로 가슴을 눌러본다. 물론 어떤 방법이 자가 검진에 가장 좋은지에 대해서도 논란이 있다.

이제 어디로 가야 하는가

받아들이기 벅차겠지만 위의 사항들을 검토해보면 자신의 위험 요인을 판단하는 데 도움이 될 것이다. 친척이나 친구의 도움을 받아도 좋고, 의사와 상담을 시작해도 좋다. 유방조영상을 촬영할 것인지, 한다면 언제, 얼마나 자주 할 것인지는 여러분의 결정에 달렸다. 정보가 지나치게 많아 보일 수 있지만, 이 또한 여러분에게 힘이 될 것이다.

12

미국에서 임신을 하면
위험할까

나는 샤론 어빙Shalon Irving을 2012년 4월에 처음 만났다. 우리는 애틀랜타의 거대한 호텔 연회장에 앉아 역학정보원 연례학회의 다음 강연자가 강단에 오르기를 기다리고 있었다. 샤론은 내 앞줄에 앉았는데, 샤론이 와서 자리에 앉자 우리를 둘 다 아는 친구가 소개해주었다. 그해 학회 주제는 케이트 윈슬렛Kate Winslet이 역학 조사관 역할을 맡아 열연한 할리우드 영화 〈컨테이전〉에서 영감을 받았다. 우리는 각자 생물위험 경고 표시와 "긴급"이라고 쓴 빨간 태그, 〈컨테이전〉 영화 포스터와 똑같은 탁한 노란색으로 장식한 학회 안내 소책자를 들고 다녔다. 집단발병의 진원지에서도 침착하고, 두리번거리는 기자와 사진기자의 눈을 능숙하게 피하는 현장 초기 대응자*와 질병 조사관을 훈련하는 스스로를 자랑스럽게 여긴 역학정보원의 특별한 메시지였다.

나는 질병통제예방센터 산하 역학정보원의 역학 조사관으로 근무한 지 열 달째였고, 샤론은 역학 조사관이 되기까지 채 석 달도 남지 않은 상태였다. 샤론은 자신의 예비 업무를 미리 살펴보려고 학회에 참석했고, 어느 분과나 센터가 2년간의 특별연구를 진행하기에 적당할지 탐색하는 중이었다. 그는 질병통제예방센터 산하 국립상해예방통제센터에 있는 폭력예방분과 감독부서를 선택했다. 84명의 신입 조사관 가운데 흑인 여성 8명 중 한 명인 샤론은 인종이 다양한 미국인들 사이에 나타나는 보건의료의 차이점을 연구하게 되었다.

이듬해 학회에서 샤론은 식량안보와 백인, 흑인, 히스패닉 인종의 고혈압에 대해 강연했다. 그다음에 내가 샤론을 만난 건 2017년에 그의 부고를 알리는 이메일에서였다. 질병통제예방센터에 합류한 지 5년, 딸을 낳은 지 3주 만에 샤론은 세상을 떠났다. 36세였다.

박사 학위와 두 개의 석사 학위를 받았고, 미국 공중보건서비스국 소령이었던 흑인 여성 샤론은 의사가 그의 병적 증상을 무시하는 바람에 사망했다. 딸 솔레일을 낳고 며칠 뒤, 샤론이 제왕절개수술을 받은 부위에 통증을 일으키는 덩어리가 생겼고, 혈압이 높아졌으며, 다리가 부었지만, 의료종사자들은 샤론의 이런 증상을 모두 무

---

* 교육을 받고 응급상황에 대응해서 의료서비스를 제공하는 사람.

시했다. 샤론은 보건의료의 불공정성에 초점을 맞춰 연구를 하고 있었다. 샤론을 죽음으로 몰아간 바로 그것이었다.

임신과 출산은 전 세계 어디서나, 특히 "자유세계"의 리더로서 자부심이 넘치는 고소득 국가인 미국에서 안전해야 한다. 그러나 산모와 아기에게 전 세계가 점점 더 안전해지는 추세와 달리, 미국에서는 반대로 임신이 더 위험해지는 상황이 벌어지고 있다. 2000년부터 2013년 사이에 157개국의 모성 사망률은 감소했지만, 같은 기간에 미국에서는 27퍼센트 증가했다. 매년 최대 900명의 미국 여성이 임신과 출산 합병증으로 사망하며, 최대 6만 3000명이 심각한 출혈과 장기부전 같은 끔찍하지만 예방할 수 있는 합병증으로 고통받는다. 질병통제예방센터에 따르면 미국 여성 5만 명이 매년 임신 합병증으로 사경을 헤맨다.

미국은 임신부 생존율에서는 카자흐스탄, 쿠웨이트, 리비아보다도 순위가 낮다. 미국의 흑인 여성이 가장 큰 피해자다. 흑인 여성은 임신, 출산, 출산 후 몇 달 안에 사망할 확률이 백인 여성보다 3~4배나 더 높다.

"미국의 모성 사망률은 잘못된 방향으로 나아가고 있다"고 미국의 모성 사망률을 분석한 과학자들은 말했다. 과학자들은 연구 결과를 2016년 《산부인과학》에 발표했다. 모성 사망률이 2000년 18.8퍼센트에서 2014년에는 23.8퍼센트로 높아졌다. 상황이 개선되는 유일한 주는 캘리포니아뿐이었다. 텍사스는 상황이 최악이라서 다른 주의 분석 결과까지 왜곡했기 때문에, 과학자들은 텍사스의 모성 사망률을 따로 분리해서 분석해야 했다. 텍사스에서 사망한 임신부와 초산부의 수는 2010년부터 2012년 사이에 두 배나 증가했다.

의료비용 지출이 문제일까? 미국은 다른 고소득 국가보다 두 배나 많은 비용을 보건의료 분야에 퍼붓고 있지만, 2018년에 런던정경대학교와 하버드대학교가 발표한 연구 결과에 따르면 최악의 영아 사망률과 모성 사망률을 보인다.

캐나다, 영국, 스위스, 오스트레일리아를 포함한 고소득 국가 10개국과 미국을 비교하면, 미국은 GDP의 17.8퍼센트를 보건의료에 투자한다. 반면 스위스는 GDP의 12.4퍼센트를, 오스트레일리아는 10퍼센트 이하를 투자한다. 연구에 따르면 미국은 거의 두 배의 비용, 즉 1인당 평균 172만 원을 의료에 할당하지만, 다른 고소득 국가는 1인당 평균 90만 원을 지출한다.

《피임》에 실린 사설에 따르면 미국은 다른 입원보다 출산과 관련한 돌봄에 더 많은 비용을 지출한다. 《피임》 편집장은 미국의 모성 사망을 가리켜 "인권 실패"라고 말했다. 미국은 매년 출산과 관련한 돌봄에 102조 8560억 원 이상을 쏟아붓는다. 이 중에서도 제왕절개 출산에 다른 선진국보다 더 많은 비용을 들이고 있다.

이 마지막 사실은 왜 미국에서 더 많은 산모와 아이가 사망하는지를 파악할 단서를 보여준다. 증가하는 모성 사망률 뒤에 숨은 원인이 복잡하게 뒤얽혀 있지만, 지나치게 많은 시술이 근본 원인의 하나일 수 있다.

미국 아이 세 명 중 한 명은 산모의 복부를 절개하고 태어난다. 제왕절개수술 비율은 1996년부터 2011년 사이에 60퍼센트 증가했다. 태반이 자궁 입구를 막고 있거나, 분만이 갑자기 느려지고 멈출 때, 혹은 아기가 거꾸로 서 있을 때, 수술은 산모를 살릴 수 있지만 합병증이 없지는 않다. 의학적으로 제왕절개를 해야 할 필요가 없다면 감염이나 출혈 위험 같은 합병증이 미치는 해악은 이득보다 더 크다.

미국만 제왕절개를 선호하지는 않는다. 한 세대가 지나가기도 전에 전 세계에서 제왕절개수술은 두 배나 늘었다. 2000년에는 아기 열 명 중 한 명이 제왕절개로 태어났다. 2015년에는 제왕절개로 태어나는 아기가 다섯 명 중 한 명 이상으로 늘어났다.

미국에서 남용하는 또 다른 시술은 유도분만이다. 임신부 다섯 명 중 한 명은 옥시토신 같은 약을 먹고 자궁 수축을 유도해서 출산을 앞당긴다. 약에는 부작용이 따른다. 출산을 앞당기는 약인 옥시토신은 심각하게 혹은 비정상적으로 자궁을 수축하게 만들어 태아에게 가는 산소가 부족할 수 있고, 그러면 산모는 제왕절개를 해야 하기도 한다. 또한 유도분만을 하면 출산 후에 자궁이 제대로 수축하지 않을 수도 있어서 하혈을 심각하게 할 수 있다. 출산할 때 자궁이 수축하는 힘은 아주 강해서 예전 수술 자국을 따라 자궁이 파열할 수도 있으며, 그에 따라 자궁을 적출하는 사례도 있었다.

불필요한 시술은 문제의 일부일 뿐이다. 모성 사망률이 증가하는 여러 원인은 제도의 문제며, 여기에는 인종차별도 포함된다. 흑인 여성은 백인 여성보다 임신 합병증으로 사망할 확률이 3~4배 더 높고, 통증을 줄이는 치료를 적절하게 받을 확률도 낮으며, 심각한 증상을 무시당할 가능성도 훨씬 크다.

교육은 산과 병동에서 흑인 여성의 생명을 구하지 못했다. 딸을 낳은 지 3주 만에 사망한 샤론이 그 증거다. 유명인이라는 지위와 돈도 소용없다. 2018년 1월 《보그》에는 테니스계의 슈퍼스타인 세레나 윌리엄스Serena Williams가 겪었던 끔찍한 출산 이야기가 실렸다. 윌리엄스는 첫 아이를 낳은 바로 다음 날 폐에 혈병이 생겼다. 있는 힘을 다해 숨을 쉬려고 노력하면서 윌리엄스는 그 병을 앓았던 적이 있다는 사실을 떠올렸지만, 의료종사자들은 윌리엄스를 무시했다고 했다. 그때 숨 쉬느라 헐떡거리고 기침을 해서인지 제왕절개수술 부위가 터졌다.

이러한 현실은 흑인 여성이 사무실에서, 대중교통에서, 슈퍼마켓에서, 거리에서, 의료시설에서, 전자의무기록에서 마주하는 인종차별과 여성 혐오의 확장판이다. 심각한 증상들이 별것 아닌 걸로 무시된다. 제왕절개수술 후에 나타나는 혈병 같은 일반적인 합병증에도 주의를 기울이지 않는다.

병원에서, 슈퍼마켓에서, 모든 곳에서 겪은 경험은 시간이 지나며 차곡차곡 쌓여서 몸을 빨리 노화시키는 해로운 스트레스 폭풍을 일으킨다. 이 가설은 미시간대학교 공중보건과학자인 아를린 제로니무스Arline Geronimus 박사가 제안한 이론이다. 제로니무스 박사는 평생에 걸친 스트레스와 이 스트레스가 몸에 미치는 영향, 그리고 미국 흑인 아동의 높은 사망률 사이의 연관성을 최초로 언급했다.

그는 이 이론을 "풍화작용"이라고 불렀다.

풍화작용은 존 헨리즘John Henryism이라고 알려진 또 다른 현상과 연관될 수 있다. 존 헨리즘은 미국에서 흑인으로 살아가며 받는 심리적 스트레스에 대처하는 전략이지만, 신체 손상과 더 많은 스트레스를 유발한다. 존 헨리즘은 투지, 노력, 지지 기피를 기반으로 한다. 이 용어는 노스캐롤라이나주에 사는 흑인과 백인 사이의 보건의료 차이점을 연구한 역학자인 셔먼 제임스Sherman James 교수가 만들었다. 제임스 교수는 이 이론에 두 사람의 이름을 붙였는데, 둘 중 한 명은 실제 인물인 존 헨리 마틴John Henry Martin으로, 제임스 교수가 1978년에 만났던 은퇴한 흑인 소작인이다. 나머지 한 명은 1800년대 후반에 실존했던 인물을 바탕으로 만들었다고 추측되는 민간전승 속 흑인 영웅인 존 헨리다.

제임스 교수가 1970년대에 만났던 존 헨리는 1907년에 소작농 가정에서 태어났지만 1947년에는 노스캐롤라이나주에 약 9만 평의 땅을 소유한 지주가 되었다. 그러나 위궤양이 절망적으로 심해져서 위장의 거의 절반을 제거해야 했을 뿐만 아니라 고혈압과 관절염도 앓았다. 이러한 상태는 흑인이 미국에서 열심히 노력해 일정 수준의 자립성을 얻은 대가였다고 제임스는 결론 내렸다. 고통스러울 정도로 힘든 일에 구조적인 인종차별이 더해져서 미국 흑인의 몸을 손상시켰다. 1978년 여름에 처음 만났을 때, 존 헨리 마틴은 제임스 교수에게 자신의 관절염이 농장을 살 때 받은 대출을 최대한 빨리 갚으려고 "농작지에서 무리하게 일한" 결과라고 말했다.

민간전승에 등장하는 존 헨리는 망치로 바위에 폭약을 설치할 구멍을 뚫는 인부였는데, 조니 캐시Johnny Cash가 헨리의 이야기를 "존 헨리의 망치 전설"이라는 노래로 만들어 불렀다. 이전에는 노예였던 존 헨리는 체서피크와 오하이오를 잇는 철로 건설 현장에서 가장 강인한 인부였다. 증기기관으로 움직이는 드릴이 헨리가 하는 일을 대신할 수 있었지만, 헨리는 기계보다 더 유능했다. 사람 대 기계의 마지막 대결에서, 존 헨리는 드릴 기계보다 더 깊이 구멍을 팠지만 이기자마자 기진맥진해서 쓰러져 죽는다.

신체적으로나 정신적으로 기계와 힘들게 대결하면 치명적일 수 있다. 대결 상대가 말 그대로 기계인지, 아니면 오늘날까지도 지속되는 구조적 인종차별제도인지는 모르겠지만 말이다. 제로니무스는 흑인 미국인의 삶의 초기에 결과가 명확하게 나타난다고 말했다. 1992년에 그는 "아프리카계 미국인 여성의 건강은 성인이 된 초기부터 악화하기 시작할 수 있으며, 이는 사회경제적 약점이 누적된 물리적 결과"라고 말했다.

이러한 상황은 어린이에게 부정적인 영향을 미친다. 미국 흑인 아기는 백인 아기보다 사망할 확률이 최소한 두 배 높으며, 흑인들이 노예로써 사유재산으로 취급되던 1850년보다 오늘날 더 악화한 상황이다. 현재 미국에서 태어나는 흑인 아기 1000명 중 11명이 사망하는 것에 비해, 백인 아기는 1000명 중 5명 이하만 사망한다. 이 숫자를 모두 합치면 끔찍한 이야기가 된다. 매년 미국에서 태어나는 흑인 아기 4000명은 절대로 유치원을 졸업하지 못할 것이다.

공중보건의로 수련하던 미국과 면허를 갖춘 내과 의사로 일하던 영국에서 펴는 출산 후 보건정책을 비교하면서 나는 흥미로운 차이점을 발견했다. 영국에는 분만 후 출혈 같은 합병증에 대응하는 국가 정책이 있었지만 미국에는 없었다. 미국 여성은 영국이나 다른 선진국 여성과 비교할 때 1차 진료를 받을 가능성이 더 작다. 더불어 미국에서는 모성보호와 1차 진료의 연계성도 매우 낮다.

미국 전역에서 임신과 관련한 사망 사례를 검토하는 방식은 크게 다르다. 미국의 절반 정도에는 모성 사망률 심의위원회가 없어서 여성이 임신과 출산으로 사망하는 이유를 파악하기 힘들다.

자료를 은폐하려는 듯이 보이는 주도 있다. 문제를 해결하려면 문제를 이해해야 하고, 문제를 이해하려면 정보가 필요하다. 간단하게 들리지만 공중보건 연구자들에게 필요한 자료를 주정부가 은닉하는 텍사스주에서는 간단하지 않다. 자료를 볼 수만 있었더라면 공중보건 공무원이 이 자료를 이용해서 생명을 구하는 정책을 설계하고 시행할 수 있었을 것이다.

"환자 개인정보를 보호해야 한다고 말하지만, 환자 이름이나 환자를 식별할 수 있는 정보만 지우고 제공할 수도 있습니다"라고 베일러대학교 의료센터 산부인과 과장인 로버트 건비Robert Gungy 박사는 말했다.

"우리는 그 자료를 확인해서 왜 모성 사망이 일어나는지, 왜 개선되고 있는 캘리포니아주와 우리 주는 다른지를 알아야 합니다."

텍사스주는 미국에서 모성 사망률이 가장 높으며, 캘리포니아주와 극명한 대척점에 서 있다. 나는 댈러스에 살았다. 댈러스에서 나는 《댈러스모닝뉴스》의 신문기자로 첫발을 내디뎠고, 임신부와 초산부의 사망 위기에 관한 뉴스를 처음 보도했다. 나는 지금 캘리포니아주에 거주하면서 헬스 커뮤니케이션을 연구한다. 새 보금자리는 임신하기에 훨씬 더 안전하다.

텍사스주에서는 모성 사망률이 증가하지만, 캘리포니아주에서는 모성 사망률이 줄어든다. 캘리포니아주의 모성 사망률은 2003년부터 2014년 사이에 30퍼센트나 감소했다. 전문가들은 "캘리포니아주가 모성 사망률을 줄이려고 합심해서 노력한 결과다"라고 말하는데, 여기에는 주정부 차원에서 모성 사망률을 검토하고 모성 사망의 보편적 원인을 예방하는 키트를 활성화하는 노력이 포함된다. 모성 사망의 가장 흔한 원인은 분만 중 출혈과 자간전증 두 가지다. 자간전증은 임신 중 나타나는 질환으로 혈압을 높이고 신장과 간을 포함한 장기를 손상한다.

텍사스주는 2000년부터 2010년 사이에 모성 사망률이 꾸준히 상승했고, 그후 2년 동안 모성 사망률이 빠르게 두 배로 뛰었다. "전쟁, 자연재해, 심각한 경제 격변이 없는 상태에서 연간 출생자 수가 거의 40만 명이나 되는 주의 모성 사망률이 2년 동안 두 배로 증가하는 현상은 있을 수 없는 일이다. 앞으로 진행할 연구에서는 텍사스주 자료를 인종-민족성이라는 기준으로 검토하고 사망 원인을 자세하게 파헤쳐서 이 특이한 현상을 더 명확하게 밝혀야 할 것이다"라고《산부인과학》에 논문을 발표한 저자들은 말했다. 저자들은 자료가 부족하기 때문에 텍사스주에서 무슨 일이 벌어지고 있는지 밝히기 힘들다고 했다.

텍사스테크대학교 과학자들은 사망률이 이토록 놀랍게 증가한 현상이 사망률 집계방식이 바뀌었거나 사망 증명에 변화가 있었기 때문인지 조사했다. 조사 결과, 그들은 그렇지 않다고 결론 내렸다.

텍사스주에서 모성 사망률이 치솟은 기간에 있었던 일은 이렇다. 2011년에 주정부의 가족계획 예산이 3분의 2로 깎였다. 이는 곧바로 산전 진료소의 자금 지원 중단으로 이어졌고, 특히 빈곤층 여성에게 가는 지원이 끊겼다. 예산 지원 중단은 여성들이 안전하게 임신중절을 할 수 있는 진료소에도 영향을 미쳤다.

2년 후인 2013년에는 임신중절에 반대하는 법안인 HB2가 텍사스주 의회를 통과했다. HB2 법안은 여성이 안전하게 임신중절을 할 수 있는 진료소로 가는 평균 거리를 27킬로미터에서 112킬로미터로 늘렸다(미국 전체 평균 거리는 48킬로미터다). 안전하게 임신중절수술을 할 수 있는 의사 수도 48명에서 28명으로 줄었다.

텍사스주는 미국에서 임신부를 괴롭히는 모든 문제의 온상으로 보인다. 텍사스테크대학교 과학자들은 임신 중에, 혹은 임신한 직후에 사망한 텍사스주 여성 557명의 기록을 검토하고, 가장 많은 사망 원인이 과다출혈, 심장마비, 감염이라는 사실을 발견했다. 사망한 여성 세 명 중 한 명은 입원한 당일 사망했다고 연구에서는 밝혔다. 연구에서 살펴본 임신부 대부분은 집중치료실에 들어가야 할 만큼 증상이 심각했다. 건비 박사는 직접 목격한 이야기를 들려주었다. "일찍 왔더라면 괜찮았을 여성들이 병원에 너무 늦게 와서 상태가 매우 심각해졌습니다"라고 그는 말했다.

텍사스 모성사망률과이병률 대책위원회는 7월에 발표한 보고서에서 약물 남용이 2011년과 2012년에 있었던 텍사스주 모성 사망의 두 번째 주요 원인이라고 밝혔다. 전 세계 모성 사망의 일반적인 원인인 고혈압 다음으로 높은 2위를 약물 남용이 차지했다. "이런 모성 사망 대부분은 합법적으로 혹은 불법적으로 처방한 오피오이드 때문이다. 이 사실은 매우 우려되는 부분이며, 모성 사망 원인에서 진행 중인 변화를 나타낼 수도 있다"고 저자들은 말했다. "우리 병원에서도 볼 수 있습니다"라고 건비 박사는 말했다. "우리 병원에 찾아오는 임신부 중에는 약을 과다복용한 사람이 많습니다."

그리고 미국의 다른 주처럼, 텍사스주에서도 사망 위험이 가장 높은 건 흑인 여성이다. 다만 텍사스주가 최악일 뿐이다. 텍사스주에서는 아기 열 명 중 한 명가량만이 흑인 여성에게서 태어나는데, 모성 사망의 거의 3분의 1을 흑인 여성이 차지한다. 텍사스주 대책위원회 보고에 따르면 엄청난 인종차별이 모성 사망률에서 드러난다. 히스패닉계 여성은 텍사스주 출산율의 거의 절반을 차지하지만, 모성 사망률에서는 3분의 1에만 해당한다. 히스패닉계 여성은 흑인 여성에 비해 임신 중 심각한 질병을 앓을 비율도 낮다.

텍사스주는 더 많은 저소득층을 끌어안기 위해 건강보험개혁법에서 독려하는 의료보호제도인 메디케이드*를 확장하지 않았다. 이는 더 많은 초산부가 출산하고 60일이 지나면 의료서비스를 받지 못한다는 뜻이라고 건비 박사는 말했다. "심각한 우울증이 있어도 항우울제를 처방받지 못합니다. 고혈압이 있어도, 고혈압은 아주 흔하고 심장 질환을 일으키는 원인이 되기도 하지만…… 치료받지 못하지요."

가난하고 의료보험이 없는 등의 광범위한 사회 문제가 모성 사망이 증가하는 현상의 핵심이라고 건비 박사는 주장했다. 그는 보호받지 못하는 임신부를 위한 프로그램을 만들었다. "우리는 이 여성들이 의료보험 없이 응급실에 계속 실려오는 모습을 봐왔습니다. 지금은 이런 여성들을 일주일에 이틀, 근무시간이 끝나고 진료합니다"라고 그는 말했다.

임신부에게 산전 상담을 받고 체중을 줄이고 식사를 잘하라고 조언하고 싶겠지만, 변해야 하는 대상은 정책이고, 솔직하게 토론해야할 주제는 보건의료체계의 구조적인 불평등과 인종차별이다. 샤론 어빙이 삶을 바쳐 싸워왔던 바로 그 문제인 것이다.

샤론은 출산 후에 혈압이 지나치게 오르고, 제왕절개수술을 한 부위에 피투성이 분비물과 통증이 생기면서 사망했다. 그런데도 의료종사자는 샤론에게 이 정도는 괜찮다고 말하면서 증상을 무시

---

* 빈곤층을 위한 의료보장제도.

했다. 샤론의 부고를 알리는 이메일을 보며, 동료인 우리는 샤론의 임무였던 불평등의 종말을 되새겼다. 샤론의 트위터에는 이렇게 적혀 있다. "불평등이 어디에 있든 보고, 불평등의 이름을 소리 내어 말하고, 불평등을 없애려 노력하라."

13

격렬해지는
스타틴 논쟁

콜레스테롤 낮추는 약을 먹어야 할까

여러분이 만약 40세 이상이라면, 어쩌면 이미 콜레스테롤을 낮추는 알약인 스타틴을 먹을 수도 있겠다. 대략 미국인 3200만 명이 스타틴을 먹는 것으로 추정되는데, 이 숫자는 텍사스주와 오클라호마주 인구를 합친 수와 같다. 스타틴은 나쁜 콜레스테롤인 LDL 농도를 30퍼센트까지 낮출 수 있고, 매년 미국에서 수천 건의 뇌졸중과 심장마비를 예방한다고 추측된다.

그러나 스타틴은 아직 논란에서 벗어나지 못했다. 일부 연구 결과를 보면 스타틴을 복용한 사람 중 최대 3분의 1가량이 부작용을 겪었고, 절반 정도는 근육통, 얼굴 홍조, 착란 때문에 복용을 중단했다. 드물게는 간 손상, 기억력 저하, 근육조직 파괴가 나타나는 사람도 있다. 스타틴은 특히 여성의 당뇨병 위험을 높이기도 한다.

저명한 의학학술지 두 곳이 서로 대립하면서 스타틴은 의료계에 분쟁을 일으키고 있다. 한쪽은 더 많은 사람이 스타틴을 복용해야 한다고 주장한다. 다른 한쪽은 스타틴이 과잉처방되고 있으며, 스타틴의 효용을 강조하는 논문은 스타틴을 제조하는 제약회사에서 연구자금을 지원한 결과라고 주장한다.

2013년에 발표된 지침에서는 40~75세 미국인 5600만 명이 스타틴을 복용할 수 있다고 했다. 그러나 예전 지침에서는 4300만 명이 복용할 수 있다고 했다. 2016년에 발표된 영국 논문에서는 영국 성인의 3분의 1이 스타틴을 복용해야 한다고 주장했다.

이 연구에서는 30년간의 자료를 검토하고서 만약 심장 질환을 앓는 1만 명이 스타틴을 5년간 복용하면 1000명의 심장마비와 뇌졸중을 예방하리라고 내다보았다. 부작용에 대해서는 만약 1만 명이 5년간 스타틴을 복용하면 5명은 근육통을, 1명은 심각한 근육조직 파괴를, 50~100명은 당뇨병을, 5~10명은 뇌출혈을 일으키리라고 추산했다.

이 논문은 《란셋》에 발표되었는데, 《란셋》은 1998년에 백신이 자폐증을 일으킨다는 허위 논문을 게재한 곳이다. 《란셋》에 실렸던 백신에 악의적인 이 논문을 철회하는 데만 12년이 걸렸으며, 여전히 이 허위 논문이 예방접종률에 부정적인 영향을 미친다는 사실을 여러 연구에서 보여준다.

기만적인 백신 논문이 콜레스테롤과 무슨 상관이냐고? 글쎄, 그 경험에서 화끈하게 덴《란셋》편집장 리처드 호튼Richard Horton이 영국인 세 명 중 한 명은 스타틴을 복용해야 한다고 권장하는 연구를 발표했다. 또 이와는 별개로 기명 논평 기사에서 호튼은 스타틴의 장점을 헐뜯는 연구가 대중의 건강을 해친다고 주장했다.

"우리는 백신의 안전성과 효과성의 신뢰도에 엄청난 영향을 미치는 논문을 게재한 결과가 가져오는 매우 고통스러운 과정을 지켜보았다"고 호튼은 말했다.

"논란이 되고 있는 논문이 발표되고 스타틴 복용에 관한 극단적인 의견이 제시된 후에…… 스타틴을 복용했던 환자들이 약을 먹지 않는다. 일부 연구 논문은 다른 논문보다 공중보건에 더 큰 위험을 가져온다"고 호튼은 주장했다.

호튼이 언급한 논문은 저위험군 사람들이 스타틴을 복용하는 일에 문제를 제기했다. 이 논문은 2013년에《란셋》의 경쟁 학술지인《영국의학저널》에 발표되었다.《영국의학저널》은 해당 호에 두 편의 논문을 나란히 실었는데, 두 논문 모두 스타틴이 사망률을 낮추지 않으며, 일부 사람에게는 스타틴 부작용이 장점보다 크다고 언급했다.

현재 미국 지침은 LDL 목표 농도를 설정하는 대신, 심장마비나 뇌졸중 위험도에 따라 환자를 네 집단으로 나눈다.

- 1군: 이미 심장 질환이 있는 사람
- 2군: LDL 농도가 $190mg/dl$ 이상인 사람

- 3군: 40~75세이고 제2형 당뇨병 환자인 사람
- 4군: 40~75세이고 10년간 심장 질환 위험도가 7.5% 이상인 사람

1, 2, 3군에 속한다면 스타틴을 먹어도 괜찮다. 만약 주치의가 세계보건기구 홈페이지에 있는 위험도 계산기를 두드리고 나서 4군에 포함된다고 말하면, 그래도 스타틴을 먹어도 괜찮다. 그러나 일부 과학자가 우려를 표시하는 집단이 바로 이 4군이다. 예전 지침에서는 10년간 심장 질환 위험도가 7.5퍼센트 이상인 사람이 아니라 10~20퍼센트인 사람에게 스타틴을 권장했기 때문이다.

일부 의사는 새 지침이 건강한 사람을 환자로 만든다고 주장하기도 한다. 이를테면 4군에 속하는 사람은 아무런 심장 질환 증상을 보이지 않더라도 앞으로 평생 매일 먹어야 하는 알약을 처방받게 될 것이다. 이것이 공중보건 분야에 알려진 예방 유형 중 1차 예방이다. 심장 질환 위험도 계산기가 몇 가지 위험 요인을 과장하면서 가족력 같은 일부 요인을 무시한다는 비판도 따른다.

그래서, 스타틴을 먹어야 할까? 의사 두 명에게 물어보면 두 가지 다른 답을 들을 수도 있다. 우리가 섭취하는 콜레스테롤은 혈액 속 콜레스테롤 농도에 거의 영향을 미치지 않는다는 증거가 점점 많아지면서, 우리는 전문가에게조차 혼돈 그 자체인 상황과 마주하게 된다.

진행 중인 연구는 상황을 복잡하게 만들기보다는 명확하게 정리하는 것이 목표다. 따라서 여러분은 세계보건기구의 심장 질환 위험도 계산기를 확인하고, 양쪽 주장이 내세우는 증거를 살피며, 지침과 관련해 의사와 상담할 수 있다.

스타틴 논쟁은 의사가 모든 답을 알고 있지는 않으며, 자세한 정보를 보유한 사람들이 열린 마음을 지닌 의사와 함께할 때 보건의료에서 최선의 결정을 이끌어낼 수 있다는 점을 되새기게 한다.

14

아스피린은
암을 예방할까

    저용량 아스피린을 매일 복용하면 심장마비와 뇌졸중을 예방하는 데 도움이 된다는 얘기를 들어본 적이 있을 것이다. 바로 여러분이 이런 목적으로 아스피린을 복용하는 전 세계 수백만 명 중 한 명일 수도 있다.

    역사적인 지표인 의사건강연구Physicians Health Study가 1982년에 시작된 이후, 저용량 아스피린, 즉 75~150밀리그램의 유아용 아스피린이 최초의 심장마비 위험을 44퍼센트까지 줄일 수 있다는 사실이 밝혀졌다. (두통이나 통증 때문에 복용하는 정규 용량은 325밀리그램이다.)

이 연구가 발표된 뒤로 의사들은 심장마비와 뇌졸중을 예방하려고 아스피린을 처방해왔다. 그런데 지구에서 가장 많이 연구된 약품일 아스피린이 특정 암을 예방하고 사망 위험을 낮추는 데 도움이 된다는 새로운 증거가 나타났다.

과학자들은 심장마비와 뇌졸중을 예방하려고 아스피린을 먹는 사람들을 연구하고서, 아스피린을 규칙적으로 먹는 사람과 그렇지 않은 사람 사이의 흥미로운 차이점을 발견했다. 몇몇 추적연구를 살펴보았더니, 아스피린을 규칙적으로 먹는 사람들은 암 위험도와 암 사망률이 더 낮았다.

1991년 《뉴잉글랜드의학저널》에 발표된 한 논문은 50만 명 이상을 대상으로 연구했는데, 아스피린을 한 달에 최소 16번 복용했더니 6년 동안 대장암 사망률 위험도가 40퍼센트 줄어드는 연관성을 보였다.

더 최근인 2017년에는 하버드대학교 의과대학 과학자들이 간호사건강연구Nurses Health Study에 포함된 여성 8만 6000명 이상과 보건전문가건강 후속연구Health Professional Follow-Up Study에 포함된 남성 4만 3000명의 자료를 1980년대부터 2012년까지 분석했다.

30년 동안 연구 대상이었던 여성 8200명 이상과 남성 4500명 이상이 암으로 사망했지만, 아스피린을 규칙적으로 먹지 않는 사람과 비교했을 때 아스피린을 복용하면 사망률 위험이 낮아지는 연관성을 보였다. 전체적으로 볼 때 아스피린을 복용하면 여성이 암으로 사망할 위험이 7퍼센트 감소하고, 남성이 암으로 사망할 위험은 15퍼센트 감소하는 연관성이 있었다.

특히 대장암과는 연관성이 매우 명백했다. 아스피린을 꾸준히 복용하면 남성과 여성 모두 대장암 사망 위험이 30퍼센트 감소하고, 여성의 경우 유방암 사망 위험이 11퍼센트 줄어드는 연관성을 보였다.

여기서 연관성이 있다는 표현을 사용했다는 점이 중요하다. 이런 관찰연구는 인과관계를 증명할 수 없다. 그러나 두 대상 사이의 연결고리는 보여줄 수 있으며 더 확실한 연구로 나아가는 길을 닦을 수 있다.

환자대조군 연구나 코호트 연구 같은 관찰연구에서 과학자들은 집단을 관찰한다. 지금 같은 사례에서는 아스피린을 규칙적으로 먹는 집단과 아스피린을 불규칙적으로 먹거나 아예 복용하지 않는 집단으로 나누어 비교한다. 모든 연구가 그렇듯이, 관찰연구도 편향될 수 있다. 이 두 연구는 모두 관찰 대상자가 아스피린을 규칙적으로 먹었을 때 자가 보고하도록 했는데, 이는 자료를 수집하기에 부정확한 방법일 수 있다(대상자가 약 먹는 것을 잊어버리거나, 아스피린 대신 타이레놀을 먹었을 수도 있고, 계속 거짓말을 할 수도 있다).

그러나 아스피린을 복용하면 암 위험도가 감소하는 연관성을 보이는 이유가 아스피린이 아닌 다른 요인 때문일 수도 있다. 아스피린을 규칙적으로 복용하는 일이 더 건강한 생활습관을 나타내는 신호일 수 있다. 아스피린을 먹는 사람은 대개 건강에 관심이 많을 테고, 따라서 비만이나 흡연 같은 암 위험 요인이 더 적을 수 있다.

증거 피라미드의 중간 부분을 보면 환자대조군 연구와 코호트 연구 위에 무작위 대조시험이 있다. 이것이 임상시험의 황금률이다. 무작위 대조시험은 시험 대상자를 무작위로 집단을 나누어 인간이 가질 수 있는 편향성을 최대한 배제하도록 설계되었다. 한 집단은 아스피린을 규칙적으로 먹을 것이고, 다른 집단은 다른 치료를 받을 수도

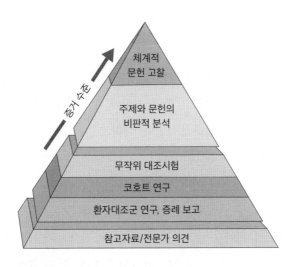

체계적
문헌 고찰

주제와 문헌의
비판적 분석

무작위 대조시험

코호트 연구

환자대조군 연구, 증례 보고

참고자료/전문가 의견

증거 수준

증거가 얼마나 굳건한지 확인하라. 모든 연구가 동등하지는 않다. 증거를 바탕으로 한 의학 피라미드는 다양한 증거의 질적 계급을 나타낸다.

있으며, 또 다른 집단은 위약을 먹을 수도 있다. 완벽하게 이 연구는 모두의 "눈을 가린 채" 시행될 것이다. 누구도, 심지어 시험 대상자에게 알약을 건네주는 보건의료 종사자도 자신이 어떤 집단에 속하고, 어떤 치료를 받는지 알지 못할 것이다. 이는 특정 치료법에 대한 개인의 신념이 연구 결과에 영향을 미치는 상황을 막기 위해서다.

무작위 대조시험을 최소한 네 번 실시하고 무작위 대조시험을 대상으로 메타분석을 한 번 시행한 결과, 대장암 병력이 있는 환자에게서 암이 재발하는 단기 위험도를 아스피린이 낮춘다는 사실이 증명되었다. 그러나 이 효과가 나타나려면 시간이 걸린다. 사실, 암을 예방하는 효과가 나타나려면 5~10년 동안 저용량 아스피린을 매일 복용해야 한다.

아스피린과 전이성 암

때로 과학자들은 수많은 관찰연구를 모아 자료를 합쳐서 분석하는데, 이를 메타분석이라고 한다. 2012년에 아스피린과 암의 관계를 관찰연구한 자료를 메타분석했다. 과학자들은 1950년부터 2011년 사이에 발표된 논문을 조사해서, 아스피린을 규칙적으로 복용하면 특정 암이 발생하거나 이미 발생한 암이 몸 전체로 퍼지는 위험도가 줄어드는 연관성을 보였다는 사실을 발견했다.

아스피린과 전이성 암은 어떤 관계일까? 암세포가 몸속을 돌아다니며 이차성 종양을 일으키는 현상인 전이성 암은 혈소판을 이용하는 것으로 밝혀졌다. 혈소판은 혈액응고에 필요한 요소인데, 암세포 주변에 방어용 은폐물을 만들어서 암세포가 혈관으로 스며들어 몸 구석구석에 퍼지도록 돕는다. 일단 몸으로 퍼진 암세포는 혈소판이 새 혈관의 생성을 촉진하는 화학물질을 만들게끔 한다. 새 혈관은 새 종양에 양분을 제공한다. 그런데 아스피린은 항혈소판제다. 아스피린은 혈소판이 덩어리로 뭉칠 때 필요한 화학물질인 트롬복산 A2가 생성되지 못하도록 억제한다.

아스피린은 DNA도 표적으로 삼는다. 혈소판은 DNA가 없지만, 아스피린은 혈소판을 생성하는 다른 혈액세포의 유전자 스위치를 꺼서, 혈소판이 뭉쳐서 혈액 속을 떠도는 암세포를 보호하지 못하게 하는 것처럼 보인다.

하지만 모두가 아스피린의 전이성 암 예방효과를 볼 수 있는 건 아니다. 과학자들은 대상자에게 아스피린 감수성이 있는지, 아니면 아스피린을 먹는 위험을 감수할 필요가 없는지 판정하는 유전자검사

를 만드는 중이다. 목표는 아스피린의 혜택을 받을 수 있는 사람에게
는 아스피린 복용을 권장하고, 효과를 보지 못할 사람에게는 아스피
린을 처방하지 않는 것이다. 아스피린이 일으키는 역효과 중에 출혈
이 있기 때문이다.

아스피린과 아스피린이 전이성 암에 미치는 효과를 밝히는 연구
는 아직 초기 단계다. 과학자들이 더 많은 사실을 알아낼수록 아스
피린이 작용하는 새로운 방법을 더 많이 발견할 것이다.

모순되는 지침

암을 예방하기 위해 아스피린을 먹어야 할까? 답은 여러분이 어느
의료기관에 질문하는지에 따라 달라진다. 미국 질병예방특별위원회
는 2016년에 심혈관계 질환과 대장암을 예방하기 위해 50~59세 성
인은 저용량 아스피린을 복용하라고 권고했다. 단, 다음의 기준을 만
족해야 한다. 앞으로 기대수명이 최소한 10년은 남았고, 매일 같은
시간에 저용량 아스피린을 복용할 의지가 있으며, 최근 10년간 심장
마비나 뇌졸중 위험이 최소 10퍼센트인 데다, 출혈 위험도가 증가하
지 않았어야 한다.

아스피린은 혈소판과 혈액응고를 억제하므로 가장 위험한 부작용
은 위와 뇌, 그밖에 다른 부분의 출혈이다. 위궤양이 있거나 아스피
린과 반응하는 특정 의약품을 복용하는 사람들의 출혈 위험이 가장
높다. 장기간 아스피린을 복용할 때의 장단점을 두고 저울질할 때 고
려해야 할 가장 중요한 부작용이다. (아스피린의 부작용 중 덜 심각한
증상으로는 소화불량, 메스꺼움, 속 쓰림이 있다.)

미국 질병예방특별위원회는 60~69세 성인이라면 저용량 아스피린을 복용하기 시작할지 여부는 개인의 선택이라고 말한다. 또한 50세 이하나 70세 이상의 성인에게는 지침을 권장할 만한 증거가 불충분하다고 말한다.

건강한 사람에게 있지도 않은 질병을 예방하기 위해 약을 먹으라고 권장하는 미국 질병예방특별위원회는 1차 예방이라는 예방법을 장려하고 있는 것이다. (2차 예방은 이미 발생한 질병의 영향을 줄이는 방법으로, 뇌졸중을 앓았던 사람이 뇌졸중 재발을 막기 위해 매일 아스피린을 복용하는 식이다.)

미국 질병예방특별위원회의 지침에 동의하지 않는 기관도 있다. 미국 식품의약국은 1차 예방으로 아스피린을 권장하지 않는다. 유럽심장학회도 마찬가지다.

의사들이 누가 아스피린을 먹어야 하는지를 두고 여전히 논쟁을 벌이는 동안, 아스피린의 인기는 높아지고 있다. 2005년부터 2010년 사이에 규칙적으로 아스피린을 복용하는 미국인이 57퍼센트나 늘었다. 2016년에 미국 질병예방특별위원회가 아스피린과 암의 관계에 관한 지침을 발표하기도 전에, 논문을 읽은(때로는 잘못된 뉴스를 본) 사람들은 암을 예방한다는 기대감에 아스피린을 먹기 시작했다. 한 연구에 따르면 아스피린을 규칙적으로 복용하는 미국인 중 5분의 1가량은 암을 예방하기 위해 먹는다고 대답했다.

여러분이 50~59세라면 미국 질병예방특별위원회의 지침을 따를 수도 있다. 주치의에게 여러분의 10년간 심장마비와 뇌졸중 위험도를 계산해 달라고 하거나, 온라인 계산기를 이용해서 직접 계산하면 된다. 여러분의 주치의는 특별위원회의 지침에 찬성할 수도 있고 반대할 수도 있다. 그밖의 다른 연령대는 지침이 더더욱 모호하다. 그러나 아스피린과 관련한 임상시험 1000여 건을 통해 해가 갈수록 이 지침은 더욱 명확해질 것이다. 혹은 아스피린의 잠재된 장점을 더욱 많이 발견할 수도 있다.

15

아스피린 제조사는
어디서 약물시험을 했을까

세계에서 가장 인기 있는 약 중 하나이자 미국인 4000만 명이 매일 복용하는 이 약과 나치의 관계는 거의 알려지지 않았다. 아우슈비츠 생존자들과 다른 강제수용소의 홀로코스트 생존자들은 아직도 바이엘사가 만든 약을 거부한다. 아스피린 제조업자인 바이엘이 유대인을 몰살시키려던 아돌프 히틀러Adolf Hitler와 관련이 있기 때문이다.

홀로코스트 공포와 뒤얽히기 전, 아스피린의 영감이 된 약초 치료법은 고대 이집트에서 귀 염증을 치료하는 최고의 방법이었다.

나치 시대 이전의 아스피린 역사를 먼저 알아보자.

역사에서 가장 오래된 기원전 16세기경 의학 서적인 에베르스 파피루스에는 아스피린에 영감을 준 약초 치료법이 기록되어 있다. 고대 이집트 상형문자인 히에로글리프로 적힌 에베르스 파피루스에는 이렇게 적혀 있다. *귓구멍에서 진물이 흐르면 아카시아즙, 대추즙, 커민, 약간의 버드나무로 상처를 말리는 가루를 만들어야 한다.*

오랜 시간이 흐른 뒤인 18세기에 한 영국인이 나무조각, 특히 버드나무 껍질의 맛을 보기로 했다. 에드워드 스톤Edward Stone 목사는 버드나무 껍질의 쓴맛에서 열을 내리는 다른 나무껍질을 떠올렸다. 스톤 목사는 버드나무 껍질이 온몸을 부들부들 떨게 만드는 질병인 학질의 효과적인 치료제가 될 수 있을지 알아보기로 했다.

스톤 목사의 생각은 특징설을 근거로 한 발상이었다. 특징설은 질병의 원인이 있는 곳 근처에 반드시 치료제가 있다는 믿음으로, 쐐기풀에 쏘이면 부드러운 소리쟁이 잎으로 통증을 줄이는 식이다. 18세기 영국으로 되돌아가 보면, 열은 강둑처럼 서늘하고 습한 지역에서 사람을 덮친다고 여겨졌는데, 강둑은 바로 버드나무가 자라는 곳이다. 특징설에 따라 스톤 목사는 버드나무 껍질을 가져다가 몇 달 동안 오븐 옆에서 말린 뒤에 껍질을 가루로 빻아서 열이 오르는 환자들에게 나누어주었다.

이 발상이 서구세계에 알려지기까지는 백 년이 넘게 걸렸다. 스코틀랜드인 의사가 버드나무 껍질에 들어 있는 활성성분인 살리실산이 실제로 열을 내린다는 사실을 입증한 뒤였다. 그런데 문제가 있었다. 일단 효과가 있다는 사실을 알았으니 살리실산을 대량생산해야 했는데, 수천 그루의 버드나무 껍질을 벗겨서 수천 톤의 나무껍질을 모으는 건 좋은 방법이 아니었다.

바로 이 지점에서 독일 제약회사 바이엘, 당시에는 파벤파브리켄 포름 프리드리히 바이엘사가 이야기에 등장한다. 현재는 바이엘로 이름을 바꾼 이 회사는 1800년대 후반에는 합성염료를 만들었다. 그러다가 세기말에 이르러 의약품 제조업에 진출했다. 1897년 바이엘사 과학자들은 안정적인 형태의 아세틸살리실산을 합성했고, 1899년 회사는 아스피린이라는 상표명을 들고 최초로 의약품을 출시했다. 1919년 바이엘사가 전 세계에서 올리는 매출의 약 30퍼센트는 미국에서 판매하는 아스피린에서 나왔다.

아스피린 역사의 다음 장에는 누가 최초로 아스피린을 합성했는지에 관한 이야기가 나온다. 1934년에 출판된 책의 각주를 보면, 바이엘사 과학자인 펠릭스 호프만Felix Hoffmann이 이 발견의 공로를 차지했다. 그러나 1900년대 후반에 바이엘사 기록을 깊이 연구하던 한 스코틀랜드인 과학자가 그 특별한 연도를 의아하게 생각했다.

스코틀랜드 스트래스클라이드대학교의 의약화학자 월터 스니더 Walter Sneader는 호프만이 이른바 발견과 관련해 기록한 메모를 보고 의심을 품었다. "1934년이라는 연도가 수상했다"고 그는 기자에게 말했다. "나치가 막 권력을 쥔 시기였다. 당시에 이미 나치는 유대인들을 직장에서 몰아내는 작업에 착수했다. 반유대주의가 독일을 휩쓸었다. 호프만 이야기가 처음 등장한 시기가 이때다."

스니더는 아스피린을 처음 합성한 사람이 호프만의 동료이자 독일계 유대인인 아서 아이첸그룬Arthur Eichengrün이라는 사실을 보여주는 연구일지를 발견했다. "호프만은 보조연구원일 뿐이었다. 오늘날에도 마찬가지다. 만약 내가 세계에서 가장 위대한 화학자와 일하는데, 그가 내게 뭘 합성하라고 말하면, 연구 결과에 대한 공은 내가 아니라 위대한 화학자에게 돌아간다"고 그는 말했다.

실험실에서 최초로 아스피린을 합성한 사람은 아이첸그룬이라고 증거가 가리켜도, 아직도 바이엘사의 회사 연혁을 관리하는 부서에서는 아스피린을 합성한 최초의 화학자로 호프만을 언급한다. 아이첸그룬이 유대인이어서 공을 빼앗긴 듯하다.

그러나 유대인들이 아스피린을 거부하는 건 이 때문이 아니다.

호프만이 1930년대에 저서를 출판했을 무렵, 바이엘사의 모회사인 바이엘 A.G.사는 독일에서 가장 강력한 기업 카르텔인 이게파르벤과 합병했다. 이게파르벤은 제2차 세계대전에서 가장 거대한 상업적 이득을 부당하게 챙긴 당사자이기도 하다. 유대인, 집시, 동성애자 수백만 명을 몰살하겠다는 히틀러의 목표는 이게파르벤과 연합회사들이 화학 지식을 제공하지 않았더라면 달성되지 않았을 거라고 말하는 역사가도 있다.

거대 복합기업은 획스트, BASF, 바이엘, 데게슈를 포함한 집단이다. 데게슈사는 나치 강제수용소에서 희생자를 죽이는 데 사용한 가스이자 회사의 이윤을 두 배로 늘려준 치클론 B를 만들었다. 이 제품이 독가스전에 뛰어든 이게파르벤의 첫 도전은 아니었다. 제1차 세계대전에서 이게파르벤은 참호 안에 있던 수천 명의 프랑스군을 죽이는 데 사용한 염소가스를 공급했다.

『이게파르벤의 범죄와 처벌』에서 조지프 보르킨Joseph Borkin은 이게파르벤이 이게 시스템에서 가장 큰 공장인 이게아우슈비츠를 건설할 때 유대인을 강제노동에 동원하는 데 앞장섰다고 설명했다. 아우슈비츠 수용자 30만 명 이상이 공장을 짓는 데 동원되었고, 최소 2만

5000명이 강제노역에 시달리다가 사망했다.

나치 강제수용소의 생존자들은 의사들이 강제로 수용자들에게 약을 먹이고 화학물질을 주입했다고 증언한다. 아우슈비츠 강제수용소에서 실험 대상이 되었을 때 조 폴란스카Zoe Polanska는 열세 살이었다. 목격자는 폴란스카에게 약물실험을 한 의사가 바이엘사 직원이었다고 증언한다.

조는 스코틀랜드에 살면서 바이엘사에 보상과 사과를 요구했다. 2003년에는 BBC 다큐멘터리에 나와 자신이 견뎌야 했던 실험에 대해 증언했으며, 이 실험 때문에 칠십 대에 암과 사투를 벌이게 되었다고 믿었다. 조는 바이엘사가 자신에게 실험한 약물이 피임약이라고 했다.

"지금도 아스피린은 먹을 수 없습니다. 히틀러 친위대 의사들이 내 입을 강제로 벌리고 알약을 삼키게 했던 일을 잊을 수 없어요. 나는 아직도 하얀 가운을 입은 남성이 두렵습니다"라고 조는 BBC 다큐멘터리에서 말했다.

1986년에 조는 『얄타의 희생자』라는 저서를 출판했다. 소련에서 독일로, 그리고 다시 스코틀랜드로 건너온 조의 가족 이야기였다. 조는 악명 높은 나치 의사 요제프 멩겔레Josef Mengele가 쌍둥이 실험을 하는 장면을 목격했다고 이야기했다. 아이들의 얼굴은 "마른 자두처럼 쪼글쪼글했습니다. 숱 많은 눈썹을 보아 하니 수용소에 오래 있었고, 일부는 임신부처럼 배가 부풀었더군요"라고 조는 말했다.

에바 모체스 코어Eva Mozes Kor는 이런 소녀 중 한 명이었다. 에바는 아우슈비츠에서 멩겔레 박사가 자행한 의학실험에서 살아남았고, 생의 대부분을 미국에서 살았다. "그들은 내게 주사를 놨어요…… 주사를 여러 번 맞고 나면 나는 무척 아팠습니다. 수용소에는 일단 병원에 끌려가면 아무도 돌아올 수 없다는 소문이 돌았어요." 1990년대가 되어서야 에바는 바이엘사가 나치와 한패였다는 사실을 알았다. 에바는 2019년에 85세로 눈을 감았다.

BBC 다큐멘터리가 조의 이야기를 2003년에 방송했을 때, 바이엘사는 제2차 세계대전 당시에는 회사가 존재하지도 않았다는 성명을 발표했다. "1925년부터 1952년 사이에 바이엘이라는 이름의 회사는 존재하지 않았고, 이게파르벤의 자회사도, 다른 어떤 법적 실체도 없었습니다"라고 바이엘사 대변인은 BBC에 말했다. "바이엘은 독일 정부와 함께 선한 신념을 지키기 위해 고통받았던 분들을 돕기 위한 기금을 설립했습니다. 이 기금에 회사가 기부한 금액만 총 553억 1280만 원 이상입니다."

아우슈비츠 의학실험의 생존자인 에바는 아스피린이나 다른 바이엘사 약품을 복용하지 않겠다고 거부했다. "나는 바이엘사를 도울 생각이 없습니다. 바이엘사는 내 지지를 받을 자격이 없습니다."

조는 89세의 나이로 2017년에 사망했다. 나치 의사들이 조의 난소에 전기 충격을 가하는 실험을 했기 때문에 조는 평생 아이를 가질 수 없었다. 또 오랫동안 암 투병을 해야 했다. 독일 정부는 결국 그녀의 보상 요구를 수용했다. 2004년, 독일 정부는 조에게 약 300만 원을 배상했다.

16

피임약은
우울증을 부를까

2016년 어느 날 아침, 나는 뉴스 편집실의 내 책상에서 초조한 표정으로 나를 기다리는 기자를 발견했다. "진짜예요?" 그가 속삭였다. "피임약을 먹으면 자살할 수도 있는 거예요?" 이십 대인 이 기자는 수년 동안 피임약을 먹었는데, 출근하는 길에 피임약이 우울증은 물론이고 심지어 자살까지 유발할 수 있다는 뉴스를 들었다고 했다. 그는 두려움에 질려 당장 피임약을 그만 먹어야 할지 물었다.

뉴스는 미국의사협회 학술지인 《미국의사협회 정신의학회지》에 발표된 논문을 인용했다. 그러나 연구 설계를 보니 이 연구만으로는 피임약이 우울증이나 자살의 원인이라고 말할 수 없었다. 나는 컴퓨터에서 논문을 열고, 동료 기자가 내 어깨 너머로 논문을 읽는 동안 내가 걱정스럽게 여기는 부분을 소리 내어 읽었다. "저자들이 그런 말은 쓰지 않았네요"라고 말하면서 나는 논문을 끝까지 스크롤해서 내렸다. "저자들은 이 연구만 가지고 피임약이 우울증을 유발한다고는 단정할 수 없다고 했어요." 그러나 일부 기자는 피임약이 우울증을 유발한다고 계속 언급했고, 그로 인해 피임약을 먹는 여성들을 공포로 몰아넣었다. 이런 일은 항상 반복된다. 인과관계를 입증하도록 설계되지 않은 연구에서 사실상 질병의 원인을 발견했다는 식으로 보도한다.

연구 자체에 결함이 없지는 않지만, 현실을 직시하자. 원래 완벽한 연구는 거의 없다.

대체적으로 말해서 대규모 여성집단을 평균 6년 이상이나 관찰하고, 우울증과 호르몬 피임법을 다루는 주요 연구 분야에서 진전을 이룬 이 연구는 상당히 좋은 시도다.

과학자들은 매년 호르몬 피임법을 사용하는 여성의 2.2퍼센트가 항우울제를 먹기 시작한다는 사실을 발견했다. 이는 호르몬 피임법을 사용하지 않는 여성의 1.7퍼센트와 비교할 만한 숫자다. 또 호르몬 피임법을 사용하는 여성의 0.3퍼센트가 우울증을 진단받은 데 비해, 사용하지 않는 여성은 0.28퍼센트만 우울증 진단을 받는다.

크게 차이 나지 않지만, 언론 보도로는 그런 것까지 알 수 없다. 뉴스를 보기 전에 먼저 논문을 낱낱이 분석해보자.

덴마크 과학자들은 1995년부터 2013년까지 15~34세 여성 106만 1997명의 기록을 조사했다. 이들은 자료를 분석해서 호르몬 피임법이 항우울제를 복용하고 정신병원에서 우울증을 진단받는 일과 연관성이 있는지 살폈다.

대략 절반가량의 여성이 현재 혹은 최근에 경구피임약, 패치, 질 내 고리, 임플란트, 주사제, 자궁 내 피임기구(호르몬 코일이라고 부르기도 한다)를 포함한 호르몬 피임법을 사용했다. 나머지 여성은 호르몬 피임법을 사용하지 않았다.

부실한 대조군 선택

문제가 시작된 지점은 여기다. 호르몬 피임법을 사용하는 여성과 사용하지 않는 여성을 비교하는 것은 이상적이지 않다. 이 두 집단의 여성은 의료서비스를 받을 수 있는 조건과 약을 먹으려는 의지라는 측면에서 현저히 다를 수 있다.

예를 들어, 피임약을 먹는 여성은 피임약을 처방해주는 주치의가 있을 가능성이 높고, 일상에서 매일 피임약을 복용할 수 있다. 이런 여성과 피임약을 먹지 않는 여성을 비교해보자. 이 여성은 주치의가 없거나 정기적으로 진료를 받지 않거나 약을 먹을 의지가 약할 수 있다.

역학자들은 두 집단의 여성에게 나타나는 우울증 비율의 편차는 호르몬 피임법이 아니라 이런 차이로도 설명할 수 있다는 점을 우려한다. 저자들이 연구한 주요 결과 중 하나가 항우울제 복용이었다는 점을 상기하라. 항우울제는 의사가 처방해야 하며, 약 먹기를 싫어하는 사람은 먹지 않을 것이다.

대조군을 설정하는 일은 까다롭지만, 저자들은 더 나은 대조군을 선택할 수 있었다. 생식보건과 피임을 연구하는 뉴욕 구트마허연구소의 역학자 첼시 폴리스Chelsea Polis는 구리 코일 같은 비호르몬 피임법을 사용하는 여성들을 대조군으로 선택했더라면 더 나은 정보를 얻었을 거라고 말했다.

구리 코일을 사용하는 여성은 에스트로겐이나 프로게스테론 같은 호르몬에 노출되지 않지만 여전히 다른 형태의 피임법을 이용하며 의사를 정기적으로 방문한다. 호르몬 피임약을 먹는 여성과 구리 코일을 이용하는 여성을 비교한 예전 논문에서는 피임약을 먹는 여성이 성적 욕구를 잃을 확률이 더 낮다는 사실을 발견했다.

우울증보다 다른 질병에 항우울제를 더 많이 처방한다

과학자들은 호르몬 피임법을 사용하는 여성이 사용하지 않는 여성보다 항우울제를 처방받을 가능성이 더 높다는 점을 발견했다. 그러나 항우울제를 처방받는 사람의 절반 정도는 우울증이 아니라 다른 이유로 약을 처방받는다. 항우울제는 통증을 완화하고, 수면 문제를 해결하며, 주의력결핍 과잉행동장애, 편두통, 소화기 장애, 요로 문제를 치료하는 데도 쓰인다.

연구에서 배제된 여성

훌륭한 연구인지 확인하고 싶다면 과학자들이 연구에 포함한 대상과 제외한 대상을 살펴보는 것도 도움이 된다. 이 연구에서는 임신부와 출산한 지 6개월이 지나지 않은 여성을 배제했다. 저자들은 "산후우울증의 영향을 제외하기 위해서"라고 했다.

그러나 폴리스 박사는 이 점이 연구 결과를 왜곡할 수 있다고 우려한다. "호르몬 피임법을 사용하지 않는 여성은 더 자주 임신할 가능성이 높고, 의도치 않게 임신할 확률도 더 높다"고 그는 말했다. "따라서 이런 여성이 산후우울증이나 임신 중에 다른 유형의 우울증을 겪게 될 가능성이 더 높다고 생각했어야 한다. 더욱이 의도치 않게 임신했다면 말이다."

폴리스는 자신이라면 이 시기의 여성을 제외하지 않은 분석을 추가로 했을 거라고 말했다. "의도치 않은 임신이나 산후우울증에서 생기는 우울증을 '보이지 않게' 만들기 때문이다. 이들을 포함한 결과는 일상에서 우울증을 유발할 다양한 잠재적 원인을 고려해야 하는 여성에게 더 완벽한 그림을 보여줄 수 있다."

여기까지가 해당 연구의 소소한 결함이다. 이제 이 논문을 보도한 기자들의 실수를 알아보자.

논문에서는 호르몬 피임법을 사용한 여성이 항우울제를 처방받거나 우울증 진단을 받을 가능성이 높다는 점을 발견했다. 일부 언론 매체는 호르몬 피임법을 사용하면 우울증에 걸릴 확률이 80퍼센트 증가한다고 보도했다. 그러나 80퍼센트는 15~19세 여성 중 특히 복합 경구피임약을 먹는 여성에게만 해당하는 숫자다.

복합 경구피임약을 먹는 여성이 우울증에 걸릴 전반적인 위험도를 알리려면, 우울증을 진단받을 위험이 10퍼센트 증가하는 연관성이 있다고 해야 더 정확하다.

이 수치는 피임약을 먹는 여성이 수용할 만한, 혹은 수용할 수 없을 만한 위험이기도 하다. (나는 논문을 읽고 논문의 결함을 확인했기에 수용할 수 있다는 쪽이다.) 그러나 부정확한 언론 보도는 여성의 결정을 뒤흔들 수 있으며, 갑자기 피임약을 끊게 할 수도 있다.

논문에서 분석한 여러 피임법 중에서 우울증 위험도나 항우울제 복용 가능성과 가장 높은 연관성을 보인 것은 호르몬 프로게스틴만을 함유한 피임약이었다. 15~19세 여성에게서 가장 높은 증가율을 보였으며, 이 연령대의 여성은 "우울증 위험 요인에 대한 감수성이 더 높다"고 저자들은 말했다.

어떤 위험 추정치를 선택해서 뉴스를 보도할지 고민한 기자들도 있었다. 많은 기자가 선택한 항목은 비교위험도였는데, 비교위험도는 한 집단이 다른 집단에 비해 질병을 일으킬 가능성이 얼마나 더 높거나 낮은지를 알려준다. 비교위험도는 여러분에게 어떤 일이 실제로 일어날 확률을 말해주진 않는다.

위험도를 설명하는 더 유용한 방법은 절대위험도인데, 나는 왜 많은 기자가 절대위험도를 알리기에 주저하는지 알 수 없다. (한 기자는 절대위험도가 전문가가 설명하기에 까다로울뿐더러 기사에 설명할 공간도 부족하다고 말했다. 나는 이런 행동이야말로 대중에게 해가 된다고 생각한다. 절대위험도는 질병에 걸릴 실제 위험을 이해하는 데 유용한 방법이기 때문이다.)

비교위험도가 더 자극적으로 들리지만(우울증이 80퍼센트나 증가한다!), 애초에 우울증이 생길 가능성은 정말 낮다. 예를 들어, 이 논문을 토대로 해서 내가 계산해봤더니 호르몬 피임법을 사용하는 여성 300명당 한 명이 항우울제를 복용하게 된다.

물론 이 숫자 역시 사람에 따라 받아들일 수도, 받아들이지 못할 수도 있다. (나는 내 처방전을 바로 취소하지는 않을 생각이다.) 하지만 내가 받아들일 수 없는 건 이 논문이 잘못 보도되는 방식이다. 우리 몸과 먹을 약에 대해 사실을 파악하고서 결정을 내릴 수 있도록 우리는 모두 과학연구 결과를 정확하게 전해 들어야 한다.

17

비타민 D 보충제는
비만·암·폐렴을 예방할까

비타민 D 보충제 산업은 수십억 원 규모의 사업이다. 비타민 D는
인기 있는 건강보조제이지만 비타민 D가 부족하지 않은 사람도 정
기적으로 복용해야 하는지를 두고 뜨거운 논쟁이 벌어지고 있다. 많
은 사람이 복용하는 쪽을 선택하는데, 비타민 D가 비만, 폐렴, 암까
지 예방한다고 알려졌기 때문이다.

햇빛을 받으면 피부에서 콜레스테롤을 비타민 D로 바꾼다고 해서
햇빛 비타민이라고 부르는 비타민 D는 뼈의 발달에 중요하며, 칼슘
과 인을 적절한 양으로 유지하는 데 도움을 준다.

우리는 햇빛을 이용해서 비타민 D를 만들며 음식으로 섭취하기도 한다. 비타민 D는 달걀노른자, 기름기 많은 생선, 치즈에 들어 있지만 함유량이 매우 적다. 스웨덴, 핀란드, 미국 같은 일부 국가는 비타민 D3 강화식품을 만들며, 영국 같은 곳에서도 같은 조치를 내리라는 요구가 있기도 했다.

그러나 햇빛 비타민이 암을 억제한다는 주장은 과장이다. 비타민 D가 대장암을 예방한다는 반가운 소식은 암 환자 6000여 명이 포함된 국제 논문 17편을 분석한 2018년 연구 결과에서 나왔다. 이 연구에서 비타민 D가 부족하면 5년 6개월 동안 대장암이 발생할 위험이 31퍼센트 더 높아진다는 사실을 발견했다. 혈액 속 비타민 D 농도가 높을수록 대장암 발생 위험이 22퍼센트 낮아지는 연관성도 보였다.

이 논문은 중요한 연구 결과였다. 실망스러울 정도로 결론에 이르지 못한 이전 연구를 토대로 쌓아 올렸기 때문이다. 예전 논문들은 소규모 환자집단과 대조군을 상대로 온갖 종류의 비타민 D 검사를 했고, 따라서 비교하여 결론을 내리기가 어려웠다.

그런데 이 연구는 또 다른 이유로도 중요했다. 세계에서 손꼽히는 비타민 D 전문가들은 특히 "뼈 건강을 충분히 유지하고도 남을 농도의" 비타민 D는 대장암 발생 위험도를 낮추는 연관성이 있다고 말했다.

이 부분은 비타민 D 보충제 권장량과 비타민 D를 처방하고 권장하는 방식을 바꿀 가능성이 있다. 논문 저자들은 《국립암연구소저널》에서 암을 예방하는 데 필요한 비타민 D 복용량은 현재 미국 의학연구소에서 권장하는 양보다 많을 수 있다고 말한다.

평생 대장암에 걸릴 위험이 남성은 4.5퍼센트고 여성은 4.2퍼센트다. 이 연구에서 위험도가 감소한다고 언급한 내용을 고려할 때, 그리고 건강한 뼈에 필요한 양보다 훨씬 많은 비타민 D 보충제를 먹기로 결정할 때는 이 사실을 명심해야 한다. 어떤 의약품이건 부작용이 있기 때문이다.

어쩌면 교란 요인이 작용했을 수도 있다. 교란 요인은 두 대상이 연관성이 있는 것처럼 보여준다. 한 연구에서 도넛을 먹는 사람들이 폐암에 걸릴 가능성이 더 높다는 사실을 발견했다고 해보자. 그러나 도넛을 먹는 사람들(이건 그냥 예시다)이 도넛을 먹으면서 담배를 피울 확률이 높다는 사실이 곧 밝혀진다. 이때 진짜 연관성은 담배와 폐암 사이에 있고, 도넛은 짜증스러운 교란 요인으로 위장한 것이다. 여러분도 "아이스크림 판매량이 늘어나면 살인율도 높아진다"는 말을 들어본 적이 있을 것이다. 체리 가르시아 아이스크림이 살인 충동을 부채질할 리는 없지만 살인율이 여름에 더 높을 확률은 있다. 더 많은 사람이 외출하고 다른 사람과 어울리기 때문이다. 여기서 날씨는 교란 요인이다.

이 연구에서, 혈액 속 비타민 D 농도가 높은 사람과 낮은 사람을 비교했을 때 식단과 생활습관에 차이가 있다면 어떨까? 식단과 생활습관 같은 요인이 암 발생 위험도가 낮은 이유를 설명할 수 있다면? 저자들이 여기까지는 고려하지 않았지만, 비타민 D 보충제를 대장암 예방에 권장하지는 않는다고 강조했다.

소아비만은 어떨까? 2018년에 그리스 과학자들은 1년 동안 매주 비타민 D 보충제를 먹은 비만 아동은 그렇지 않은 비만 아동보다 체질량지수와 체지방량이 줄었다고 밝혔다. 그러나 이 연구는 소규모여서 아동 232명 중 매주 비타민 D 보충제를 먹은 아동은 117명이었으며, 저자들은 대상 아동의 체지방량과 체질량지수가 얼마나 감소했는지는 밝히지 않았다.

이 연구는 아동이 먹는 음식과 운동량도 고려하지 않았다. 반면 1년 전에 폴란드 과학자들은 체중 감량 프로그램에 참여한 비만 아동에게 비타민 D가 미치는 영향을 관찰하는 연구를 시작하면서 그 과정을 발표했다.

비만 아동은 대부분 비타민 D 농도가 평균보다 낮은데, 아마 불균형한 식단과 태양 아래서 놀 시간이 충분하지 않아서 그런 듯하다. 이런 이유 말고도 과체중 아동의 인슐린 감수성에 비타민이 영향을 미치기 때문에, 과학자들은 비만 초등학생을 1,600명 이상 모집해서 한 집단에는 매일 비타민 D 보충제를 제공하고 정기적으로 영양사와 체육교사가 방문하게 했다. 다른 집단도 같은 관리를 받았지만 비타민 D 보충제는 먹지 않았다. 이 연구 결과는 아직 발표되지 않았지만, 연구 설계를 놓고 볼 때 비만에 미치는 비타민 D의 효과에 관해 더 포괄적인 자료를 제공할 것으로 기대된다.

비타민 D가 폐렴을 예방한다고 주장하는 2017년 연구는 흥미진진한 뉴스를 연달아 내놓았다. 그러나 언론들은 이 연구의 결함을 대부분 무시했다. 런던퀸메리대학교 과학자들은 호흡기 감염을 예방하는 비타민 D의 효능을 연구한 논문 25편을 분석했다. 논문들에는 태어난 지 채 몇 달 안 된 아기부터 95세 노인까지 총 1만 1321명이 포함되었다.

많은 언론이 비타민 D 보충제를 먹은 집단에서는 흉부 감염률이 12퍼센트 줄었다고 보도했다. 그러나 절대위험도의 총감소율은 보도

하지 않았는데, 실제 감소율이 보도 내용보다 훨씬 낮아서 2~3퍼센트밖에 안 됐다. 절대위험도는 이득의 실제 규모를 보여주는 유용한 방식이지만 뉴스에서는 종종 외면당한다.

논문에 나오는 숫자를 이해하는 또 다른 유용한 방법은 한 명의 흉부 감염을 예방하려면 얼마나 많은 사람이 비타민 D 보충제를 먹어야 하는가를 살피는 것이다. 이 사례에서 답은 33명이다. 만약 처음부터 몸속 비타민 D 농도가 매우 낮은 사람들만 관찰한다면, 한 명의 흉부 감염을 예방하기 위해 네 명이 비타민 D 보충제를 먹어야 할 것이다. 이런 숫자는 여러분이 보충제를 먹을 만한 가치가 있는지를 결정하는 데 도움이 되기도 한다.

《영국의학저널》에 발표한 연구에서, 저자들은 이 연구가 "비타민 D 공급을 개선하기 위해 식품 강화 같은 공중보건 조치를 이끌어낼 것이다"라고 말하기까지 했다.

그러나 해당 학술지의 사설에서 옥스퍼드대학교 과학자들은 "비타민 D를 보충하면 급성 호흡기 감염 발생률이 줄어든다는 증거는 없다. 따라서 이 연구가 급성 호흡기 감염을 예방하기 위해 전체 인구를 대상으로 비타민 D을 보충하도록 권장하는 근거는 되지 않는다"고 밝혔다.

이 논문의 결함은 다음과 같다. 피부색이 어두운 인종은 비타민 D 농도가 더 낮은 경향이 있는데, 저자들은 비타민 D 연구에서 중요한 요인인 인종을 고려하지 않았다. 저자들은 다양한 연령대의 사람들을 관찰하기 위해 소집단 분석기법을 이용했다. 이런 분석 유형은 전체적으로 더 인상적인 결과를 보여준다. 그러나 다양한 소집단을 주의 깊게 관찰해보면 비타민 D를 먹었을 때 호흡기 감염을 일으킬 가능성이 가장 낮은 집단은 1~16세 집단이다. 그러므로 비타민 D 보충제가 인플루엔자 백신만큼 효능이 있다고 주장하는 뉴스는 믿지 말라.

그런데도 의사들은 비타민 D를 여느 때보다 많이 처방하는 듯하다. 정말로 비타민 D가 부족한 사람에게만 처방하지도 않는다. "비타민 D 보충제에 사람들이 열광하면서, 비타민 D의 효능에 대한 유용한 증거는 외면받았다"고 의사인 조앤 맨슨JoAnn Manson과 샤리 바석Shari Bassuk은 2015년 《미국의사협회저널》에서 논평했다.

비타민 D 혈액검사는 2000년부터 2010년 사이에 메디케어 대상자 사이에서 83배나 늘었다. 비타민 D가 부족한지 확인하기 위해 과잉검사하는 행태는 골칫거리인데, 종종 검사실에서 정상 수준인데도 불충분하다며 결과를 되돌려 보내기 때문이다. 이때가 바로 처방전이 인쇄되는 순간이다.

그러나 부작용도 있다. 의학연구소에 따르면 비타민 D는 1~70세라면 하루에 600아이유IU를, 71세 이상이면 하루에 800아이유를 섭취해야 한다.

혈액 중 비타민 D 농도가 $25nmol/l$ 이하면 비타민 D 결핍으로 진단하지만, 그렇다고 매일 비타민 D를 먹어야 한다는 뜻은 아니다. 물론 주치의가 복용하라고 할 때는 따라야 한다. 미국 식품의약국은 "비타민 D는 하루 식사 섭취량에 포함되지 않는다"고 발표했다. 비타민은 간에 저장했다가 모자랄 때 꺼내 쓸 수 있기 때문이다.

사람들 대부분은 음식을 먹고 햇빛을 쬐면서 적절한 양의 비타민 D를 만든다. 정말로 비타민 D가 모자란 상태라면 보충제를 먹어야 하지만, 비타민 D를 너무 많이 섭취하면 혈중 칼슘 농도가 치솟으면서 신장 결석, 혈관의 석회화,* 심장 질환까지 생길 수 있다.

비타민 D 보충제를 규칙적으로 먹어야 하는 증거가 유일하게 명백한 경우는 뼈가 약해지는 골연화증 환자뿐이다.

비타민 D와 비타민 D가 몸속에서 맡은 역할을 둘러싼 흥미로운 사실들이 발견되고 있다. 그러나 암, 비만, 폐렴을 예방한다는 증거는 없다. 좋은 것도 너무 많으면 해롭기 마련이다.

---

* 석회가 혈관에 쌓여 굳는 현상.

18

생선 오일 보충제는
심장 질환을 예방할까

　미국인 열 명 중 한 명은 규칙적으로 생선 오일 보충제를 먹는다. 생선 오일 보충제가 미국에서 가장 인기 있는 보충제라고 국립보건통계센터 과학자들은 말한다. 미국인들은 매년 생선 오일 보충제를 사는 데 1조 1960억 원을 쓴다.

　많은 사람이 생선 오일 보충제로 관절 건강을 개선하고, 정신을 맑게 하며, 심장 질환과 뇌졸중을 예방하기를 기대한다. 내가 고등학교에 다닐 때는 시험 보기 몇 달 전부터 엄마가 생선 오일 캡슐을 대량으로 사오곤 했다. 그러나 생선 오일 보충제가 가져다주는 건강상의 이익을 밝힌 자료는 일관성이 없고 종종 결정적이지도 않다. 미안해요, 엄마.

생선 오일 보충제에는 두 종류의 오메가-3 지방산, 즉 EPA(에이코사펜타엔산)와 DHA(도코사헥사엔산)가 들어 있다. 이들 지방산은 우리 몸에서 만들 수 없어서 반드시 식품으로 섭취해야 한다. EPA와 DHA가 들어 있는 좋은 식품으로는 기름기 많은 생선인 고등어, 청어, 정어리가 있다. 식물성 식품인 호박씨와 호두에 들어 있는 오메가-3 지방산인 알파리놀레산은 우리 몸속에서 DHA와 EPA로 바뀐다. DHA와 EPA는 몸속에서 레졸빈이라고 부르는 항염증성 화학물질로 바뀐다.

적어도 1970년대부터 오메가-3 지방산이 심장 질환을 예방한다고 홍보되었다. 당시 과학자들이 캐나다와 알래스카에 사는 이누이트들 사이에서 심장 질환 발생률이 낮은 이유가 생선을 많이 먹기 때문이라고 추측했기 때문이다. 이 가설은 나중에 틀렸음이 밝혀졌으며, 과학자들은 이누이트족의 심장 질환 발생률이 초기 과학자들의 추정치보다 높을 거라고 말했다.

그러나 생선 오일 보충제를 둘러싼 주장은 계속되었다. 어쨌든 자료는 명확하지 않다. 지난 8년간 생선 오일 보충제에 관한 논문을 30편 넘게 읽었지만, 단 두 편에서만 복용한 대상의 건강을 개선하는 데 생선 오일 보충제가 위약보다 나은 효과를 보였다고 보고했다.

기름기 많은 생선과 생선 오일 보충제가 류머티즘 관절염이 일으키는 통증과 부기를 완화할 수 있다는 증거가 있긴 하다. 한 연구에서는 생선 오일 보충제를 먹었더니 아침에 생기는 관절통이 줄고 관절이 조금 부드러워졌다고 보고했다. 그러나 류머티즘 관절염에 미치는 효과를 관찰한 연구는 대개 소규모인 데다가, 시험 대상자 중에는 여러 가지 보충제를 함께 먹은 사람도 있었다. 그래서 뻣뻣한 관절을 개선한 것이 생선 오일 보충제인지 아니면 다른 보충제인지 결론 내리기 어려웠다.

생선 오일 보충제가 혈압에 미치는 영향을 관찰한 연구도 있었다. 일부 연구에서는 생선 오일 보충제가 실제로 혈압을 낮췄다고 보고했지만, 소규모인 데다 설득력도 없었다. 다른 연구에서는 생선 오일 보충제가 혈압에 영향을 미치지 않았다고 보고했다.

생선 오일 보충제가 트라이글리세라이드 농도를 낮춘다는 주장에는 좋은 증거가 있다. 트라이글리세라이드는 사람 몸속 지방의 주요 형태로, 엉덩이와 배에 있는 지방이 대표적이다. 그러나 생선 오일 보충제가 트라이글리세라이드 농도를 낮춘다고 주장하는 일부 연구에서 먹은 생선 오일 보충제는 하루에 4그램이나 되는 고용량이고, 스타틴 같은 다른 약품과 생선 오일 보충제를 함께 먹은 결과다. 고농도의 오메가-3 지방산을 함유한 생선 오일 보충제를 처방해도 된다고 미국 식품의약국에서 승인했지만, 출혈이 멈추지 않는 등의 심각한 부작용이 따를 수 있다.

1997년 생선 오일 보충제의 안전성을 검토하고 나서, 미국 식품의약국은 하루에 EPA와 DHA를 3그램 이상 섭취하지 말라고 경고했다. 고용량의 생선 오일 보충제를 먹었을 때 나타나는 부작용은 메스꺼움이나 비린내 나는 트림처럼 짜증스러운 증상부터 혈액응고체계가 무너져서 출혈이 멈추지 않는 등의 위험한 증상까지 다양하다.

심장 질환과 뇌졸중 같은 위험 요인을 안고 있는 사람들에게는 실망스럽게도, 이탈리아 과학자들이 연구를 진행해보니 생선 오일 보충제는 이들 질병을 예방하지 않았다. 2013년에 발표한 이 연구에서는 1만 2000명 이상의 환자를 추적했다. 연구에 참여한 대상자의 절반은 지방산 보충제를 먹었고, 나머지 절반은 위약을 먹었다. 결국 지방산 보충제를 먹은 집단이 위약인 올리브 오일을 먹은 집단보다 훨씬 나은 결과를 보이지는 않았다. 그러나 올리브 오일은 위약으로서 상당히 부적절했는데, 올리브 오일에 든 지방도 심장 질환 위험도를 낮출 수 있다는 증거가 있기 때문이다.

2018년 11월, 《뉴잉글랜드의학저널》에는 오랫동안 기다려왔던 생선 오일 보충제 연구 결과가 발표되었는데, 약 2만 6000명을 대상으로 진행된 연구였다. 이 연구에서 건강한 50세 이상 성인으로 심장 질환이나 암 병력이 없는 대상자들은 생선 오일 보충제나 위약을 1그램씩 먹었다. 일부 집단은 비타민 D도 함께 먹었다. 5년 뒤에 과학자들은 생선 오일 보충제를 먹은 집단에서 전반적인 이익은 발견하지 못했지만, 심장마비 발생률과 사망률이 감소한 사실을 찾아냈다. 생선 오일 보충제를 먹은 집단은 위약을 먹은 집단보다 심장마비 발생률과 치명적인 심장마비가 28퍼센트 감소했다. 연구 대상자 중 5분의 1은 흑인이었는데, 이들한테서는 심장마비와 치명적인 심장마비 발생률이 77퍼센트까지 감소했다.

그러나 주의할 점이 있다. 이 실험은 1차 종점과 2차 종점 두 가지를 염두에 두고 설계되었다. 1차 종점은 이 실험에서 답을 구하기 위해 최적으로 설계한 질문이다. 이 실험의 핵심이며, 이 결과를 얻기 위해 실험을 진행했고 대상자들을 무작위로 배치했다. 2차 종점은 이 실험이 답을 내놓을 수 있지만 최적으로 설계되지는 않은 다른 흥미로운 질문들이다. 2차 종점은 주의 깊게 분석해야 하며, 이 연구에서는 심장마비와 치명적인 심장마비 발생률이 감소했다는 점이다. 저자들도 스스로 말했다. "틀림없이 2차 종점이 주목을 받을 것이다. 위약과 비교해 오메가-3 지방산이 심근경색증 발생률과 사망률을 감소시켰다는 점은 솔깃한 결과다.…… 하지만 이런 '긍정적인' 결과는 주의 깊게 분석해야 한다." 이어서 저자들은 생선 오일 보충제와 위약을 비교하는 다른 대규모 실험에서는 이런 효과가 일관성 있게 나타나지 않았다고 말했다.

당장 가게로 달려가서 생선 오일 보충제를 살 필요는 없어 보인다. 어쨌든 알약을 삼키느니 생선을 더 먹는 편이 낫지 않을까? 자신들이 진행한 연구 결과에 주의를 당부한 저자들은 1990년대 발표된 이탈리아 논문을 언급하며 "그 실험 하나에 근거해서" 심장 질환을 예방하기 위해 오메가-3 지방산을 권장하는 지침서를 작성해야 한다고 의학단체들, 특히 미국심장협회에 요구했다.

그들은 생선 오일 보충제에 관한 지식에 격차가 있었지만, 자신들이 진행한 새 연구의 결과가 그 격차를 메웠다고 주장했다. "환자를 선별하지 않고 오메가-3 지방산을 복용하게 했으나, 심근경색, 뇌졸중, 사망으로 이어지는 심혈관계 질환이라는 복합적인 질병을 예방하는 데는 효과가 없었다는 사실을 설득력 있게 증명했다." 이 발견은 생선 오일 보충제가 당뇨병 환자의 심장 질환을 예방하는 데도 효과가 없다는 이전 자료와 일관성을 보여준다.

지난 몇 년 동안 생선 오일 보충제가 전립선암 위험도를 높일 수 있다는 연구 결과가 발표되기 시작했다. 2013년에 시애틀에 있는 프레드허친슨 암연구센터의 과학자들은 고용량의 생선 오일 보충제를 먹거나 기름기 많은 생선을 즐겨 먹는 사람한테서는 전립선암 위험도가 43퍼센트 증가했으며 악성 전립선암 위험도도 71퍼센트 증가했다고 발표했다.

그러나 이 연구 결과도 다른 논문들과 일관성이 없다. 2017년에 캐나다 과학자들은 생선 오일 보충제를 연구한 44편의 논문을 토대로 한 체계적인 문헌 고찰을 발표했다. 그들은 "현재의 증거만으로는 생선에서 추출한 오메가-3 지방산과 전립선암 위험도의 연관성을 주장하기에 불충분하다"고 결론 내리고, 더 많은 연구가 필요하다고 제안했다.

자, 여러분은 생선 오일 보충제를 먹을 텐가? 미국심장협회는 일주일에 두 번 정도 식사로 기름기 많은 생선을 섭취하라고 권장한다. 한 번 식사할 때마다 조리한 생선 100그램이나 얇게 저민 생선살 4분의 3컵을 추천한다. 연구 결과를 보면 미국인은 대부분 생선을 이보다 적게 먹으며, 새우나 참치캔을 선호한다. 그러나 새우나 참치는 고등어나 연어보다 오메가-3 지방산 함량이 적다.

심장 질환과 관련해서 미국심장협회는 하루에 오메가-3 지방산 1그램을 권장하며, 트라이글리세라이드 농도가 높은 사람에게는 생선 오일 보충제 2~4그램을 권장한다. 건강보조제를 먹을 때는 반드시 주치의에게 알려야 한다. 생선 오일 보충제는 와파린(쿠마딘으로도 알려져 있다) 같은 항응고제와 상호작용할 수 있다. 임신부는 날개다랑어를 한 달에 220그램 이상 섭취하지 않아야 하며, 수은 함량이 높은 동갈삼치와 황새치 같은 생선도 섭취를 피해야 한다.

19

속 쓰림 치료제는
장 감염을 일으킬까

속 쓰림을 가라앉히고 위산을 억제하는 약은 심각한 장 감염 위험도와 연관성이 있을지도 모른다. 2017년에 《미국의사협회 내과학회지》에 발표된 연구 결과를 보면 프릴로섹과 잔탁 같은 위장약을 먹는 사람은 클로스트리듐 디피실균에 반복 감염될 위험이 있다.

클로스트리듐 디피실균은 대장을 심각하게 부어오르게 할 수 있다. 증상은 며칠 동안 계속되는 가벼운 설사부터 생명을 위협하는 장 출혈과 장 누수까지 다양하다. 이전 연구들은 위산을 억제하는 양성자 펌프 억제제라는 의약품이 클로스트리듐 디피실균에 처음으로 감염될 위험도를 높일 수 있다는 사실을 증명했다. 양성자 펌프 억제제로는 프레바시드, 프릴로섹, 넥시움이 있으며, 이들 의약품은 폐렴, 신장 질환, 비타민 B12 결핍증, 칼슘이 잘 흡수되지 않아 뼈가 약해져서 일어나는 골절과도 연관성을 보인다.

새로운 연구 결과는 위장약 중 H2 억제제도 클로스트리듐 디피실균의 감염 위험도를 높일 수 있다고 덧붙인다. H2 억제제로는 펩시드, 잔탁, 타가메트가 있다. 미네소타주 로체스터의 메이요클리닉 과학자들은 클로스트리듐 디피실균에 감염됐던 환자 7703명을 포함하는 예전 논문 16편의 자료를 분석했다. 이 중에서 다섯 명 중 한 명은 재감염으로 고통받았다. 과학자들은 위산 억제제를 먹는 환자들이 클로스트리듐 디피실균에 재감염되는 비율이 22.1퍼센트에 달한다는 사실을 발견했다. 위산 억제제를 복용하지 않는 사람들이 클로스트리듐 디피실균에 재감염되는 비율은 17.3퍼센트였다.

그렇다고 속 쓰림과 위·식도 역류를 치료하는 약을 먹지 말라는 뜻은 아니다. 사실 관상동맥 질환 환자는 위와 장의 출혈 위험을 낮추기 위해 종종 양성자 펌프 억제제를 처방받는다. 위와 장 출혈은 아스피린 때문에 생기는데, 아스피린은 혈병을 예방하기 위해 처방한다. 우리는 처방한 약이 일으킬 부작용을 치료하기 위해 또 다른 약을 처방한다. 그러나 이렇게 처방한 약 역시 부작용을 일으키기는 마찬가지다.

새로운 연구 결과에는 주의해야 할 점이 몇 가지 있는데, 저자들은 애초에 환자가 양성자 펌프 억제제와 H2 억제제를 먹는 정확한 이유를 고려하지 않았다. 대상자들이 양성자 펌프 억제제를 먹는 건 기저 질환 때문인데, 바로 이 기저 질환이 클로스트리듐 디피실균 재감염과의 연결고리일 수도 있다. 그러니까 양성자 펌프 억제제 탓이 아닐 수도 있다.

메이요클리닉 과학자들이 발표한 연구 유형을 메타분석이라고 한다. 여러 논문에서 자료를 한데 모아 보편적인 결과를 찾아내는 방식이다. 많은 논문에서 환자 수천 명의 자료를 그러모을 수 있다는 점에서 강력하지만, 결과도 뭉뚱그리기 쉽다. 그래서 최종 결론에서 때로는 개별 연구 사이의 중요한 차이점을 놓치기도 한다.

이 경우에 메타분석한 결과를 보면, 클로스트리듐 디피실균에 이미 감염되었거나 감염 위험도가 높은 환자에게는 양성자 펌프 억제제와 H2 억제제 치료를 중단하는 편이 나을 수 있다. 지난 십 년 동안 감염 비율이 가파르게 치솟았으며, 항생제를 남용해서 유익균과 유해균의 균형을 무너뜨린 탓에 세균 감염이 일어난다.

펜실베이니아대학교 과학자들이 진행한 연구를 보면, 2001년부터 2012년 사이에 클로스트리듐 디피실균 재감염의 연간 발생률이 거의 200퍼센트나 폭증했다. 질병통제예방센터에 따르면 2011년에 미국인 50만 명이 감염되었고, 클로스트리듐 디피실균에 감염된 환자 중 2만 9000명이 진단받은 그달에 사망했다.

덴마크 연구에서는 최근 병원에서 퇴원한 환자 7000명 이상을 관찰한 결과, 양성자 펌프 억제제를 먹은 사람은 폐렴을 앓을 가능성이 크다는 사실을 발견했다. 또 다른 연구에서는 양성자 펌프 억제제를 투여하는 집중치료실 환자들이 폐렴에 걸리기 쉽다는 사실을 발견했다. 아마도 양성자 펌프 억제제가 위산 생산을 억제하면서, 동시에 세균을 방어하는 무언가도 위태롭게 만드는 것으로 생각된다. 그러면 세균이 번성하면서 기도를 장악하게 된다. 또 다른 가설에서는 양성자 펌프 억제제가 식도와 폐의 산성도를 낮추는 효소를 억제해서 감염에 더 취약하게 만든다고 추정한다.

2017년에 발표된 논문에서는 위산 억제제를 먹는 관상동맥 질환 환자들의 심부전 위험도가 높아진 것을 발견했다. 과학자들은 관상동맥 질환을 앓고 있으면서 프릴로섹과 넥시움도 먹는 환자 706명을 추적해서 어떤 환자가 심장마비, 심부전, 뇌졸중에 걸리는지 관찰했다. 그리고 양성자 펌프 억제제를 먹는 환자들이 심부전에 걸릴 가능성이 더 크다는 사실을 발견했다. 양성자 펌프 억제제는 위산 펌프를 방해해서 위산을 억제한다. 하지만 위산 펌프는 심장조직에도 있으며, 쥐를 대상으로 한 연구에서 양성자 펌프 억제제가 심장근육 수축에도 영향을 미칠 수 있다는 사실을 발견했다.

그러나 이 연구에도 역시 주의할 점이 있다. 양성자 펌프 억제제를 먹으면 심부전을 겪을 가능성이 더 큰 환자는 연령대도 높았다.

메이요클리닉 연구는 가장 해롭지 않을 것 같은 약조차도 위험할 수 있다는 사실을 강조한다. 주치의와 함께 여러분이 먹는 약을 검토하는 일은 항상 중요하며, 필요하다면 H2 억제제로 바꾸거나 불필요한 약을 끊는 것 역시 가치 있는 일이다.

20

건강보조제는
간염을 퍼트릴까

일곱 자녀와 함께 하와이에 사는 소네트 마라스Sonnette Marras는 48세가 된 2013년 임신기간에 늘어난 체중을 줄이기로 결심했다. 소네트는 USP랩스사에서 만들고 미국 전역의 건강식품점에서 판매하는 체중 감량 보충제인 옥시엘리트 프로를 먹기 시작했다. 옥시엘리트를 먹고 몇 주가 지난 뒤에 몹시 아파서 병원에 실려갔는데, 의사가 소네트에게 일주일 시한부를 선고했다. 소네트의 간이 죽어가고 있었던 것이다.

하와이에서만 23명이 같은 보충제를 먹고 간이 부어올라 병원에 실려왔다. 집단발병 소식이 퍼져나가자 미국 본토에서도 보고가 들어왔다. 2014년 봄까지, 16개 주에서 97명이 옥시엘리트 프로를 먹고 병에 걸렸다는 보고였다.

간 이식을 받은 환자도 있었지만, 소네트는 의사가 유방에서 종양을 발견해 간 이식수술을 받을 수 없었다. 소네트는 가족이 지켜보는 가운데 집에서 임종을 맞았다.

매년 미국인의 60퍼센트가 체중을 줄이려고, 근육을 만들려고, 더 건강해지려고 건강보조제를 먹는다. 그리고 매년 최소 2만 5000명의 미국인이 보충제와 관련된 이상 반응으로 응급실에 실려 온다고《뉴잉글랜드의학저널》에 실린 연구는 밝혔다.

건강보조제는 연간 35조 8800억 원 규모의 산업이다. 의약품도, 식품도 아닌 건강보조제는 규제의 사각지대에 놓여 있다. 잘못될 수 있는 가장 눈에 띄는 사례로는 우선 USP랩스사를 들 수 있겠다. USP랩스사는 계속 불법적인 재료로 건강보조제를 만들고 있는데, 1년 뒤에 해당 재료가 안전하지 않다고 판정을 받기도 했다.

이야기는 상원의원인 오린 해치Orrin Hatch와 톰 하킨Tom Harkin이 연방법인 보조식품건강및교육법Dietary Supplement Health and Education Act, DSHEA을 제안한 1994년에 시작된다. 보조식품건강및교육법은 안전성 검사를 받지 않고도 건강보조제를 판매할 수 있는 문을 열어젖혔다.

이 말은 누군가가 아프기 전까지는 전국에서 판매되는 알약, 가루약, 물약이 모두 안전하다고 여긴다는 뜻이다. "우리는 제품이 시장에서 판매되기 전에 안전성이나 효능을 승인하지 않는다"고 미국 식품의약국 건강보조프로그램 부서장인 대니얼 패브리칸트Daniel

Fabricant 박사는 말한다. 미국 식품의약국은 식품, 의약품, 의료기기를 관리하지만 건강보조제는 관리 대상이 아니다.

"건강보조제는 의약품과 다르다. 법안에 따르면 회사는 제품을 등록하지 않아도 된다. 따라서 건강보조제는 자유롭게 시장에 나온다"고 패브리칸트 박사는 말했다.

정말로 거대한 시장이다. 미국 회계감사원 보고에 따르면 2009년에 미국에서 판매된 건강보조제는 5만 5000종이었다. 1994년에는 4000종이었으니 거의 1300퍼센트 증가했다.

건강보조제가 사망이나 질병의 원인으로 추측되면, 해당 제품이 안전하지 않다는 사실을 증명하는 건 미국 식품의약국의 일이다. "부담은 우리 몫이다. 특정 제품이 직접적으로 위해를 끼쳤다는 것을 증명하기란 매우 어렵다"고 패브리칸트 박사는 말했다.

제이컵 가이슬러Jacob Geissler는 이런 고충을 댈러스 스포츠 보충제 회사에서 최대한 활용했다. 1990년대 중반에 텍사스A&M에서 영양학 학위를 받고 졸업한 가이슬러는 2006년 37세의 나이로 USP랩스사를 설립했다.

졸업 후 USP랩스사를 세우기 전인 2003년에 가이슬러는 아나볼릭 스테로이드를 함유한 알약 수천 개를 소지한 혐의로 베어 카운티에서 기소되었다. 가이슬러는 10년간 지역사회의 감독을 받으라는 판결을 받았지만, 조기 종결을 요청하는 진정서를 제출하고 5년 만인 2009년에 풀려났다.

그때까지 USP랩스사는 제대로 자리를 잡았다. 회사는 잭3dJack3d와 옥시엘리트 프로 보충제로 유명해졌다. 두 제품은 지방을 연소하는 동시에 근육을 강화해서 운동 수준을 한 단계 끌어올린다고 광고

했다. 2012년 4월부터 미국에서는 불법인 디메틸아세토아세트아마이드DMAA가 두 제품에는 2013년 7월까지도 들어 있었다.

회사 임원들은 실험실에서 합성한 화학물질인 DMAA가 안전하다고 말했다. 마케팅 담당자들에게는 회사가 "사업상의 이유로" DMAA가 함유된 제품을 단계적으로 회수하고 있다고 말했다.

1940년대에 엘리 릴리Eli Lilly가 원래 비염 치료제로 개발한 DMAA는 1983년 회사가 나서서 시장에서 회수했다. 연구 결과, DMAA가 신경과민과 떨림을 유발하는 것 말고도 심박 수와 혈압을 높인다고 입증되었기 때문이었다. 그러나 DMAA는 2006년에 다시 돌아왔다. DMAA를 제라늄 천연 유도체라고 홍보하면서 경기력 향상 보충제와 체중 감량 보충제의 활성성분으로 사용했다.

DMAA와 관련되어 여섯 명이 사망하고 100건 이상의 질병 보고가 올라온 후, 2012년 4월이 되어서야 미국 식품의약국은 DMAA를 금지했다. 그러나 미국 국방성은 미국 식품의약국이 제재할 때까지 기다리지 않았다. 국방성은 텍사스주에 있는 군 기지 포트 블리스에서 병사 세 명이 DMAA를 먹고 사망하자 DMAA를 넉 달 전에 금지했다. 세 병사는 모두 젊고 건강했다.

사망한 병사 중 22세인 마이클 리 스파링Michael Lee Sparling은 캘리포니아 출신으로, 2011년 부대에서 10분 달리기를 한 뒤에 쓰러졌다. 스파링은 DMAA를 함유한 잭3d 제품을 훈련하기 전에 권장량에 맞춰 먹었다.

네 번째 병사가 DMAA를 먹고 나서 사망하자, 국방성은 안전성 검토위원회를 소집해서 거의 2000명의 현역 군인을 대상으로 환자대조군 연구를 했다. 위원회는 군인의 15.4퍼센트가 DMAA를 먹었고,

해당 보충제를 먹고 나서 병사 40명이 군의관에게 질병을 보고했으며, 두 명은 간부전을 앓았다는 사실을 발견했다. 이들의 질병을 설명할 다른 원인은 찾을 수 없었다.

군대에서 금지하기 훨씬 전에 다른 국가에서는 경고문이 붙었다. 뉴질랜드는 네 명의 뇌졸중과 연관성이 드러나자 2008년에 DMAA 판매를 중단했다. 캐나다, 영국, 그밖의 최소 6개국에서도 DMAA를 금지했다.

미국 국방성이 DMAA를 금지하고 넉 달 후인 2012년 4월, 미국 식품의약국은 USP랩스사를 포함한 11개 DMAA 제조사에 DMAA를 모든 제품에서 제외하라고 경고문을 보냈다. 열 개 회사는 지시에 따랐다. 그러나 USP랩스사는 불복했다. 옥시엘리트 프로와 잭3d 제품은 계속 DMAA를 함유한 채 제조되었고, GNC사 제품처럼 가게에서 판매되었다.

이번에도 먼저 조치를 취한 쪽은 미국 식품의약국이 아니라 텍사스주 보건부였다. "2013년 5월 댈러스의 USP랩스사 창고에 들어 있는 제품에 금수 조치를 내렸고, 6월에는 제품들을 미국 식품의약국에 넘겼다"고 크리스 반 듀센Chris van Deusen 대변인은 말했다. "주법에 따라 우리는 식품의약국보다 좀 더 빨리 조치를 취할 수 있다." USP랩스사는 불법으로 DMAA를 함유한 옥시엘리트 프로와 잭3d 제품을 13개월 동안 생산했다.

7월에 미국 식품의약국이 법적 조치에 나서자, USP랩스사는 댈러스에 보관했던 101억 7025만 원 상당의 옥시엘리트 프로와 잭3d 제품을 자발적으로 파기했다. 그러나 이미 가게 선반에 진열된 제품은 그대로 남아 있었다. "우리는 제품을 회수하지 않았다. 하지만 우리기관에 허용된 권한 안에서, 판매업자 손에서 제품을 빼내 자발적으로 파기하게 한 의미 있는 조치였다"고 미국 식품의약국의 패브리칸트 박사는 말한다.

미국에서 가장 큰 건강보조제 소매상인 GNC는 미국 식품의약국이 6월에 사우스캐롤라이나주와 펜실베이니아주의 창고에 압류 명령을 내릴 때까지 계속 옥시엘리트 프로와 잭3d를 판매했다. GNC사는 인터뷰 요청을 거부했다. 그러나 《뉴욕타임스》에 보낸 이메일에서 GNC사 대변인은 이렇게 주장했다. "이는 DMAA에 대해 GNC가 고수한 입장을 보고 기관이 보복하기 위해 GNC에 내린 편파적인 조치 그 이상으로는 생각할 수 없다."

GNC사에 압류 명령까지 내렸지만, 옥시엘리트 프로와 잭3d를 시장에서 밀어낼 수는 없었다.

USP랩스사는 다른 건강보조제 제조업체처럼 움직이는 과녁을 만들었다. 옥시엘리트 프로에서 DMAA를 빼고 같은 이름의 새로운 제품을 만들었다. 이번에는 새로운 성분인 아에겔린을 첨가했다. 미국 식품의약국은 동남아시아에서 자라는 뻴나무 추출물인 아에겔린이 안전하지 않다고 분류했다. 그리고 홈페이지에 경고문을 올렸다. "USP랩스사는 미국 식품의약국에 아에겔린을 건강보조제에 넣는다는 계획을 먼저 알리고, 아에겔린의 안전성을 입증해야 했다. 그러나 USP랩스사는 둘 중 어느 것도 하지 않았다."

바로 이 새로운 성분이 옥시엘리트 프로와 하와이에서 시작해 미국 본토로 퍼져나가 집단발병한 치명적인 간 질환의 연결고리였다. 최소 44명이 병에 걸렸고, 22명이 입원했으며, 두 명은 간 이식을 받았고, 한 여성, 일곱 자녀를 둔 48세의 어머니는 사망했다.

미국 식품의약국은 2013년 10월 USP랩스사에 아에겔린이 불법적인 성분이라는 사실을 알리는 경고문을 보냈다. 11월 6일에는 두 번째 경고문을 보내면서, 불법 성분을 포함한 모든 제품을 회수하라고 요구했다. USP랩스사는 3일 뒤에 옥시엘리트 프로 제품을 자발적으로 회수했다.

GNC사는 또 똑같이 행동했다. 하와이 보건부가 가게에서 제품을 회수하라고 경고했는데도 하와이에 있는 GNC 지점에서는 옥시엘리트 프로를 계속 판매했다. GNC사는 이후에 해명도 하지 않았다.

사라 박Sarah Park 박사는 미국 본토에 아직 발견되지 않은 간 질환 사례가 남아 있으리라고 우려한다. 하와이 주정부 역학자인 박 박사는 옥시엘리트 프로와 간 질환이 연관된 사례들을 최초로 인지한 인물이다. "그러나 하와이는 작은 주입니다. 하와이에는 간 이식센터가 하나뿐이고, 서로 원활하게 의견을 교환해서 이런 환자가 발생했다는 뉴스가 알려졌습니다. 우리는 이를 코코넛 무선통신이라고 부릅니다"라고 그는 말했다.

그러나 이식센터만 14곳인 텍사스주처럼, 이식센터가 여러 곳인 더 큰 주들은 유사 환자를 인지하지 못할 수 있다. 이런 문제를 놓고 볼 때, 미국 식품의약국이 미국인을 보호할 수 없다는 점은 꽤 수상쩍게 보인다. 하지만 사실 미국 식품의약국은 워싱턴에 강력한 세력을 거느린 거대 산업계와 맞서는 중이다.

USP랩스사 같은 회사들에 안전성 검사를 하지 않고도 제품을 판매하도록 허용한 1994년 법안, 보조식품건강및교육법DSHEA으로 돌아가 보자. 유타주의 해치 상원의원은 이 법안을 제안한 뒤로 줄곧 건강보조제 산업계의 정치적 협력자로 알려져왔다. 현재 유타주는 건강보조제 산업계의 실리콘밸리가 되었으며, 매년 세금만 8조 6148억 원이 걷힌다.

두 번째 주요 입안자는 아이오와주의 하킨 상원의원이다. 1989년부터 하킨 의원의 최대 후원자는 케이맨제도에 본사를 둔 건강보조제 회사인 허벌라이프인터내셔널사다. 허벌라이프사의 정치활동위원회와 직원들은 2008년에 재선 선거운동을 벌이는 하킨 의원에게 1억 485만 원을, 2011년에는 아이오와주립대학교에 하킨 의원의 이름을 따서 세운 공공정책연구소에 1억 1965만 원을 기부했다.

해치 의원과 하킨 의원은 1994년 이후에도 건강보조제 산업계에 지원을 멈추지 않았다. 오히려 2011년에는 훨씬 더 거세게 반격했다. 2011년에 미국 식품의약국은 제조업자들에게 1994년 이전에는 건강보조제에 없던 성분을 포함해서 모든 제품의 성분 신고서를 제출하도록 요구하는 새 지침을 제안했다. 이 지침으로 미국 식품의약국은 질병과 사망 사례가 보고된 뒤에야 반응하는 것이 아니라, 급성장하는 시장 꼭대기에 올라서게 될 터였다.

그러나 하킨 의원과 해치 의원은 미국 식품의약국에 강력한 항의서를 보내 이 지침이 "제조업자들에게 상당한 추가 비용을 떠넘기는 부담스러운 요구"라고 불평하면서 "보조식품건강및교육법을 훼손한다"고 주장했다. 상원의원들은 미국 식품의약국에 새 지침을 철회하라고 엄중히 촉구했다.

건강보조제는 이제 안전하지 않다고 과학자들은 말한다. 건강보조제로 인한 간 손상이 계속 증가하고 있다. 필라델피아 아인슈타인 의학센터 과학자들의 연구 결과를 보면, 모든 종류의 약물이 일으킨 간 질환이 2004년 7퍼센트에서 2014년에는 20퍼센트까지 증가했다.

건강보조제는 안전성이나 효과성 검사를 받지 않았으며, 다른 방식으로 증명되기 전까지는 그저 안전하다고 추정할 뿐이다. 법이 바뀔 때까지, 경각심을 불러일으키는 이 사실을 깨달아야 하는 부담은 소비자가 떠안는다. 자원이 부족하고 때로는 족쇄까지 찬 정부기관이 소비자를 보호하려 최선을 다하지만, 법이 가로막고 있다. 건강보조제 시장은 구매자 위험부담 원칙이 지배하는 곳이다.

21

동성애자와 양성애자도
헌혈을 할 수 있을까

HIV/에이즈가 유행하고 2년 후인 1983년, 미국 식품의약국은 동성애자와 양성애자의 헌혈을 평생 금지했다. 이 총괄 지침은 모든 동성애자를 단일개체로 뭉뚱그렸다. 말하자면 이 금지령은 일부일처 관계를 유지하는 동성애자는 헌혈할 수 없지만, 여러 파트너와 안전하지 않은 성관계를 하는 이성애자는 얼마든지 헌혈할 수 있다는 뜻이었다.

미국 식품의약국은 수혈로 전파되는 HIV를 예방하기 위해 이 지침을 만들었다고 밝혔다. 1980년대에 미국 식품의약국은 남성과 성관계를 하는 남성이 헌혈하지 못하도록 금지하는 방침이 정당하다고 믿었다. HIV 유행병이 널리 퍼지고 있는데 HIV 검사법은 없고, 헌혈 받은 피에 바이러스가 있는지 검사할 방법도 없었기 때문이다.

헌혈자를 대상으로 HIV를 검사하는 새로운 방법이 등장하면서, 이 지침은 1985년에 바뀌었다. 그러나 기관의 지침이 과학을 따라잡기까지는 30년이 더 흘러야 했다. 2015년에 미국 식품의약국은 오래 이어졌던 금지령을 해제했지만, 여기에는 중대한 주의사항이 있었다.

언론에서는 금지령이 완전히 뒤집혔다는 말은 과장된 보도라고 했다. 번복됐다기보다는 규제가 완화된 정도였다. 동성애자와 양성애자는 1년 동안 성관계를 하지 않았을 때만 헌혈할 수 있었다. 이 순결 지침은 너무나 많은 동성애자를 배제했기 때문에 일부 활동가는 당국이 동성애자를 헌혈에서 계속 제외하려 한다고 주장했다.

캘리포니아대학교 로스앤젤레스캠퍼스 로스쿨의 윌리엄스연구소가 발표한 연구 결과를 보면, 동성애자의 헌혈 금지령이 바뀌었더라면 매년 36만 600명이 추가로 헌혈을 할 수 있었다. 1년에 29만 1036리터의 혈액이 늘어나는 셈이다.

이 혈액은 꼭 필요했다. 혈액은 매년 부족하고, 대개 헌혈 캠페인을 자주 진행하지 않는 여름에 더 많이 부족하다. 반면 수요는 줄어들지 않는다. 2초마다 미국의 누군가에게는 혈액이 필요하다고 미국 적십자사는 말했다. 간 이식을 받는 환자 한 명이 수술하는 동안 혈액을 100유닛 이상 쓸 수도 있다.

미국 식품의약국이 내린 순결 지침은 최소 1년간 성관계를 하지 않았다면 헌혈할 수 있는 오스트레일리아, 영국, 프랑스, 스웨덴과 미국을 동일선상에 올려놓았다. 그러나 이탈리아에서는 같은 남성과 성관계를 했더라도 안전하게 하고 HIV 검사에서 음성 반응이 나오면 헌혈할 수 있다. 아르헨티나와 스페인에서는 누구든 안전하지 않은 성관계를 했다면 성적 지향과 관계없이 헌혈할 수 없다.

오스트레일리아가 완전 금지에서 12개월 유예로 정책을 바꾸었을 때의 헌혈체계를 연구해보면, 12개월 유예 지침 당시 헌혈로 받은 혈액을 사용해도 위험도가 더 높아지지는 않았다.

혈액 차별은 혈액은행만큼이나 역사가 깊다.

1941년 진주만이 공습을 당했을 때, 아프리카계 미국인들은 공습에서 다친 사람들을 위해 헌혈하려고 줄을 섰다. 그러나 흑인들은 돌아가야만 했다. 적십자사가 흑인들의 혈액은 받지 않았던 것이다. 이듬해에 정책을 바꾸고 흑인들도 헌혈할 수 있다고 말했을 때조차 적십자사는 혈액을 차별했다. 그래서 백인 미국인은 흑인 미국인의 혈액을 수혈받지 않았다.

미국의 수혈체계를 지휘한 사람은 흑인이었다. 찰스 드루Charles Drew 박사는 "혈액은행의 아버지"로, 1939년 뉴욕 장로교 병원에 최초로 실험적인 혈액은행을 세운 미국의 흑인 과학자다.

드루 박사는 혈액을 안전하게 모으고 저장하고 배송하는 모든 과정에 과학적 통찰력을 가지고 개입했고, 영국까지 날아가서 제2차 세계대전을 치르며 절망적으로 치료를 기다리는 병사 수만 명을 위해 수혈체계를 세웠다. 드루 박사는 영국을 위한 미국 혈액 프로젝트의 의학 책임자였고, 이 프로젝트는 병사 수만 명의 목숨을 구했다는 평가를 받는다.

미국에서 드루 박사는 뉴욕 적십자사의 건조 혈장 프로젝트를 추진해서 적십자사 혈장서비스 부책임자가 되었다. 이 프로젝트는 국립

헌혈서비스National Blood Donor Service의 시초가 되었는데, 바로 이 기관이 흑인들의 헌혈을 거부한 것이다.

적십자사가 1949년에 혈액 차별을 멈췄을 때도 루이지애나와 아칸소 같은 남부 주에서는 차별 관행이 이어졌다. 아칸소주는 1969년에 혈액 차별을 중단했고, 루이지애나주는 1972년에 금지했다. (그러나 인종차별적 혈액법은 유지되었다. 흑인의 특성은 수학적 공식을 따르며 "흑인 피"가 32분의 1 이하로 흐르는 사람은 흑인으로 간주해서는 안 된다고 명시한 루이지애나주 법령은 1983년이 되어서야 폐지되었다.)

남아프리카공화국에서는 아파르트헤이트가 종결된 뒤에도 헌혈자를 인종에 따라 차별하는 사건이 일어났다. 남아프리카공화국 흑인이 헌혈한 혈액은 버리고, 백인과 남아프리카 원주민이 헌혈한 혈액만 사용했던 것이다. 혈액원은 HIV가 남아프리카공화국 흑인들 사이에 더 널리 퍼져 있기 때문에, 인종 프로파일링은 어떤 혈액에 HIV가 가장 많이 들어 있을지를 결정하는 방법이라고 말했다. 혈액원의 의학 책임자는 남아프리카공화국 언론협회에 헌혈자의 인종 프로파일링은 "가장 논리적이고, 의학적이며, 윤리적이고, 법적으로 방어할 수 있는 유용한 체계"라고 밝혔다. 그러나 전 세계에서 비난이 쏟아지자 남아프리카공화국은 헌혈자를 인종으로 분류하는 정책을 2004년에 폐지했다.

미국에서 유행하는 HIV가 유색인종과 동성애자, 양성애자에게 불균등하게 영향을 미쳤으며, 현재 정책이 동성애자들을 차별하고 있다고 활동가들은 주장한다.

공중보건 분야에서 우리는 종종 MSMmen who have sex with men이라는 단어를 사용한다. 남성과 성관계를 하는 남성이라는 뜻으로 동성애자와 양성애자라는 단어를 대신하는데, HIV 위험도를 결정하는 것은 동성애자나 양성애자라는 꼬리표가 아니라 행동이기 때문에 그렇다. 흥미롭게도 HIV가 MSM 집단에서 대거 유행하는 동안 (2014년 미국에서는 인구집단의 약 2퍼센트를 차지하는 MSM이 새로운 HIV 감염자의 70퍼센트를 차지했다), MSM 헌혈자 사이에는 차이점이 나타났다.

미국 식품의약국 보고에 따르면, 자신이 MSM이라고 밝힌 남성 헌혈자는 HIV 유병률이 0.25퍼센트로 낮았지만, 일반적인 MSM 인구 집단에서는 HIV 유병률이 11~12퍼센트였다.

컬럼비아대학교와 뉴욕대학교 과학자들은 2018년에 발표한 논문에서 미국 식품의약국의 새로운 규정에 대해 논평했다. "이 새로운 정책은 평생 금지령만큼이나 차별적이고, 적합한 헌혈자의 수는 기대만큼 늘어나지 않을 것이다." 저자들은 특정 집단 전체를 배제하는 체계를 폐지하고 위험한 성관계 지표를 확인하는 체계로 전환하라고 요구했다.

코로나바이러스감염증-19 대유행이 지구를 휩쓸던 2020년 4월 2일에 미국 식품의약국은 헌혈 지침을 변경한다고 발표했다. 혈액 수요가 급증하고, "최근에 완료된 연구와 역학자료를 바탕으로" 식품의약국은 MSM이 성관계를 한 지 1년이 아니라 석 달 후에 헌혈할 수 있다고 했다. 같은 지침이 다른 남성과 성관계를 한 남성과 성관계를 한 여성에게도 적용됐다. 이 여성들도 성관계를 하고 석 달이 지나야 헌혈할 수 있다.

의학단체와 활동가들은 MSM을 악마 취급하고 정맥주사 마약 중독자와 동급으로 다룬다며 미국 식품의약국을 고발했다. 의학단체가 내리는 금지령은 다른 사회 구성원이 해당 집단을 바라보는 관점에 영향을 미친다. 1980년대에 미국 식품의약국이 1977년 이후 미국에 정착한 아이티계 미국인에게 헌혈 금지령을 내렸을 때, 아이티계 미국인은 따돌림을 당하고 사회적으로도 낙인이 찍혔었다. 인권단체와 활동가들의 반대가 이어지면서 이 금지령은 1990년 해제되었다.

현재의 12개월 순결 지침은 말라리아, 지카바이러스, 크로이츠펠트-야코프병 같은 감염병으로부터 혈액을 보호하는 지침과 일치한다고 주장하는 사람도 있다.

예를 들어, 누구든 말라리아가 유행하는 곳을 방문한 사람은 1년간 헌혈이 금지된다. 지카바이러스가 유행하는 국가를 다녀온 여행자는 반드시 한 달이 지난 뒤에 헌혈해야 한다. 광우병 사태가 일어났던 시기에 영국에 살았던 사람은 미국에서 헌혈이 무기한 금지된다(여기에는 영국에서 자란 나도 포함된다).

2015년 지침에서 미국 식품의약국은 혈우병과 혈액응고 관련 기능장애 환자들은 헌혈이 여전히 금지된다고 밝혔다. 기관이 이전에 내세웠던 논리인 HIV 전파 위험이 높기 때문이 아니다. 지금은 헌혈을 위해 주삿바늘을 꽂을 때 혈우병 환자가 위험해질 수 있기 때문에 금지령이 유지된다고 말한다.

미국 식품의약국은 헌혈정책이 가장 유용한 자료를 근거로 해서 바뀌고 있으며, 앞으로 몇 년 동안 "세심하게 효과를 관찰"하겠다고 말했다. 가장 최신 과학정보를 정책에 반영하도록 검토하겠다고도 덧붙였다. 하지만 지금으로서는 미국 남성 수십만 명이 헌혈을 금지당했거니와, 많은 과학자가 미국 식품의약국 지침이 과학적 증거와 맞지 않는다고 생각한다.

HIV 같은 질병은 개인의 민족, 인종, 성적 지향을 가려서 발생하지 않는다. 당신이 누구인가가 아니라 당신이 무엇을 하는가가 여러분을 HIV 감염의 위험에 몰아넣는다. 미국 식품의약국과 다른 혈액 기관들은 대단위 집단을 차별하는 대신 위험도를 따져서 헌혈정책을 채택해야 한다.

22

전자담배는
해로울까

2019년 봄에 청년들, 주로 일리노이주와 위스콘신주의 젊은 남성들이 수상한 폐 질환에 걸렸다. 이들은 기침을 하고 호흡곤란을 겪었으며, 일부는 인공호흡기를 달고 집중치료실에 입원해야 했다. 8월이 되자 일리노이주에서 한 청년이 폐 질환으로 사망했다. 또 다른 청년이 오리건주에서 같은 질병으로 사망했다. 10월에는 뉴욕에서 소년이 목숨을 잃었는데, 이제 막 십 대가 된 이 소년은 원인 모를 질병으로 사망했다.

공중보건 전문가들은 환자들과 사망자 가족들을 인터뷰하고 나서,

공통점을 발견했다. 환자와 사망자 들은 전자담배를 피웠다. 2019년 11월에는 2290명이 폐 질환을 앓기 시작했고, 25개 주와 컬럼비아 특별구에서 50여 명에 가까운 사망자가 나왔다. 질병통제예방센터는 이 질병을 EVALIe-cigarette or vaping product use-associated lung injury, 즉 전자담배 혹은 증기 및 액상 흡입제품 사용과 관련된 폐 질환으로 규정했다.

단서를 찾아 나선 과학자들은 전자담배를 피울 때 사용하는 액상에 든 성분이 범인이라고 생각했다. 그러나 이 발견은 대대적인 논란을 불러왔다. 전 세계 의학 전문가들은 전자담배의 안전성에 동의하지 않았다. 일부 의사는 흡연자가 금연하게 도와줄 좋은 도구라고 했지만, 다른 보건기관은 전자담배가 새로운 니코틴 중독 세대를 양산한다고 주장했다. 영국의 주요 공중보건기관인 영국 공중보건국은 금연을 위해서라면 전자담배 처방전을 쓸 수 있도록 의사에게 허용해야 한다고 주장했다. 일부 영국 정치인은 전자담배 법안을 완화하라고 주장했다.

세계보건기구는 전자담배의 장기효과에 대해 모르는 사실이 너무 많다고 주장했다. 전자담배에 든 니코틴에 중독성이 있는지, 전자담배에 든 향료가 기도에 자극과 염증 반응을 일으킬 수 있는지에 대해 알려진 사실이 거의 없었다. 2019년에 샌프란시스코는 미국 식품의약국이 제품을 감독할 "책임을 포기"했다면서 전자담배 판매를 금지하는 최초의 미국 도시가 되었다. 2019년 9월, EVALI 집단 발병이 계속 늘자 미국 식품의약국은 자체 조사를 시작했고, 뉴욕의 EVALI 환자가 사용한 거의 모든 대마초 전자담배 제품에서 비타민 E 아세테이트를 발견했다. 비타민 E는 먹거나 피부에 발라도 안전해서 식품과 로션에 들어 있지만, 흡입하기에는 안전하지 않다. 미국 식품의약국은 비타민 E 아세테이트가 전자담배의 액상 점도를 높이고 대마초에 든 주요 심인성 화합물인 테트라하이드로칸나비놀tetrahydrocannabinol, THC 농도를 높이기 위해 첨가된 것으로 보인다고 했다. 미국 식품의약국이 조사 결과를 발표하고 두 달 뒤에 질병통제예방센터는 새로운 결과를 발표했다. 비타민 E 아세테이트가 EVALI 환자 29명의 폐에서 검출되었다.

전자담배는 배터리로 작동하는 흡연장치로, 카트리지에 든 액체를 가열해서 연기를 내는 장치인 무화기가 달려 있다. 카트리지에 든 액체에는 대개 니코틴, 향료, 여러 가지 첨가물이 들어 있다. 대부분 전자담배의 발열장치는 흡입하면 작동하며, 수동 스위치가 달린 제품도 있다.

전자담배는 두 종류로 나뉘는데, 개방형과 폐쇄형이 있다. 개방형 전자담배는 기화시킬 액체를 수동으로 채워 넣을 수 있으며 대개 흡입구(드립팁)를 분리할 수 있다. 폐쇄형 전자담배는 기성품 카트리지를 직접 배터리에 끼워 사용한다. 개방형 전자담배가 가장 대중적인 제품이다.

미국 식품의약국은 미국 십 대들 사이에서 전자담배가 "유행"하며, 전자담배 제조업자들이 미성년자의 자사 제품 사용을 막는 데 소극적이라고 말한다. 미국의 일부 공중보건 전문가는 전자담배가 공중보건을 새롭게 위협하고 있으며, 수십 년간 이어온 금연운동을 빠르게 무력화한다고 주장했다.

왜 합의에 이르지 못할까? 첫째로, 전자담배는 2003년에서야 출시되었다. 상업적으로 성공한 최초의 전자담배는 혼 리크Hon Lik라는 중국인 약사이자 흡연자가 만들었다. 리크는 자신처럼 골초였던 아버지가 폐암으로 사망하자 전자담배를 발명했다고 한다. 리크는 40년 전인 1965년에 "연기가 나지 않고 담뱃잎을 사용하지 않은 담배"로 특허를 받은 허버트 길버트Herbert Gilbert에게서 영감을 받았을 수 있다.

유로모니터의 시장조사 결과를 보면, 전 세계의 흡연자 수는 2000년 11억 4000만 명에서 11억 명으로 줄었다. 담배 소비자가 꾸준히 감소하는 동안 전자담배 사용자는 가파르게 증가했다.

유로모니터에 따르면 전자담배 사용자 수는 5년 동안 다섯 배나 증가해서 2011년에 700만 명에서 2016년에는 3500만 명으로 늘어났다. 유로모니터는 2021년에는 전자담배 흡연자가 5500만 명에 이를 것으로 예측한다.*

전자담배 산업은 2013년에 5조 85억 원에서 2018년에는 전 세계적으로 26조 9505억 원 규모로 성장했으며, 영국, 일본, 미국이 가장 큰 시장이다. 이 세 국가의 전자담배 사용자는 2016년 한 해에만 전자담배 제품에 19조 800억 원 이상을 썼다.

전자담배는 연초담배를 추월해 미국 십 대 사이에서 가장 인기 있는 담배제품이 되었다. 18~24세 미국인 다섯 명 중 한 명은 전자담배를 사용한다고 질병통제예방센터가 발표했다.

연초담배에는 수천 종의 화합물이 들어 있으며, 이 중 최소 70종

---

* 리서치사 Koncept Analytics가 2020년 9월에 발행한 시장보고서에 따르면 세계 전자담배 시장 규모는 2024년 768억 2000만 달러로, 2020년부터 2024년 사이에 18.5% 성장할 전망이다.

이 발암물질로 알려졌다. 이것 말고도 일산화탄소, 비소, 그밖의 독성성분이 들어 있다. 반면 전자담배에는 수천 종 대신 수백 종에 불과한 훨씬 적은 화합물이 들어 있다.

전자담배 액상 카트리지의 주요 성분은 글리세롤과 프로필렌글리콜이며, 대개 흡입해도 해롭지 않다고 알려졌다. 그러나 공연장이나 영화 세트장에서 이들 화합물로 안개를 만드는 특수효과팀 직원들은 호흡곤란을 호소했다. 어쩌면 프로필렌글리콜에 장기간 노출된 것과 연관성이 있을지도 모른다.

연구 결과, 일부 전자담배 연기에서 극소량의 니트로사민이 발견되었는데, 니트로사민은 암과 연관성이 있다. 다른 연구에서는 전자담배 연기에 아세트알데하이드와 포름알데하이드 같은 독성 화학물질과 계피, 버터, 바닐라 향처럼 프리라디칼이 들어 있어 DNA를 손상할 수 있는 향료가 일부 포함되어 있다고 밝혔다.

상대적으로 새로운 제품이라는 사실은 전자담배의 장기간 안전성을 밝히는 자료가 부족하다는 뜻이다. 이런 이유로 일부 과학자는 전자담배 사용 확대를 지지하는 정치인과 공중보건기관을 소환하기도 했다.

2018년 보고서에서, 영국 공중보건국은 영국에서 사상 최고의 금연 성공률이 나온 데는 전자담배의 공이 컸다고 인정했다. 그러나 전자담배가 금연도구로써 보이는 효능과 어긋나는 증거도 있다.

같은 보고서에서 영국 공중보건국은 금연에 관해 메타분석을 한 논문 일곱 편 중 두 편은 전자담배가 금연에 긍정적인 효과가 있다고 했고, 네 편은 결론을 내리지 못했으며, 한 편에서는 부정적인 효과를 발견했다고 말한다. 2018년에 6000명 이상의 흡연자를 대상으로 진행한 연구에서 펜실베이니아대학교 과학자들은 전자담배가 금연에 도움이 되지 않는다는 사실을 발견했다. (현금 보상이 금연에 더 도움이 됐다.)

전자담배 사용자들 사이에는 전자담배가 안전하며 금연에 도움이 된다는 생각이 널리 퍼져 있다. 언스트앤영과 브리티시아메리칸토바코사의 스타트업인 니코벤처스가 유럽과 아시아 7개국에서 조사해 발표한 2016년 보고서는 전자담배를 피우는 가장 보편적인 이유가 "연초담배보다 덜 해롭다고" 생각하기 때문이라는 사실을 보여주었다. 정기적인 사용자들의 거의 절반가량은 금연하기 위해 전자담배를 사용한다고 답했다.

그러나 미국에서는 2011년부터 고등학생 사이에서 전자담배 사용 비율이 900퍼센트 증가했고, 중학생의 약 6퍼센트는 이전 해에 전자담배를 피웠다고 대답했다. 공중보건 공무원들은 전자담배가 더 많은 청소년을 흡연으로 이끌어 흡연자로 만들 수 있다고 주장한다.

2016년 보고서에서 미국 보건총감 비벡 머시Vivek Murthy 박사는 전자담배에 든 니코틴에 중독될 위험이 가장 높은 연령대는 청년들이라고 말했다. 이십 대 중반까지 발달하는 뇌는 니코틴의 영향을 받는다.

니코틴은 가장 늦게까지 발달하는 뇌 영역인 전전두엽 피질에 영향을 미칠 수 있다. 연구 결과는 십 대 시절에 니코틴에 노출되면 정신 질환과 주의력 결핍장애를 일으킬 위험이 높아진다고 밝혔다.

일부 과학자는 전자담배를 사용하는 십 대들은 결국 연초담배를 피우게 될 가능성이 커진다고 우려한다. 하와이대학교 과학자들은 전자담배가 젊은이들 사이에서 흡연을 조장한다는 사실을 발견했다.

2013년에 과학자들은 고등학생 2000명 이상과 인터뷰했고, 1년 뒤에 다시 한번 인터뷰했다. 학생 중 3분의 1 정도는 처음 인터뷰했을 무렵에 전자담배를 처음 피웠다고 말했다. 1년 뒤에 다시 조사해보니, 전자담배를 사용했던 학생은 그렇지 않은 학생보다 연초담배를 피울 가능성이 3배나 더 높았다.

영국 왕립외과협회는 흡연자에게 전자담배를 권장해서 연초담배를 끊도록 도와야 한다고 주장한다. 2016년에 발표한 보고서에서 영국의 이 선도적인 의학단체는 전자담배가 흡연에 이르는 관문이 아니며, 따라서 금연 보조도구로 사용해야 한다고 말했다.

2014년에 영국에서 발표된 연구에서는 전자담배를 피운 사람이 갑자기 금연하거나 니코틴 패치나 껌을 사용한 사람보다 금연에 성공할 가능성이 60퍼센트나 높다는 사실을 발견했다. 지금까지 확보한 증거로 전자담배가 왕립외과협회와 영국 공중보건국을 흔드는 데는 성공했지만, 전자담배가 정말 금연에 효과가 있는지 확신하기에는 아직 이르다고 주장하는 전문가들도 있다. 전자담배는 이제 영국에서 니코틴 껌과 패치를 앞서는 가장 인기 있는 금연 보조도구가 되었다.

미국 식품의약국은 전자담배를 금연 보조도구로 허가하지 않았다. 오히려 전자담배의 위험성을 경고한다. 2009년에 미국 식품의약국은 상위 브랜드 두 곳의 전자담배 카트리지에 든 액상성분을 분석했다. 여기에는 니트로사민을 비롯해 암을 유발할 수 있는 화학물질과 부동액에 사용되는 독성 화학물질이 들어 있었다.

2018년에는 전자담배 액상 카트리지에서 처방 의약품 성분을 발견했다. 처방전을 받아야만 살 수 있는 발기부전 의약품인 비아그라와 시알리스였는데, 중국 전자담배 제조사인 헬로시그일렉트로닉테크놀로지에서 만든 전자담배 액상 카트리지에 들어 있었다. 이들 의약품은 위험한 수준까지 혈압을 낮출 수 있다고 미국 식품의약국은 경고했다.

전자담배 배터리가 과열되면 다칠 위험도 있다. 2009년부터 2014년 사이에 24명 이상이 전자담배가 폭발하는 바람에 다쳤다고 미국 소방청은 밝혔다. 의사들은 환자들이 화염 화상, 화학 화상, 폭풍 손상으로 다쳤다고 발표했다.

전자담배를 사용하는 사람들 3500만 명 이상을 과열되는 논란 한가운데 남겨둔 채, 공중보건 전문가들은 여전히 전자담배의 안전성에 동의하지 않는다. 담배보다 건강에 좋을 수는 있지만, 그렇다고 해롭지 않다는 뜻은 아니다.

2020년 2월에 EVALI는 미국 전역에서 집단발병했고, 질병통제예방센터는 EVALI로 병원에 입원하는 사람과 해당 질병으로 사망한 사람만 공식적으로 집계한다고 밝혔다. 이 집계를 인용해서 질병통제예방센터는 3000명에 가까운 사람들이 입원했고 68명이 사망했다고 발표했다. 그러나 연방정부는 선뜻 전자담배를 규제할 기미를 보이지 않는다. 사실 미국 식품의약국은 2016년이 되어서야 전자담배를 규제할 권한을 받았다. 연방정부가 뒷짐 지고 물러나면서 주마다 제각각 전자담배를 규제하고 있으며, 소비자 스스로 어떤 것이 안전하고 그렇지 않은지를 알아내도록 떠넘기고 있다.

23

대마초는 경기력 향상에 도움이 될까

    만약 여러분이 대학에서 대마초를 피우며 소파에 늘어져 있다가 리포트 마감을 놓치는 자신을 상상하고 있다면, 경쟁이 치열한 프로 운동선수들이 왜 대마초를 피우는지 의아해질 것이다. 그러나 시대가 바뀌었다.

    단백질 파우더하고 운동용 보충제와 함께, 일부 운동선수와 코치는 대마초를 흡연하거나 식단에 넣고, 대마초 기름을 바르며 팅크제와 식품으로 이용한다. 오늘날에는 소믈리에가 포도 품종을 비교하듯이 약초 감정가가 대마초 품종을 논의한다.

대마초의 핵심 성분은 테트라하이드로칸나비놀로, 붕 뜨는 기분을 느끼게 해준다. 칸나비놀cannabinol, CBN과 칸나비디올cannabidiol, CBD은 향정신성 효과는 없지만 고통과 메스꺼움을 줄이는 항염증 효과가 있는 것으로 보인다.

나는 "있는 것으로 보인다"고 했다. 대마초에 관한 과학자료가 많지 않기 때문이다. 그래서 우리의 질문, 즉 대마초가 경기력 향상에 도움이 되는지 대답하기 어렵다.

자료가 많지 않은 이유는 대마초가 세계 여러 곳에서 불법이기 때문이다. 미국에서 대마초는 제1군 마약에 속하고, 그래서 내가 이 글을 쓰는 2018년 현재, 9개 주와 워싱턴 D.C.에서 오락용 대마초는 합법이며 30개 주에서 의료용 마리화나 역시 합법이지만, 아직도 과학자들이 실험실에서 대마초를 연구하기는 어렵다. 마약단속국Drug Enforcement Administration은 대마초를 "현재 의료용으로 승인된 바 없음"으로 분류한다. 마약단속국은 대마초를 헤로인과 LSD와 같은 범주에 넣는다.

우리는 일부 운동선수가 대마초를 사용하며, 대마초가 불안감을 줄이고 집중력을 높이는 데 도움이 된다고 말한다는 사실을 알고 있다. 캐나다 스노보드 선수 로스 리베글리아티Ross Rebagliati가 경기를 끝내고 받은 약물검사에서 대마초 양성 반응이 나와서 올림픽 메달을 박탈당할 위기에 놓였던 1998년으로 되돌아가 보자. 당시 대마초는 금지약물 목록에 없었기 때문에 그는 항소해서 메달을 되찾았다.

1년 뒤에 대마초는 금지약물 목록에 올랐는데, 운동선수에게 불공정한 이점을 제공해서가 아니라 세계 여러 곳에서 불법이기 때문이었다. 리베글리아티는 캐나다 선수였고, 캐나다는 2001년에 최초로 의료용 마리화나를 사용해도 된다고 허가한 국가였다. 그는 이 규정을 이용해서 의료용 마리화나를 판매하는 가게를 열었다.

"스키 또는 스노보드를 타거나, 도로 주행용 자전거를 타거나, 체육관에서 운동할 때, 마리화나는 여러분이 그 순간에 집중하도록 도와준다. 자신의 능력을 110퍼센트 발휘하는 경험을 할 수 있다"고 리베글리아티는 홈페이지에서 광고한다.

대마초는 올림픽에서 약물검사를 감독하는 세계반도핑기구가 금지한 약물이다. 미국반도핑기구와 전미대학경기협회에서도 금지한 약물이다.

그러나 세계반도핑기구는 최근에 선수의 혈액에서 검출되는 대마초 농도 규정을 바꾸었다. 허용 농도가 $15ng/ml$에서 $150ng/ml$로 높아졌는데, 이는 선수가 경기기간에 대마초를 흡연하는 것은 감독하지만, 경기 전주에 흡연하는 것은 감독하지 않겠다는 뜻이다.

리베글리아티 이야기로 돌아와서, 처음 올림픽 메달을 박탈당했을 때 그의 대마초 혈액 농도는 $17.8ng/ml$였다. 그는 간접흡연 때문에 나온 결과라고 말했고, 지금도 이 주장을 굽히지 않는다. 리베글리아티는 2009년에 23살의 마이클 펠프스Michael Phelps가 대마초를 피우는 사진이 퍼졌을 때도 올림픽 챔피언인 펠프스를 재빨리 옹호했다. 대마초를 피운 전력을 인정한 올림픽 선수는 펠프스만이 아니다. 일부 선수는 대마초를 피운 혐의로 출전을 정지당하기도 했다. 2012년에 미국 유도선수 니콜라스 델포폴로Nicholas Delpopolo는 대마초 양성반응이 나오자 런던 올림픽 출전을 금지당했다.

대마초는 제1군 마약이어서, 잘 설계하여 인간을 대상으로 대마초

효과를 관찰한 연구가 많지 않다. 대부분은 쥐를 대상으로 연구한 결과인데, 쥐와 인간의 칸나비노이드 수용체는 다르다.

대마초가 불법인 곳에서 대마초로 자가 치료를 하는 사람들에게 증거를 얻기도 한다. 대마초가 다발경화증 치료에 효과적이라는 사실도 이런 경로를 통해서 알려졌다. 1990년대 미국과 영국에서 다발경화증 환자 112명을 대상으로 진행한 연구를 통해, 대마초가 환자의 90퍼센트 이상에서 통증, 우울증, 떨림 증상을 개선했다는 사실을 발견했다.

대마초는 불안감을 누그러뜨리고, 행복감을 키우며, 사회성을 높여서 경쟁이 치열한 스포츠에서 생기는 스트레스를 줄이는 데 도움이 된다고 보고되었다. 그러나 동시에 편집증, 빠른 심장박동, 눈과 손이 서로 호응해서 조화롭게 움직이지 못하는 증상, 반응시간 감소도 유발하는데, 모두 중요한 경기에는 필요 없는 현상들이다.

그런데도 내가 언급한 일부 운동선수는 경기 전에 대마초를 피우며, 대마초가 집중력을 높이고 맷집을 키워준다고 주장한다. 그러나 다른 선수들은 마약에 취해서 경기하는 건 꿈도 꾼 적 없다고 말한다. 대신 이런 선수들은 경기 전날 담배 혹은 전자담배를 피우거나 대마초를 씹으면서 깊이 잠드는 데 도움을 받는다.

마약에 취하지 않고 대마초를 이용할 수도 있다. 테트라하이드로칸나비놀 양을 줄이고 칸나비디올을 조금 넣으면 메스꺼움을 완화하고, 불안감을 줄여주며, 기분을 안정시키고, 숙면할 수 있다고 한다.

대마초가 합법인 주에서는 에너지바와 식품 코너, 혹은 담배나 전자담배 코너에서 대마초를 살 수 있다. 대마초를 우려낸 밤이나 연고를 피로한 근육에 발라서 통증을 줄이고 휴식을 취할 수도 있다.

대마초 사용자라는 오명을 벗기고, 대마초를 사용하는 사람들도 운동할 수 있다는 점을 보여주려는 노력의 일환으로, 짐 맥알파인Jim McAlpine은 420게임을 주최했다. 420게임이 열리면 캘리포니아, 콜로라도, 오리건, 워싱턴에서 대마초 사용자들이 모여 8킬로미터 달리기 등의 경기를 한다.

프로 운동선수 중에는 통증 관리용으로 대마초를 옹호하다가 경력이 위태로워진 선수도 있다. 미국이 처방용 진통제를 남용해서 죽음을 부르는 치명적이고 파괴적인 유행병과 사투를 벌이는 와중에, 전 볼티모어 레이븐스 선수였던 유진 먼로Eugene Monroe는 공개적으로 전미미식축구연맹NFL에 선수들이 의료용 마리화나를 사용할 수 있게 해 달라고 요청했다.

레이븐스 구단은 먼로의 주장을 지지하지 않는다고 성명을 발표하고, 2016년 6월에 먼로를 구단에서 내보냈다. 먼로가 쫓겨난 게 의료용 마리화나에 대한 입장 때문인지 부상 때문인지는 확실하지 않다.

미국인 수만 명을 죽음에 이르게 한 비코딘과 옥시콘틴 같은 약물이 합법이며, 마약단속국의 금지목록에서 대마초보다 등급이 더 낮다는 사실은 매우 흥미롭다. 대마초가 미국에서 제1군 마약으로 남아 있는 한, 대마초가 경기력과 건강에 미치는 효과를 밝히는 의미 있는 자료를 얻기란 거의 불가능하다.

캐나다가 이 문제의 해결책이 될 수도 있다. 2018년 10월에 캐나다가 대마초를 합법화하는 데 걸린 여러 달 동안, 대마초 연구를 위한 연구자금이 늘어나기 시작했다. 2018년 7월, 캐나다 연방의 보건연구자금 지원기관인 캐나다보건연구소는 대마초 연구에 28억 6500만 원을 지원한다고 발표했다.

캐나다 과학자들은 대마초가 합법이 됨으로써 대마초가 사람의 뇌와 몸에 미치는 영향에 관한 지식의 틈새를 메울 수 있게 되었다고 말한다. 브리티시컬럼비아대학교 약물관리센터 과학자인 M. J. 밀로이M. J. Milloy는 기자에게 이렇게 말했다. "지금까지 우리는 과학자로서 공개적으로 대마초의 위험성과 유용성을 조사할 수 없었습니다."

밀로이는 이렇게 덧붙였다. "대마초가 합법이 되면서 과학연구에 묶여 있던 족쇄가 풀렸으며 우리가 20년, 30년, 40년 전에 해야 했던 질문들을 묻고 답할 수 있게 되었습니다." 여기에는 대마초가 경기력에 미치는 영향을 더 깊이 이해하는 일도 포함될 것이다.

24

입덧방지제가 아기에게
선천성 결함을 일으킬까

　1950년대 후반에 영국, 멕시코, 일본, 독일, 캐나다, 그밖의 수십 개국 임신부들은 입덧방지제를 처방받았다. 이 약은 탈리도마이드였는데, 신약이 아니라 예민한 신경, 두통, 불면증을 누그러뜨리는 이미 대중화된 약이었다. 하지만 탈리도마이드가 입덧방지제로 판매되기는 처음이었다.

　과학자들이 탈리도마이드를 과다복용하는 일은 불가능하다고 말하면서 약물은 안전성을 인정받았고, 수많은 나라에서 처방전 없이도 살 수 있었다. 새 입덧방지제에 만족한 여성들은 임신기간에 한두 번씩 탈리도마이드를 먹었고, 어떤 여성은 여러 주 동안 매일 복용하기도 했다.

여러 달이 지나자 팔다리가 쪼그라들고 손가락이 없는 해표상지증이라는 심각한 선천성 결함을 지닌 신생아가 수만 명씩 태어났다. 제약업계 역사상 가장 큰 비극의 하나로, 탈리도마이드는 신생아에게 심각한 선천성 결함을 일으켰고, 나아가 수천 명의 태아를 유산시켰을 수도 있다.

1980년대에 영국에서 자란 나는 탈리도마이드 생존자들을 가게에서 쇼핑하면서, 영화표를 사러 줄을 서면서 볼 수 있었다. 어린애다운 호기심으로 나는 엄마에게 저들이 누구며, 왜 팔다리가 나와 다르게 생겼는지 묻곤 했다.

로지 모리아티 시먼즈Rosie Moriarty Simmonds는 탈리도마이드 생존자다. 1960년에 영국에서 탈리도마이드를 처방받은 산모에게서 태어났다. 로지의 엄마 메나가 천식과 입덧으로 고생하자, 메나의 주치의는 메스꺼움과 구토를 가라앉혀주려고 탈리도마이드를 처방했다고 한다. 로지는 작가이자 방송인이며, 수천 명의 탈리도마이드 생존자에 대한 관심을 불러일으키기 위해 자신의 이야기를 하는 장애인 운동가다.

"나는 일요일 밤 열 시경에 태어났습니다. 나를 받은 것은 수련의였는데, 내가 세상에 나오는 순간, 아마 수술실에는 경악과 숨죽인 침묵이 내려앉았을 겁니다"라고 로지는 말했다. "곧바로 나를 내보냈고, 엄마는 거의 즉시 진정제를 맞았다고 합니다. 엄마는 나를 사산했다고 생각했습니다."

로지는 아기를 본 산모가 충격을 이기지 못할까봐 의사가 엄마에게 즉시 진정제를 투여했다고 생각한다. "내 어깨에서 손가락 두 개가 곧바로 나와 있는데, 손가락이 길지는 않지만 쓸 만합니다. 그래도 대개는 입과 치아를 더 많이 사용하죠"라고 로지는 말했다. 로지는 손가락이 네 개, 발가락이 열세 개다. "나는 탈리도마이드가 만들어낸 팔과 다리가 없는 장애 여성입니다."

로지가 태어나고 며칠이 지나 진정제에서 깨어난 로지의 엄마는 팔에서 수액 줄을 빼내고 아기를 향해 기어갔다. "나는 머리부터 발끝까지 이불에 싸여 있었대요"라고 로지는 말했다. "병원은 내가 작은 팔다리를 가지고 태어났다고 설명했고, 엄마는 천천히 이불을 들춰내고 나를 본 뒤에 다시 내 얼굴을 쳐다보며 말했다고 합니다. '아기가 너무 예쁘지 않나요? 내 아기예요'라고요."

그러나 로지처럼 환영받은 아기는 많지 않았다. 영국에서 탈리도마이드 때문에 선천성 결함을 가지고 태어난 아기의 절반은 버려지거나 입양되었다고 로지는 말한다. 로지의 부모도 사제와 의사들에게 아이를 버리고 다시 시작하라는 말을 들었다고 했다.

그러나 로지의 부모는 그런 말에 신경 쓰지 않았다. 대신 로지가 장애를 극복할 수 있게 긴 치료를 시작했다. 의사들은 인공기관과 물리치료를 이용해서 어린 로지가 걸을 수 있게 해주었다. "내 오른쪽 발은 실제로는 넙다리뼈보다 정강이뼈와 더 비슷해서 볼과 소켓 관절을 통해 연결되지 않아요. 그래서 한쪽 다리를 앞으로 던진 뒤에 다른 다리를 끌어오면서 걷는데, 보기 좋지는 않습니다." 로지의 뼈에는 금속 의족이 연결되어 있다. "아래에 펼쳐진 안전그물 없이 죽마를 타고 걷는 것과 비슷합니다. 균형을 잡을 수 있는 팔도 없어요. 나는 똑바로 서서 걷기보다는 얼굴이나 뒷모습을 보며 더 많은 시간을 보냅니다. 걷기가 쉽지는 않아서요.”

탈리도마이드 아기들이 자란 세상은 장애를 가진 아이들에게 친절하지 않았다. “내가 아기였을 때 엄마가 나를 유모차에 태워 가게에 데려갔는데, 한 여성이 와서 종종 사람들이 그러듯이 나를 들여다보며 ‘정말 사랑스러운 아기네’라고 말했대요. 그러고는 이런저런 이유로 내가 덮고 있는 이불을 살짝 들었다가 내게 작은 손가락 두 개만 있는 것을 보고는 ‘괴물이다!’ 하고 비명을 지르며 도망가더랍니다.”

의학의 비극

탈리도마이드는 독일 제약회사인 그뤼넨탈이 1954년에 처음 만들었다. 4년 뒤에 탈리도마이드는 영국에 디스타발이라는 상표로 들어왔다. 40개국 이상에서 판매되었고, 상표는 디스타발 포르테, 콘테르간, 텐시발, 발그레인 등 여러 개였다.

그뤼넨탈사는 탈리도마이드를 처방전 없이 살 수 있는 일반의약품으로 판매하면서 누구에게나, “심지어 임신부에게도” 안전한 약이라고 홍보했다. 회사는 탈리도마이드로 “쥐를 죽일 수 있는 치사량을 찾지 못했다”고 선전했다.

2년 뒤인 1956년에 그뤼넨탈사 직원이 심각한 선천성 결함을 가진 아기를 낳았다. 아기의 아버지는 임신한 아내에게 탈리도마이드 샘플을 주었다. 그러나 아무도 탈리도마이드와 아기의 장애 사이에 연관성이 있으리라고는 생각하지 못했다.

이 연관성은 오스트레일리아 의사가 1961년 5월에 발견했다. 윌리엄 맥브라이드William McBride 박사는 시드니병원 산과 전문의였는데, 선천적으로 팔이 기형인 아기를 받았다. 그후로 몇 주 동안 비슷한 선천성 결함이 있는 아기 두 명을 더 받았다. 12월에 그는 의학학술지인《란셋》에 선천성 결함을 안고 태어난 모든 아기의 엄마들이 자신이 처방한 탈리도마이드를 복용했다며 이들의 연관성을 제기하는 글을 기고했다. 맥브라이드는 다음과 같은 질문으로 글을 끝맺었다. "임신 중에 탈리도마이드를 복용한 산모가 비슷한 기형아를 출산하는 일을 경험한 분들은 없습니까?"

1961년 11월 독일에서는 비두킨트 렌츠Widukind Lenz 박사가 이 사실을 발견했다. 렌츠 박사는 탈리도마이드를 복용한 산모에게서 태어난 독일 전역의 아기들이 선천성 결함을 가지고 있다는 사실을 발견했다. 독일 일간지는 161명의 아기가 탈리도마이드와 관련된 선천성 결함을 가지고 태어났으며, 탈리도마이드를 복용한 일부 성인도 신경 손상의 일종인 말초신경염을 앓고 있다고 보도했다.

그뤼넨탈사는 초기 경고를 무시했다. 회사는 1961년 11월에 마지못해 가게에서 제품을 회수했다. 다음 달에는 영국 배급사도 제품을 회수했다. 1962년 3월에는 판매하던 대부분 국가에서 탈리도마이드를 금지하거나 회수했다. 의사들은 탈리도마이드가 회수된 해부터 해표상지증을 가지고 태어나는 아기의 수가 급격하게 줄었다고 보고했다.

그때까지 수천 명의 아기가 선천성 결함을 가지고 태어났다. 정확한 수는 영원히 알 수 없을 것이다. "얼마나 많은 아기가 탈리도마이드의 영향을 받았는지 정확한 수는 알 수 없다. 아기가 유산되거나, 사산되거나, 태어난 직후 사망했기 때문이다"라고 탈리도마이드협회는 말한다. 이 비극을 겪는 가정을 지원하는 영국 단체인 탈리도마이드협회는 전 세계에 탈리도마이드 아기가 2만 4000명 이상되고, 영국에만 2000명 있다고 했다. 독일에서는 탈리도마이드 아기가 6000명가량 태어났으리라고 추정하는데, 이 중 2000명이 살아남았다.

탈리도마이드협회는 전문가의 말을 인용해서 "아무리 적게 잡아도 탈리도마이드 때문에 사산하거나 유산된 아기가 전 세계에 12만 3000명이 더 있을 것이고, 이 중 1만 명은 영국에 있었을 것이다. 이 추정치는 태어난 뒤 영아살해의 희생자가 되어 출생신고조차 되지 않은 아기는 포함하지 않은 숫자다"라고 주장한다.

탈리도마이드는 어린이용 기침약에도 들어 있으며, 때로 성분이 표기되어 있지 않다. 탈리도마이드는 시장에서 금지하거나 회수된 뒤로도 오랫동안 가정과 가게에 남아 있었다. 영국에서는 탈리도마이드를 회수하고 여러 달이 지난 1962년에도 최소한 20명의 어린이가 탈리도마이드와 관련된 선천성 결함을 가진 채 뒤늦게 태어났다.

입덧방지제가 어떻게 선천성 결함을 유발할 수 있을까? 해답은 화학에 있다.

분자 중에는 거울상 이성질체라고 두 가지 형태로 존재하는 분자가 있다. 분자 비대칭성으로 알려진 이 현상은 분자가 "카이랄"하다, 혹은 "거울상 관계다"라고 표현하며, 우리의 오른손과 왼손을 예로 들 수 있다. 형태는 비슷하지만 겹쳐지지 않으며, 여러분의 오른손에 왼쪽 장갑을 낄 수 없는 현상이다. 그 반대도 역시 마찬가지다.

탈리도마이드는 카이랄 분자며, R형과 S형이 존재한다. R형 분자는 진정제와 입덧방지제고, S형 분자는 임신 초기에 복용하면 선천적 기형을 유발한다. 문제는 R형 탈리도마이드만 복용한다고 해서 해결되지 않는다는 점이다. R형 탈리도마이드가 몸속에서 S형 탈리도마이드로 바뀌기 때문이다.

S형 탈리도마이드는 해표상지증이라는 선천성 결함을 일으켜서 긴 팔다리뼈를 짧게, 혹은 아예 기형으로 발생하게 한다. 탈리도마이드를 먹은 산모의 아기 중에는 손가락이 서로 붙어 있거나 손가락이 열 개 미만인 경우도 있었다. 다리는 뭉쳐 있거나 안쪽으로 휘었고 발가락이 열 개 이상이기도 했다. 많은 아기에게 구개파열이 있거나 귀가 없었고, 심장과 생식기 같은 내장도 영향을 받았다.

2010년에 도쿄공업대학교의 일본 과학자들은 S형 탈리도마이드가 정확히 어떻게 선천성 결함을 일으키는지 밝혀냈다. 일본 연구팀은 탈리도마이드를 제브라피시와 닭 배아에 투여해서 사람의 팔에 해당하는 제브라피시의 지느러미와 사람의 귀에 해당하는 닭 배아의 청각기관이 발달하는 데 심각한 방해를 받는 현상을 발견했다. 과학자들은 탈리도마이드가 세레블론이라는 단백질과 결합해서 팔다리가 발달하는 데 필요한 성장인자와 효소를 억제한다고 밝혔다.

현재 50대 중반에서 60대 초반이 된 역사상 가장 큰 의학 스캔들의 생존자는 현재 3000~6000명 정도일 것으로 추정된다. 영국에 약 500명, 일본에 대략 300명, 오스트레일리아에 50명 정도가 살아 있다.

그러나 미국에서는 다른 상황이 펼쳐졌으며, 탈리도마이드 스캔들에 영향을 받은 사람은 없는 것으로 보인다. 이는 모두 탈리도마이드가 끼치는 해악에서 수백만 명의 아기를 구한 한 여성 덕분이다.

미국에서 펼쳐진 다른 이야기

내 미국인 친구는 자라면서 가게에서 탈리도마이드 생존자들을 보지 못했고, 부모에게 왜 저 사람들은 나와 다르게 생겼는지 묻지도 않았다. 이는 모두 한 여성 덕분이었다.

1960년 8월 1일 월요일, 프랭키라고 불리는 프랜시스 올덤 켈시 Frances Oldham Kelsey 박사는 워싱턴 D.C. 근교에 있는 새 직장인 미국 식품의약국으로 출근했다. 프랭키는 46세의 의사로 캐나다에서 수련했지만 직장을 구할 수 없어 미국으로 왔다.

새 직장에서 한 달가량을 보내자, 프랭키의 책상에 서류 하나가 내려왔다. 머렐이라는 회사가 미국에서 제조한 신약인 탈리도마이드의 승인 신청서였다.

당시에는 프랭키가 신약의 승인 여부를 60일 이내에 답해주어야 했다. 프랭키가 바빠서 60일이라는 마감일을 어기면 신약은 자동으로 승인된다.

프랭키는 이 신약 신청서가 여성이자 신입 직원인 자신에게 배당된 이유를 알 수 있었다. 승인 서류는 엄청나게 무미건조했다. 이 약은 이미 전 세계에서 진정제로 사용하고 있었다. 잘못될 일이 있을 수가 없었다.

그러나 서류를 확인하는 동안 프랭키 마음속에서 확신과 감명이 사라졌다. 당시 미국 식품의약국은 제약회사에 임상시험 자료를 제출하라고 요구하지 않았고, 머렐사는 프랭키가 보기에 입증되지 않은 비과학적인 정보를 제출했다.

프랭키는 머렐사에 탈리도마이드가 안전하다고 생각하는 의사의 증언만 보내지 말고 이 약의 안전성을 밝히는 증거를 더 제출하라고 요구했다. 머렐사는 불쾌했다. 머렐사 경영진은 프랭키에게 탈리도마이드를 승인하라고 압력을 넣었다. 크리스마스가 곧 다가오고 있었고, 머렐사는 미국에서 진정제와 수면제가 많이 팔리는 시기인 크리스마스 시즌에 맞춰 제품을 출시하고 싶었다.

머렐사는 탈리도마이드가 유럽에서 거둔 성공을 늘어놓았다. 그러나 프랭키는 자료를 더 요구했다. "내 생각을 바꾸지 않았습니다. 나는 그 약을 승인할 수 없었습니다"라고 프랭키는 몇 년 뒤에 기자들에게 말했다.

그리고 6개월 후, 미국 식품의약국 사무실에서 일하던 프랭키는 《영국의학저널》에서 영국 의사가 쓴 기고문을 읽었다. 의사는 성인 환자들이 탈리도마이드를 복용하고 나서 말초신경염이라는 고통스러운 신경 질환에 걸렸다고 적었다.

신경 손상에 관한 기고문을 읽은 프랭키는 의심했다. 탈리도마이드가 성인의 신경을 손상할 수 있다면, 발달하는 태아에게는 어떤 영향을 미칠까? 프랭키는 머렐사에 탈리도마이드의 안전성, 특히 임신부에게도 안전하다고 주장했으니 이를 입증하는 서류를 더 제출하라고 요구했다.

1년 동안 프랭키는 머렐사에서 들어오는 압력을 버텼다. 그때, 오스트레일리아의 맥브라이드와 독일의 렌츠 같은 의사들이 탈리도마이드가 태아에게 미치는 해악을 발견했다. 탈리도마이드가 전 세계에서 회수되었고, 프랭키는 그때까지도 서류에 서명하라고 압박하는 머렐사의 신약 신청서를 승인하지 않았다.

머렐사의 서류가 누군가 다른 사람의 책상에 놓였다면, 프랭키가 제약회사의 압력에 굴복했더라면, 미국 전역의 임신부 수백만 명이 탈리도마이드를 먹었을 것이다. 그 대신, 미국에서는 17명의 아기만이 탈리도마이드와 관련된 장애를 안고 태어났으며, 이 아기의 엄마들은 주치의를 통해 승인받지 않은 탈리도마이드 샘플을 먹은 것으로 밝혀졌다. 프랭키의 고국인 캐나다에서는 탈리도마이드와 관련된 선천성 장애를 가진 아기들이 100명 이상 태어났다.

프랭키는 완벽주의와 협박을 당해도 버티며 허둥대지 않는 자세로 수많은 아기의 생명을 구했을 뿐만 아니라, 미국 식품의약국이 의약품을 승인하는 방식을 재정비하도록 이끌었다. 탈리도마이드 스캔들이 밝혀진 직후에 미국 식품의약국은 제약회사가 의약품의 안전성과 효능을 입증하는 임상시험 결과를 제출하도록 하는 새 규정을 도입했다.

탈리도마이드 생존자는 이제 오십 대에 접어들었다. 역사상 가장 큰 의학 비극으로 이들이 겪은 고통을 보상받기 위해 수천 명이 평생 싸워야 했다. 캐나다 정부는 살아 있는 탈리도마이드 생존자 120명에게 2396만~9587만 원을 보상했다. 영국에서는 400명 이상 되는 탈리도마이드 비극의 생존자 중 일부가 역시 정부의 보상을 받았다. 그외에는 제약회사나 배급회사에서 보상을 받았다.

스페인에서는 그뤼넨탈사가 수십 명의 생존자에게 약 551억 원을 보상하라는 판결이 나왔다. 이 판결은 나중에 법원이 이 사건의 공소시효가 지났다는 이유로 뒤집었다. 일부 생존자는 어머니가 임신기간에 탈리도마이드를 먹었는지 입증할 수 없었다. 그뤼넨탈사는 "탈리도마이드로 인해 고통받은 모든 분과 어머니들, 가족과 친구들에게 깊은 유감을 표한다"고 밝혔다.

로지는 자신과 수만 명의 임신부, 그리고 그 아기들에게 일어난 일을 아무도 책임지지 않는 것 같다고 말한다. "정부도, 제약회사도 탈리도마이드 관련 생존자와 가족 들이 받은 고통을 도의적으로 책임지지도, 법적 책임을 인정하지도 않습니다. 피해가 우리를 넘어 우리 부모님, 즉 자녀를 키우거나 키우지 못한 부모들에게까지 확장되기 때문입니다. 여기에는 우리의 형제자매들, 그리고 태어나지 못한 수천 명의 아이도 존재합니다."

새로운 세대의 탈리도마이드 아기들

로지 세대가 탈리도마이드 스캔들의 유산과 함께하는 마지막 사람들이기를 바라지만, 탈리도마이드 비극은 끝나지 않았다. 아직도 멕시코와 브라질 같은 나라에서 탈리도마이드를 사용하고 있다. 이들 국가도 탈리도마이드를 금지하거나 시장에서 회수했지만, 몇 년 뒤인 1965년에 탈리도마이드를 재승인했다.

브라질에서는 나균 감염으로 발생하는 한센병이 일으킨 피부 손상을 치료하는 데 탈리도마이드를 사용한다. 2005년부터 2010년 사이에 브라질 전역에서 매년 새롭게 진단되는 한센병 3만 건을 치료하기 위해 거의 6백만 개의 탈리도마이드 알약이 처방되었다.

선천성 결함이라는 역사를 알면서도 브라질 여성들은 임신 중에 탈리도마이드를 복용한다. 2005년부터 2010년 사이에 브라질에서 태어난 신생아 1750만 명의 출생기록을 검토한 히우그란지두술연방대학교 과학자들에 따르면, 최소 100명의 아이가 탈리도마이드가 일으키는 장애를 안고 태어났다.

탈리도마이드 지지자들은 한센병 치료제로는 탈리도마이드가 가장 훌륭하며, 장점이 위험보다 많다고 주장한다. 브라질 규제당국은 탈리도마이드가 든 병에 임신부에게는 위험하다고 표기하도록 했으며, 두 가지 유형의 피임약을 먹는 여성에게만 탈리도마이드를 처방하도록 했다.

미국에서도 탈리도마이드를 사용한다. 1991년에 뉴욕 록펠러대학교 과학자들은 탈리도마이드가 종양괴사인자 알파tumor necrosis factor alpha, TNF-α라는 단백질을 억제한다는 사실을 발견했다. 록펠러대학교의 길라 캐플런Gilla Kaplan과 제인 트라몬타나Jane Tramontana 연구팀은 1990년대에 논문을 발표하고 탈리도마이드가 "HIV가 일으키는 일부 합병증을 관리하는 데 유용한 약물로 떠오르고 있다"고 밝혔다. 이 합병증에는 통증이 심한 구강궤양뿐만 아니라 근육 감소가 포함되었다. 그밖에도 결핵과 크론병 환자에게 효과가 있다는 논문도 있다.

뉴저지에 있는 셀진이라는 생명공학 기업은 탈리도마이드를 만들어서 탈로미드라는 상표를 붙였다. 2006년에 탈로미드는 골수 속 혈액세포의 한 종류인 형질세포에 생기는 암인 다발성 골수종의 치료제로 승인받았다. 탈리도마이드를 스테로이드와 혼합해서 만든 레블리미드라는 약은 연간 1억 9000만 원 이상의 비용이 들지만 현재 다발성 골수종 치료제로 가장 인기가 높다.

발달하는 태아에게도 위험하지만, 탈리도마이드는 암세포를 먹여 살리는 혈관에도 나쁜 소식인 듯 보인다. 종양은 혈액을 공급하기 위해 새로운 혈관을 만드는 것으로 악명이 높은데, 탈리도마이드는 암세포에 양분을 공급하는 새로운 혈관을 만들지 못하도록 억제한다.

사실 탈리도마이드의 이러한 능력은 태아의 팔다리가 성장하지 못하도록 막는 기전을 설명하는 데 도움이 될 수 있다.

의사들은 탈리도마이드가 태아의 성장을 어떻게 억제했는지 정확하게 이해하면 한센병과 암의 치료제로 유용하면서도 안전한 신약을 만드는 데 도움이 되리라 기대한다.

25

립스틱에는
납 성분이 들었을까

    화장품의 안전성을 감독하는 미국 식품의약국은 2010년 프론티어 글로벌과학사에 립스틱 400개의 납 오염도 검사를 의뢰했다. 약국 브랜드부터 고급 화장품까지 수백 개의 립스틱에서 납이 검출되었다. 로레알 립스틱 중 일부는 물론이고, 3만 8000원에 판매하는 나스 같은 디자이너 브랜드의 립스틱에서도 중금속이 검출되었다. 심지어 "천연재료"라고 선전하는 브랜드인 버츠비사의 립쉬머에서도 납이 거의 3피피엠이나 검출되었다.

    납은 지구 지각을 구성하는 천연금속이지만 철, 아연, 구리처럼 사람의 건강에 중요한 다른 금속과 달리 아주 적은 양으로도 독성을 띤다. 어린이의 몸은 금속을 더 많이 흡수하기 때문에 어린이들이 납중독에 가장 취약하다. 어린이가 납에 중독되면 지능지수 저하, 성인 시기까지 이어지는 범죄 행동을 포함한 행동 문제, 성장 저해, 청력 상실, 발작이 나타날 수 있으며 심지어 죽음에 이를 수도 있다.

환경에서 납을 쉽게 발견할 수 있으므로 납이 화장품에 함유되는 일은 어쩔 수 없다고 미국 식품의약국은 말한다. 규제기관 처지에서는 화장품에 든 소량의 납은 수용할 수 있는 수준이다. 미국 식품의약국은 화장품에 들어가는 염료의 안전성도 규제한다. 염료를 제외하면 화장품에 든 다른 성분과 첨가제는 미국 식품의약국의 승인을 받을 필요가 없다.

일반적으로 미국 식품의약국은 납 농도가 10~20피피엠이면 염료 사용을 허가한다. 그러나 자체적으로 검사를 의뢰하고 나서, 미국 식품의약국은 립스틱 제조업체에 납 함유 농도가 높은 제품을 회수하게 했다. 그리고 2016년에 립스틱을 비롯한 화장품의 납 농도가 10피피엠 이하여야 한다는 지침을 발표했다.

화장품에 든 납은 피부를 통해, 또는 입술을 핥을 때 흡수될 수 있다. 일단 몸에 들어오면, 납은 혈액에 몇 달간 머무르다 뼈에 흡수된다. 그렇게 뼛속에 수년, 심지어 수십 년 동안 숨어 있을 수 있어서, 혈액으로 납중독을 검사하기가 어렵다. 그러나 여성이 임신하면 납은 뼈에서 나와 태반을 통해 태아에게 들어가서 중독시킨다. 납에 노출된 임신부는 조산할 수 있으며 아기는 평균보다 작을 수 있다.

납에 독성이 있다는 사실을 알기 전까지는 피부를 밝게 빛나게 하는 납을 화장품에 넣었다. 엘리자베스 1세 여왕은 식초와 납 가루를 섞어서 만든 연백이라는 가루로 화장을 해서 천연두 자국을 가렸다. 비슷한 가루 화장품이 기원전 1600년경 고대 중국에서도 발견되었다.

클레오파트라Cleopatra와 고대 이집트인도 콜*로 눈을 강조하는 선을 그렸다. 콜은 소금납 덩어리다. 로마제국 여인들과 16세기 영국 여성은 납 가루가 가득 든 화장품을 얼굴에 발랐다. 처음 얼마 동안은 아름답게 보이지만 오랜 시간이 지나면 치아가 검게 물들고 머리카락이 빠졌다.

오늘날 우리가 립스틱이라고 부르는 화장품은 1800년대 후반 프랑스에서 만들었다. 그때는 색소가 든 왁스 스틱을 실크 종이에 싸서 판매했다. 이 초기 형태의 립스틱에는 사슴 지방과 곤충을 으깨 만든 카민 염료를 색소로 넣었다. 이 곤충들은 지금도 일부 립스틱을 만드는 데 쓰인다. 밝은 빨간색 화장품에는 카민 염료가 들어 있다.

오늘날 립스틱에 숨어 있는 오염물질은 납뿐만이 아니다. 2013년에 발표된 연구를 보면, 화장품에는 알루미늄, 크로뮴, 망간, 카드뮴도 숨어 있다. 과학자들은 오염된 립스틱이나 립글로스를 하루에 두세 번 바르는 여성은 이들 금속을 안전 섭취량 이상으로 흡수한다고 말했다. 이보다 더 자주 립스틱을 덧바르는 여성은 고려하지 않은 결과다.

립스틱을 바르는 사람들은 매일 립스틱을 24밀리그램씩 소비한다.

---

* 여성들이 화장을 할 때 눈가에 바르는 검은 가루.

캘리포니아대학교 버클리캠퍼스 과학자들의 연구에 따르면, 립스틱을 하루에 여러 번 덧바르면 87밀리그램을 소비하게 된다.

일부 화장품에서 나온 오염물질 중 하나인 카드뮴은 배터리를 만드는 중금속이다. 카드뮴은 오한, 발열, 일반적인 인플루엔자 유사 증상을 일으키며 암을 유발한다고 알려졌다. 일부러 립스틱에 카드뮴을 넣지는 않는다. 크로뮴처럼 화장품을 만드는 데 쓰이는 염료와 기계가 이들 중금속에 오염되었을 때 화장품에서 검출될 수 있다.

독소가 든 제품은 립스틱만이 아니다. 일부 아이라이너에는 납이 농축되어 있어서, 아이라이너 무게의 절반을 납이 차지하는 제품도 있다. 2011년 보스턴에서 어린이 납중독 사례가 일어난 원인은 납이 80퍼센트 이상 함유된 아이라이너를 어린이가 발랐기 때문이었다. 콜, 카잘,* 수르마, 티로 같은 아이라이너를 조심하기 바란다.

납은 새치용 염색약에도 들어 있다. 사람들은 흰머리를 감추고 더 자연스럽게 보이기 위해 오랫동안 염색약을 사용해왔다. 납이 든 다른 화장품과 달리 머리 염색약은 포장 상자에 반드시 경고문을 넣어야 한다.

여러분은 루비색 입술을 핥을 때마다 납과 긴 목록에 담긴 독성 금속에 중독된다는 사실을 아는가? 미국 식품의약국이 프론티어글로벌과학사와 함께 검사한 400개 립스틱 목록을 확인하면 납 오염에 관한 더 자세한 정보를 알 수 있다. 이 목록에 없는 브랜드는 그저 분석 대상에 포함되지 않았을 뿐임을 명심해야 한다.

---

* 남아시아 여성들이 눈에 바르는 까만색 화장품.

독성이 약한 화장품을 만들자는 운동을 펼치는 안전한화장품캠페인은 홈페이지에서 립스틱, 샴푸, 린스, 그밖의 제품을 살 때 어떤 성분을 피해야 하는지 알려준다.

립스틱을 통해 납에 노출되는 잠재적 위험 말고도, 인스타그램에서는 집에서 아이들의 크레용을 코코넛오일에 넣고 녹여서 강렬한 색의 립스틱과 아이라이너를 만드는 일이 유행했다. 2016년에 나난 새로운 유행이라며 홍보했지만, 사실은 한동안 돌았던 유행을 재탕한 것이다. 아이디어는 단순하다. 코코넛오일 한 숟가락을 팬에 녹인 뒤 마음에 드는 색의 크레용을 넣고 섞는다. 물론 값비싼 립스틱도 그저 파라핀 왁스와 색소를 섞은 것일 뿐이다.

하지만 아이들 크레용을 녹여서 얼굴에 바르면 과연 안전할까?

크레욜라 같은 브랜드들은 인스타그램 영상을 통해 경고한다. "우리 제품은 독성이 없지만, 제품을 이용해서 아이라이너, 립스틱, 그밖의 화장품 만드는 일을 권장하지 않습니다. 또한 이런 식으로 크레욜라 제품을 사용하지 않기를 간곡하게 부탁드립니다.…… 크레욜라는 화장품 용도로 만들어지지도, 검사하지도, 허가받지도 않았습니다." 그뒤에 크레욜라는 이 유행에 편승했다. 2018년 크레욜라는 자사 크레용 제품과 똑같이 생긴 얼굴과 입술에 바르는 크레용 제품 수십 종으로 구성된 화장품 라인을 출시했다. 크레욜라는 이들 제품을 자사의 상징인 크레용 상자에 담아 판매했다.

오늘날 화장품은 다른 어느 때보다 안전해졌으므로 화장품을 멀리할 필요는 없다. 미국 식품의약국이 납 성분을 검출한 연구 결과에 포함된 화장품 목록에서 어떤 립스틱의 납 농도가 가장 낮은지 찾아보면 된다.

크레용으로 얼굴을 색칠하고 싶은 충동을 느낀다면, 화장품으로 나온 제품을 선택하는 것이 가장 좋다. 많은 크레용 제품이 무독성이라고 광고하지만 크레용은 종이에 칠하라고 만든 제품이지, 피부에 바르는 용도는 아니다.

26

미국 이민자는
미국에서 태어난 사람보다 장수할까

미국에 사는 히스패닉계 이민자는 미국에서 태어난 사람과 비교할 때 빈곤율이 높고, 교육 수준도 낮으며, 건강보험이 없을 가능성이 크다. 그러나 확률이야 그렇지만, 이민자는 미국에서 태어난 백인보다 최소 2년 6개월 더 오래 산다. 일부 주에서는 미국에서 태어난 아프리카계 미국인보다 거의 8년을 더 살기도 한다.

히스패닉계 이민자가 오래 사는 현상을 히스패닉 패러독스라고 부르는데, 이 현상을 연구하면 모두가 장수를 누리는 데 도움이 될 것이다. 이 용어, 히스패닉 패러독스는 1986년에 텍사스대학교 갤버스턴의과대학에서 노화 연구를 하는 키리아코스 마르키데스Kyriakos Markides 교수가 남서부에 사는 멕시코인의 보건을 연구하면서 정의했다. "이 사실을 발견하고 오랜 세월이 지났지만 아직도 이 문제를 설명하지 못했다"고 그는 말한다.

1980년대에 마르키데스 교수는 연구를 통해 남서부에 거주하는 히스패닉계는 백인 미국인보다 가난하고 직장이 없을 가능성이 더 높았으며 보건의료 서비스를 받을 기회가 적은데도, 건강상태는 백인 미국인과 유사하다는 사실을 보여주었다. "너무나 역설적이었다. 사회경제 수준은 아프리카계 미국인과 비슷한데, 건강상태는 비히스패닉계 백인과 비슷한 집단이 존재했다"고 교수는 말한다.

마르키데스 교수는 초기 연구에서 히스패닉계와 백인 미국인의 기대수명이 비슷하다고 했지만, 곧 히스패닉계가 실제로 백인 미국인보다 평균 2~3년을 더 산다는 사실이 밝혀졌다.

노스텍사스대학교 심리학 조교수인 존 루이스John Ruiz 박사의 연구에 따르면, 히스패닉계는 질병을 앓아도 비히스패닉계 백인보다 더 빨리 회복하고 살아남을 확률도 높다. "질병에서 살아남는 데 더 유리하다는 사실을 발견했다."

루이스 교수는 히스패닉 패러독스가 실제로 존재한다고 동의하기에 앞서, 450만 명을 대상으로 20년간 실험한 논문 58편을 2년 동안 꼼꼼하게 살피면서 복잡한 통계 분석을 했다. 이 연구에서 히스패닉계가 다른 소수민족이나 인종보다 사망 위험도가 총 17.5퍼센트나 낮다는 점을 발견했다. 하지만 까닭은 알 수 없었다. "이 현상을 설명할 단 하나의 요인이 있으리라고는 생각하지 않는다. 문헌 속에는 빵 부스러기가 흩어져 있고, 우리는 빵 부스러기를 그러모아 하나로 만든다"고 그는 말한다.

이런 빵 부스러기 중 하나가 "이민선택설"로, 이민자는 원래부터 더 건강했다는 이론이다. 이민은 합법적이든 불법적이든 약자 중에서 강자를 가려내는 엄격한 과정이다. 시련을 견뎌내려면 체력, 힘, 건강이 필요하다.

"이민에는 장벽이 있다. 시험도 통과해야 한다. 심지어 불법으로 이주하려면 리오그란데강을 건너야 한다. 이런 장벽은 건강한 사람만 통과할 수 있다"고 마르키데스 교수는 말한다.

미국에 거주하는 히스패닉계 5700만 명 중 3분의 1은 이민자다. 이민선택설은 이민자의 우월한 건강상태를 해명할 수 있지만, 미국에서 태어난 히스패닉계도 다른 집단보다 기대수명이 긴 이유는 설명하지 못한다.

히스패닉 패러독스를 설명하는 또 다른 이론으로는 "연어 편향" 가설이 있다. 이 가설에서는 히스패닉계 이민자들이 고향으로 돌아가서 죽음을 맞이하리라고 추측한다. 이 역이민 현상으로 이민자들의 사망자료가 미국 통계에 잡히지 않아서, 히스패닉계 인구가 전체적으로 오래 사는 것처럼 보인다는 주장이다. 그러나 연구 결과를 보면 현실에서는 이 가설과 반대 상황이 벌어지고 있다. 고향으로 돌아간 히스패닉계 이민자들은 병에 걸려서 가족이 돌봐야 할 때는 종종 미국으로 되돌아왔다.

꾸준한 건강관리는 히스패닉계 이민자들이 백인 미국인보다 오래 사는 이유를 설명하지 못한다. 미국 안에서도 건강보험이 최악인 텍사스 주도에는 건강보험을 적용받지 못하는 대상이 450만 명 이상이다. 이 중 3분의 2가량, 즉 300만 명 이상이 히스패닉계다.

건강보험이 없다는 말은 암 같은 질병을 특히 치료할 가능성이 높은 초기에 진단할 가능성이 낮다는 뜻이다. 최근 연구에서도 텍사스에 거주하는 히스패닉계는 보통 백인 미국인보다 암 진단을 더 늦게 받는다는 결과가 나왔다. 그런데도 히스패닉계 이민자는 백인보다 암에서 생존할 가능성이 더 높다. 이 역시 또 하나의 패러독스다.

"매우 혼란스러운 결과다"라고 암 연구를 진행한 텍사스대학교 갤버스턴의과대학의 존 굿윈John Goodwin 박사는 말한다. "히스패닉계는 유방조영상과 대장암검사를 받을 확률이 낮지만 암 진단 후 생존율은 비히스패닉계 백인보다 월등히 높다는 사실을 발견했다."

2017년에 캘리포니아대학교 어바인캠퍼스의 사회학자는 이민자 패러독스, 특히 이민자 가정의 아이들이 미국에서 태어난 사람들의 자녀와 비교할 때 교육적 성취가 높다는 생각에 의문을 제기했다. 신시아 펠리시아노Cynthia Feliciano가 《미국 사회학평론》에 발표한 연구에서는 미국으로 건너온 아시아 이민자는 교육 수준이 높고, 고국에 있을 때 사회경제적 지위도 높았다는 사실을 발견했다.

"미국 이민자들은 기회를 잡기 위해 이민을 왔기 때문에 동기부여가 더 잘 되고 성취를 좇는 편이다. 또 고국에서도 더 높은 사회계층에 있었기 때문에 계층마다 특별하게 접근할 수 있는 자원, 예를 들어 아비투스*를 갖추고 있어서 자녀들의 성취를 지지한다"고 펠리시아노는 주장했다. 이 같은 이민자 가정은 미국에서도 비슷한 사회계층으로 비집고 들어갈 수 있다.

---

* 특정 계급의 사람들이 공유하고 계승하는 판단, 인지, 행동 및 사고방식으로, 계급적 집단무의식이자 계급을 통합하는 지속적인 성향.

그러나 미국에 거주하는 이민자 중 빈곤층 비율이 가장 높은 라틴아메리카계 이민자에게는 종종 이 같은 이론이 들어맞지 않는다. 이민연구소 발표에 따르면 중국 이민자의 14퍼센트, 필리핀 이민자의 5.3퍼센트가 빈곤층인 것과 비교할 때, 멕시코에서 온 이민자는 30퍼센트 이상이 빈곤층이다.

빈곤층 이민자가 미국 태생인 사람보다 어떻게 더 오래 사는지를 설명하기 위해 제시된 대부분의 이론이 가족, 즉 사랑에 가닿는 경향을 보이는데, 이런 이론을 들으면 마르키데스 교수는 웃는다. 장수의 해답이 사랑이냐고 물었더니, 마르키데스 교수는 "그럴 수도 있다. 그러나 확신을 갖고 대답할 수 있는 데이터는 없다"고 말한다.

가족은 히스패닉계 문화에서 매우 중요한 부분이며, 사회적 지지를 보낼 뿐만 아니라 개개인에게 뚜렷한 역할과 의무를 지운다. "히스패닉을 생각할 때 가장 먼저 떠올리는 것은 집단주의 문화다. 가족의 중요성은 다른 개인주의 사회보다 히스패닉계 사회에서 더 분명하게 드러난다"고 노스텍사스대학교 루이스 교수는 말한다.

루이스 교수는 비히스패닉계 백인 사회보다 히스패닉계 사회에서 유아 사망률이 더 낮다는 점을 지적하고, 이를 통해 히스패닉계 사회가 아이를 양육하는 일과 같은 집단활동에 얼마나 적극적으로 참여하는지 설명한다. "관찰해보면, 히스패닉계 아이들은 돌봐줄 가족이 다섯 명 정도 된다. 아이를 기를 사람이 단 한 명뿐일 수도 있는 다른 문화권과 대비되는 점이다."

사회적 상호작용을 꾸준히 하면 뇌 기능이 활발해지고 건강이 전반적으로 좋아진다고 알려졌다. 반대로 외로움은 특히 노년층에서 우울증 발생률을 높이고 수술 후 회복률을 낮춘다. "연구에서 상당히 일관성 있게 나타나는 결과다. 사회적 지지를 많이 받을수록 사람들은 더 건강해진다"고 루이스 교수는 말한다.

굿윈 박사도 히스패닉 패러독스의 중심에는 가족의 중요성이 있으며, 병에 걸려 입원한 히스패닉계 환자가 다른 집단에 비해 집으로 돌아가 가족의 돌봄을 받을 가능성이 더 높다는 사실을 들어 생존 이익을 설명할 수 있다고 동의한다. "우리는 사회적 지지가 매우 중요한 요인이라고 생각한다"고 그는 말한다.

히스패닉계는 유대가 긴밀한 지역사회를 독점하지 않는다. 또한 히스패닉계가 백인 미국인과 비슷한 건강상태를 유지하는 유일한 이민자들도 아니다. "새 이민자 패러독스"는 미국의 다른 이민자 집단에서도 관찰되었지만 히스패닉계에서 더 명백하고 더 강력하게 나타났을 뿐이다. 이는 히스패닉계가 미국에서 가장 큰 이민자 집단이기 때문일 수도 있다.

외국에서 태어나 미국에 사는 인구의 약 절반 정도는 라틴아메리카 출신이다. 퓨리서치센터의 히스패닉 동향 프로젝트를 보면, 멕시코 이민자의 수가 2011년에 남아시아와 동아시아에서 온 모든 이민자를 합친 수보다 많다. 따라서 혼자 국경을 넘어온 이민자라 하더라도 아시아가 아니라 멕시코에서 왔다면 그들만의 공동체를 찾아 문화적으로 보호받을 가능성이 더 높다.

텍사스주에서 히스패닉계는 가장 빠르게 늘어나는 소수민족 집단이며, 2020년에는 텍사스주의 백인 인구보다 많아질 것이다. 2042년에는 텍사스주 인구의 다수를 차지할 것으로 예상된다. 인구조사국은 텍사스주에 거주하는 히스패닉계가 매년 25만 명씩 느는 것으로 추정한다.

과학자들은 이민자 대부분이 미국에 오래 살수록 건강이 나빠지는 현상도 발견했다. 그러나 이민자가 많은 지역에 살면 그 이웃이 가난하더라도 건강을 보호할 수 있다. 시카고대학교 과학자들은 2007년 연구에서 이민자 비율이 높은 지역에 사는 히스패닉계 이민자는 천식과 호흡기 질병 발생률이 낮다는 사실을 발견했다.

스페인어 사용자가 거주하는 지역에서는 부와 안전성이 모자라도 사회적 지지와 사랑이 부족한 부분을 메울 것이다. "이곳은 소수민족 인구밀도가 더 높은 지역이다"라고 루이스 교수는 히스패닉계 이민자가 모여 있는 특정 지역을 언급하며 말한다. "이 지역 사람들은 소수민족 인구밀도가 낮은 지역에 살며 사회경제적 지위가 비슷한 히스패닉계보다 더 건강한 경향을 보인다."

사랑이라는 단어는 과학자들이 진지하게 다루어도 과학적으로 들리지 않는다. 측정하기도 어렵다. 그러나 저명한 의학학술지에 실린 논문의 행간을 읽다 보면 거기에는 사랑이 존재한다. 사랑은 생각만큼 비과학적이지 않을 수도 있다. 가난이 건강에 나쁘다는 점을 증명한 방식으로 똑같이, 과학은 가족의 사랑과 사회 관계망의 지지가 건강에 좋다는 사실도 입증했다.

새로운 연구에서는 이런 사실과 더불어 히스패닉계 문화에서 가족이 하는 역할의 특이한 점이라면 무엇이든 관찰할 것이다. 미국 전역의 네 도시에 거주하는 1만 6000명의 히스패닉계가 국립보건원이 주도하는 '히스패닉 공동체와 건강 연구'에 참여하고 있다. 과학자들은 건강에 관한 질문을 던지며 가족구조, 공동체 참여, 히스패닉계의 전통 가치에 중점을 두고 조사할 것이다.

패러독스를 풀어줄 열쇠를 찾으면 모두가 장수하도록 도울 수 있다. 히스패닉계와 새 이민자가 건강상의 이익을 누리는 요인이 무엇인지 이해하면, 그리고 이 지식을 건강 교육에 활용하면, 모든 인종에게 이로울 것이다. 그러나 거의 삼십 년 동안 수백 편의 논문을 발표하며 보건 태도, 이주 양상, 히스패닉계의 특성을 연구하고 있지만, 과학자들은 아직도 히스패닉 패러독스를 풀지 못했다.

27

미국 정부는 총기 폭력에 관한
연구를 가로막고 있을까

    만약 여러분이 미국인이라면, 여러분은 다른 선진국 국민보다 최소 2년 2개월 일찍 사망할 것이다. 오스트레일리아인과 아이슬란드인은 80대까지 산다. 미국인은 평균 76세에 사망한다.

    미국인이 빨리 사망하는 원인은 뭘까? 심장 질환이나 암이 아니다. 세 가지 요인이 맞물린 결과이며, 이 중 두 가지는 자동차 사고와 약물 과다복용이다. 그러나 미국인의 짧은 기대수명에 공헌하는 세 번째이자 가장 큰 요인은 총이다.

    선진국 12개국의 기대수명을 비교 연구한 국립보건통계센터는 총기 폭력이 미국인의 기대수명을 5개월 이상 줄인다고 발표했다.

공중보건 전문가들은 총기 폭력을 질병처럼 관리해야 한다고 주장한다. 기대수명을 줄이는 데 가장 크게 공헌하는 요인이 암이라면 선별검사 프로그램, 교육 캠페인, 암 치료법이 개발될 것이다. 공중보건 전문가들은 수정 헌법 제2조를 지지하는 사람들이 불쾌해할까봐 두려워하는 태도는 총기 폭력을 공중보건의 위협으로 다루지 않겠다는 뜻이며, 이러한 침묵은 수천 명을 살해하는 일이라고 우려한다.

일부 도시는 총기 폭력을 질병으로 다루기 시작했다. 2013년에 델라웨어주 도시에서 총기 사고가 45퍼센트 증가하자, 지역 공무원들은 질병통제예방센터에 역학 조사관을 파견해 달라고 요청했다. 역학 조사관은 보통 수막염이나 HIV 같은 유행병을 예방하거나 연구하고, 자연재해가 보건에 미치는 영향을 제한하는 조치를 취한다.

델라웨어주 윌밍턴에서 역학 조사관들은 감염을 억제할 때 사용하는 것과 같은 방법으로 총기 폭력이 증가하는 원인을 분석했다. 이 조사 결과는 누가 총기 폭력의 희생자가 될 위험이 가장 크고, 언제 개입해야 총기로 인한 사망을 예방할 수 있을지를 도시 공무원들이 이해하는 데 도움이 됐다.

일부 전문가는 질병통제예방센터가 델라웨어에서 발생한 총기 폭력 유행병을 조사한 결과가 핵심 문제를 피해갔으며, 사람들이 총기를 사는 경위를 조사하거나 총기 접근성을 제한하는 정책이 총기 폭력 유행병을 늦출 수 있을지 연구하기를 연방 역학 조사관들이 꺼린다고 말한다.

이는 총기와 관련해서 연구해도 될 것과 안 될 것을 구분하는 규정이 모호하고, 질병통제예방센터도 불분명한 태도를 보이기 때문이다. 일부는 질병통제예방센터에 총기 폭력 연구를 전면금지하는 조항이 있다고 믿는다. 물론 사실이 아니지만 종종 그런 느낌을 받기는 한다.

그 이유를 이해하려면 미국 총기 연구의 역사를 빠르게 훑어봐야 한다. 1986년부터 1996년까지 질병통제예방센터는 총기 폭력에 관한 공중보건 연구를 후원하고 수행했다. 1993년에 질병통제예방센터는 테네시대학교 과학자들의 연구에 자금을 지원했다. 과학자들은 "집에 보관하는 총기는 자기방어보다는 가족이나 지인에 의한 살인 위험도를 높이는 연관성이 더 강하게 나타난다"는 사실을 발견했다.

전미총기협회는 연구 결과를 기꺼워하지 않았다. 전미총기협회는 막후교섭을 통해 질병통제예방센터 산하 국립상해예방센터를 없애려고 했고, 목적을 이루지는 못했지만 다른 측면에서 성공을 거두었다. 1996년에 의회는 옴니버스 세출 승인 법안에 몇 줄을 덧붙였다. 여기에는 "상해를 예방하고 통제하기 위해 질병통제예방센터에 책정된 어떤 기금도 총기 규제를 지지하거나 촉진하는 데 지원해서는 안 된다"는 문구도 있었다.

아무도 그 몇 줄이 무엇을 뜻하는지 몰랐다. 덧붙인 이 조항은 아칸소주 공화당 법률가이자 평생 전미총기협회 회원으로서 법률을 제안한 제이 딕키Jay Dickey의 이름을 따서 딕키 개정안이라고 부른다.

딕키 개정안은 정확하게 총기 폭력에 관한 연구를 금지하지는 않았지만 확실한 효과가 있었다. 그다음에 무슨 일이 일어났는지 들여다보면 알 수 있다. 의회는 질병통제예방센터가 1995년에 총기 폭력 연구에 지원했던 예산 약 30억 7000만 원을 삭감하고, 그 예산을 다른 연구에 지원하라고 지시했다.

질병통제예방센터에서 일했을 때, 나는 상해 예방 조사관들에게 딕키 개정안이 무얼 의미하냐고 물었다. 상해 예방 조사관들은 총기 폭력을 계속 연구하면 경력에 흠집이 나고 센터의 연구자금을 잃을까 걱정된다고 말했다. 이들은 다른 쪽으로 연구 방향을 틀었다.

딕키는 결국 자기 이름이 붙은 개정안에 대한 생각을 바꿨다. 2012년에 딕키는 《워싱턴포스트》 기명 논평란에 자신이 "전미총기협회의 의회 대변인"이며 개정안이 "오싹한 메시지를 보냈다"고 기고했다. 이 기명 논평은 질병통제예방센터 산하 국립상해예방센터 전 책임자와 함께 작성한 글이었다. 두 사람은 이렇게 적었다. "딕키 개정안이 1996년에 통과된 후, 미국은 매년 교통안전 연구에 2840억 4000만 원을 지원하지만, 총기 상해 연구에는 공적 자금을 거의 지원하지 않는다." 이 기명 논평은 코네티컷주 샌디훅초등학교에서 있었던 총기 난사 대학살로 어린이 20명과 성인 6명이 사망하기 5개월 전에 게재되었다.

총기 난사 사건이 일어나고 한 달 뒤에 버락 오바마 대통령은 질병통제예방센터장이 "총기 폭력의 원인을 밝히고 예방법을 찾는 연구를 수행하거나 지원해야 한다"며 행정명령을 내렸다. 그러나 질병통제예방센터에서 총기 폭력을 연구하기에는 아직도 불안했다. 의회는 전혀 도움이 되지 않았는데, 2012년과 2013년에 오바마 대통령이 질병통제예방센터에서 총기 폭력을 연구하는 데 필요하다며 요구했던 118억 3500만 원 규모의 자금 법안을 통과시키지 않았다.

총기정책이 보건 분야에 개입하려는 시도는 연방기관에만 한정되지 않는다. 수정 헌법 제2조 활동가들은 플로리다주에서 의사들이 진료할 때 "총기를 소유하고 있냐고 질문하는 것"을 불법으로 규정한

2011년 법안을 지지하는 활동을 벌였다.

그들은 이 법안의 목적이 환자의 사생활을 보호하는 데 있다고 주장한다. 이미 환자의 사생활을 보호하는 법이 있는데도 말이다. 총기소지자사생활보호법Firearm Owners' Privacy Act 때문에 의사는 총기 소지 여부를 묻지 못하고, 소아청소년과 의사 역시 부모에게 집에서 총기를 어떻게 보관하는지 확인하지 못한다.

의사는 어린이의 안전을 확인해야 하지만, 부모에게 총기를 안전하게 보관했는지, 안전한 총기류 보관법을 아는지 물었다가는 면허를 취소당할 수 있다. 미국 어린이 약 170만 명이 장전된 총이 있거나 안전장치가 잠기지 않은 총을 보관한 집에서 산다고 '총기 폭력 예방을 위한 법률센터'는 주장한다. 총기 폭력은 미국 어린이들이 사망하는 원인 2위다.

2012년에 플로리다주 판사가 총기소지자사생활보호법에 금지명령을 내렸지만, 상소법원에서 "훌륭한 의술을 실천하는 데 관련 없는 사적 문제를 질문하는 행동은 필요치 않다"며 판결을 뒤집었다.

총기는 의술 실천과 관련 있는 공중보건의 위협이며, 훌륭한 의술을 펴려면 식사습관부터 총기 소지까지 모든 것을 정직하게 논의해야 한다. 자동차 사고로 인한 사망사건을 예로 들어보면, 우리는 안전벨트와 속도제한을 통해 도로 안전을 개선해왔다. 총기 소지도 모두에게 더 안전하게 개선할 수 있다. 그러나 질병에 관해 말하기를 거부하거나 미국인의 보건을 감독하고 예방하는 기관이 두려움 때문에 책무를 다하지 못한다면, 질병을 치료하기는 힘들다.

28

프랙카데미아
스캔들

석유회사와 가스회사는 학계를 매수해서 안전을 조작했을까

티모시 컨시딘Timothy Considine은 프랙킹을 도입하면 펜실베이니아 주에 2009년에는 4만 8000개 이상의 일자리가, 2020년에는 17만 5000개가량의 일자리가 만들어지고, 주세와 지방세 수입이 4734억 원 발생하리라고 예측했다. 연구를 시작했을 때 컨시딘은 펜실베이 니아주립대학교 지구광물과학대학의 에너지환경경제학 교수였다. 컨 시딘은 이 연구를 펜실베이니아주립대학교 명예교수 한 명하고 교수

두 명과 함께 진행했다. 연구를 시작하고 곧바로 컨시딘은 와이오밍 대학교로 옮겨가서 에너지경제와공공정책센터 책임자가 되었다.

이 보고서에는 표지와 모든 페이지마다 펜실베이니아주립대학교 로고가 박혀 있었다. 그러나 보고서에 없는 게 딱 하나 있었다. 프랙킹 연구자금을 지원한 단체가 누구인지 어디에도 적혀 있지 않았다. 연구 후원단체는 가스채굴기업 컨소시엄이었다.

수압파쇄법, 혹은 프랙킹이라고 더 많이 알려진 이 공법은 말 그대로 바위를 수백만 리터의 물로 분쇄하는 방법으로, 모래와 미공개 화학물질을 혼합한 대량의 물을 바위에 고압으로 주입한다. 프랙킹은 땅속 깊이 묻혀 있는 셰일(진흙이 굳은 이암의 일종)에 든 석유와 가스를 추출하는 방법인데, 전통적인 석유시추법으로는 채굴할 수 없었다.

미국 국립경제연구원에 따르면 프랙킹은 연간 118조 원 규모의 산업이다. 프랙킹 산업은 미국인들이 쓰는 석윳값을 수조 원이나 절약해주며, 전기를 생산하지만 온실가스도 만드는 석탄 사용량을 줄이고, 수천 명의 일자리를 만들어낸다.

컨시딘이 예측한 만큼 많은 일자리는 아니다. 컨시딘은 이듬해 갱신한 보고서에서 일자리 수를 살짝 비틀어 수정했다. 프랙킹 산업이 2009년에 실제로 만들어낸 일자리 수는 컨시딘 연구팀의 예측보다 적다고 밝혀졌는데도, 컨시딘은 갱신한 보고서에서 2020년에는 거의 21만 2000개의 새 일자리를 창출한다며 추정치를 오히려 부풀렸다.

프랙킹

미국 에너지정보국에 따르면 미국은 천연가스의 67퍼센트와 석유의 50퍼센트가량을 프랙킹으로 생산한다. 프랙킹 산업으로 미국의 가스 가격은 하락했고, 미국은 국제 에너지 자원과 석탄 의존도를 낮출 수 있었다. 특히 석탄은 전기를 생산하면서 이산화탄소를 두 배로 방출한다.

프랙킹 공법은 땅속 수십 킬로미터에 수직 및 수평으로 구멍을 뚫으면서 시작한다. 그리고는 3028만 리터의 물과 15만 리터의 화학물질을 섞어서 땅에 뚫은 구멍 각각에 주입한다. 이 기술은 닿기 힘든 곳에 매장된 가스와 석유에 접근하기 위해 1940년대에 개발되었지만, 현재 사용하는 프랙킹 공법은 딥프랙킹으로 1999년 텍사스주에서 처음 선보였다.

그러나 처음 시행한 이후, 프랙킹이 공중보건과 환경에 미치는 영향을 놓고 우려가 쏟아졌다. 각 유정에 주입하는 물에는 대량의 화학물질이 들어 있었고, 때로는 한 유정에만 2000대의 대형 트럭을 동원하기도 했다.

프랙킹에 사용하는 물의 양은 증가하고 있다. 미국 지질조사국에 따르면 프랙킹에 사용하는 물의 양이 2000년 67만 리터에서 2014년 1930만 리터로 29배나 늘었다. 미국 지질조사국은 "올림픽 규격 수영장*에 물이 대략 249만 리터 들어간다"고 비교 예시를 들었다.

---

* 길이 50m, 폭 21m, 깊이 1.98m 이상.

건조한 지역에서는 물을 이 정도로 프랙킹에 사용하면 지역 용수를 공급하는 데 영향을 미칠 수 있다. 2018년 연구에서는 전 세계 셰일오일 저장량 중 약 3분의 1이 건조기후 지역에 있고 최대 40퍼센트는 물이 부족한 지역에 있어서, 프랙킹 때문에 물 부족 현상이 더 나빠질 수 있다고 밝혔다.

또 물에 첨가하는 화학물질에도 문제가 있다. 화학물질이 전체에서 차지하는 분량은 대개 0.5~2퍼센트로 적지만, 깊은 땅속 셰일에 고압으로 주입하는 소위 "프랙워터"에 들어가는 화학물질은 종류만 해도 2000종이 넘는다고 한다.

물과 모래 혼합물에 화학물질을 첨가해서 마찰과 부식을 줄인다. 의회 조사에 따르면 이런 첨가물 중 600종 이상이 독성물질이라고 한다. 어떤 화학물질이 어디에 첨가되는지 알 수 없는데, 기업에 프랙워터에 첨가하는 화학물질을 보고하라고 요구하는 주정부가 많지 않기 때문이다. 기업들은 프랙워터 구성성분은 경쟁사로부터 지켜야 하는 기업 비밀이라고 주장한다.

이런 화학물질은 때로 지역 상수도에 섞여 나오기도 한다. 2008년 와이오밍주 파빌리온 주민들은 상수도에서 악취가 나고 물맛이 이상하다고 불평했다. 이 작은 마을은 석유와 가스 유정이 180개 이상 들어선 윈드강 유역에 있다.

주민들은 마을 사람 몇몇이 병에 걸린 것이 이상한 악취가 나는 상수도 때문이라고 의심했다. 주민들은 2008년에 환경보호국 Environmental Protection Agency에 신고했고, 2009년 3월 환경보호국은 이 지역의 유정 39곳에서 물 표본을 채집했다. 이듬해에는 41개 지역의 물을 표본 채집했다. 조사 결과, 파빌리온 지하수는 석유계 탄화수소와 석유계 화합물, 예를 들어 벤젠, 자일렌, 메틸사이클로헥산, 나프탈렌, 페놀로 오염되었다는 사실이 확인되었다. 벤젠은 라이터 연료로 사용하는 가연성 화학물질이다. 나프탈렌은 자동차 배기가스나 담배 연기에 들어 있다.

환경보호국은 2011년 보고서에서 오염물질의 출처로 프랙킹을 지목해서 석유회사와 가스회사 들의 비난을 샀다. 몇 년 뒤, 환경보호국은 주정부 규제기관에 조사 권한을 넘겼고, 주정부 기관은 아무런 결론도 내리지 못한 채 보고서만 여러 개 발표했다. 그러다가 조사 활동이 돌연 중단되었다.

그러나 환경보호국에 근무했던 한 과학자가 독자적으로 조사를 계속했다. 당시 스탠퍼드대학교 지구·에너지·환경과학 학자였던 도미닉 디줄리오Dominic DiGiulio는 정보공개법에 따라 열람할 수 있었던 공개 자료를 바탕으로 자신이 분석한 결과를 2016년에 전문학술지인 《환경과학기술》에 발표했다.

파빌리온의 상수도에는 독이 들어 있었다. 지역 지하수 전체가 프랙킹에 사용하는 화학물질로 오염되었다고 디줄리오는 논문에서 주장했다. "우리는 수압파쇄법으로 인해 지하수가 오염되었다는 사실을 증명했습니다. 수압파쇄법은 윈드강을 오염시켰습니다"라고 디줄리오는 기자들에게 말했다.

디줄리오 연구팀은 시멘트 보호벽이 없는 지하 구덩이에 버려진 프랙킹 폐기물을 발견하기도 했다. 폐기물 말고도 디젤이 들어 있는 파쇄용 액체도 지하수를 보호하는 시멘트 보호벽이 없는 구덩이에 버려졌다.

"프랙워터를 지하에 있는 식수원에 주입하는 것은 지극히 합법입니다. 이 때문에 식수원이 광범위하게 오염될 수 있습니다"라고 디줄리오는 스탠퍼드대학교 기자회견에서 밝혔다.

에너지정책법Energy Policy Act을 통해 프래킹은 안전한식수법Safe Drinking Water Act 면책사업으로 지정되었다. 2005년 법안에 덧붙인 이 조항은 당시 부통령이었고 그 이전에는 할리버튼사*의 주요 경영진이었던 딕 체니Dick Cheney가 만들었다. 이 조항은 환경보호국이 프래킹 산업을 조사하는 일을 가로막았으며, 할리버튼 구멍이라고 불렸다.

프래킹은 지진을 일으키는 것으로도 알려졌다. 최대 4.6 규모의 지진이 텍사스주, 오클라호마주, 캔자스주, 그밖에 프래킹을 하는 지역과 가까운 여러 곳에서 발생했다. 지진을 일으키는 것은 프래킹 자체가 아니라 프래킹과 관련된 다른 활동이다. 물, 모래, 화학물질의 혼합물을 땅속에 주입하면 물은 땅 표면으로 역류한다. 이 물을 폐기처리해야 하는데, 그 처리법 중 하나가 물을 지하 유정에 다시 넣는 것이다. 폐기해야 할 물을 깊은 유정에 다시 넣는 이 폐기물 처리법 때문에 지진이 일어난다.

지하 유정에 폐기물을 버리는 바람에 엄청난 변동을 일으키는 것은 프래킹만이 아니다. 사실, 전통적인 석유시추법 대부분도 지하 유정에 물을 폐기하기는 마찬가지다.

미국 지질조사국은 지진이 가장 자주 일어난 오클라호마주에서는 "지진의 1~2퍼센트만이 수압과쇄법 때문에 일어났다고 볼 수 있다. 나머지 지진은 폐수를 처리하는 과정에서 일어났다"고 발표했다.

---

* 석유와 천연가스 산업에 서비스나 제품을 제공하는 기업.

메탄가스 누출로 인한 폭발, 작업장 사고, 온실가스로 인한 공기 오염은 석유가스회사가 숨기려 하는 프랙킹의 부작용이라고 활동가들은 말한다. 기업들은 막강한 권력과 부로 학계를 매수해서, 즉 이른바 프랙카데믹스를 고용해서 겉보기에는 중립적이고 과학적이지만 프랙킹을 긍정적으로 포장하는 거짓 논문을 발표하게 한다.

프랙카데미아

2009년 펜실베이니아 보고서에서 티모시 컨시딘과 동료 과학자들이 프랙킹 산업으로 그려낸 장밋빛 그림의 가장 위에는 이들이 정책입안자에게 남긴 경고가 있다. 그들은 주외 소비세*로 가스기업을 괴롭힌다면 프랙킹 산업이 20년간 30퍼센트 축소되는 원인이 되어 1조 414억 원이라는 조세수입이 오히려 줄어들 것이라고 경고했다.

연구는 북부 애팔래치아 분지에서 웨스트버지니아주를 통과해서 펜실베이니아주, 메릴랜드주, 뉴욕주로 이어지는 마셀러스 셰일에 초점을 맞췄다. 마셀러스 셰일은 미국 내륙에서 최대 규모의 천연가스 저장소이며, 묻혀 있는 천연가스 양만 7419조 리터에 이른다.

컨시딘의 두 번째 보고서는 책임시추동맹이라는 단체의 눈길을 사로잡았고, 그들은 컨시딘의 초기 연구에서 붉은 깃발**을 발견했다. 이 단체는 펜실베이니아주 정부에 편지를 보내 컨시딘이 발표한 최초의 보고서를 철회하게 만들었다. "보고서를 작성하고 대중에게 발

표한 방식에서 결함을 발견했다"고 펜실베이니아주립대학교 지구광물과학대학 학장인 윌리엄 이스터링William Easterling은 편지에서 주장했다.

이스터링 학장은 방법론과 과학을 "견실하다고" 옹호하고 "심각한 결함은 보이지 않는다"고 말하면서도, 펜실베이니아주립대학교 상징을 보고서 페이지마다 집어넣고 연구자금 후원자를 밝히지 않았으며 분석에서 옹호로 선을 넘어버린 과학자를 꾸짖었다. "펜실베이니아 시추 비율에 주외 소비세가 미칠 잠재적 효과를 다룬 부분에서는 문장이 더 학문적이어야 하고, 어느 한쪽을 옹호하는 편향성을 덜어내야 한다."

컨시딘은 책임시추동맹이 프랙카데믹스라고 부르는 과학자 중 한 명이었는데, 이런 과학자들은 점점 늘어나고 있다. 프랙카데믹스는 석유 및 가스 회사에서 연구자금을 받고 자금 후원자를 밝히지 않는 경우가 많으며, 프랙킹을 과도하게 긍정적으로 묘사하지만 겉보기에는 객관적인 과학 논문을 만든다.

"관습에 얽매이지 않고 셰일가스 산업을 연구하던 관행이 언제부터 '야바위꾼 가스 연구'로 전락했는가?"라고 스티브 혼Steve Horn은 한탄했다. 스티브 혼은 "디스모그블로그DeSmogBlog"를 운영하며 가스기업과 석유기업에 관해 글을 쓰는 블로거다. "정답: 겉보기에는 '객관적인' 연구를 하는 연구자와 동료 간 검토자 거의 모두가 산업계와 밀접하게 엮인 때부터다."

"디스모그블로그"는 기후변화 논쟁을 "좀먹는" "자금이 풍부하고 조직적인 대중홍보 캠페인"에 대항하기 위해 2006년에 생겼다.

혼은 자신과 다른 사람들이 프랙카데미아라고 부르는 무리의 출현을 꼼꼼하게 다루면서, 학계 과학자들과 석유회사 사이에 숨겨진 비밀스러운 관계를 밝혀냈다. 몇 가지만 예를 들자면 MIT, 텍사스대학교 오스틴캠퍼스, 뉴욕주립대학교 버펄로캠퍼스 과학자들이 발표한 의심스러운 연구가 있다.

2012년 5월에 컨시딘은 공동저자들과 함께 프랙킹이 점점 더 안전해지고 있다는 내용의 보고서를 발표했다. 이 보고서가 발표되고 한 달 후에 뉴욕주립대학교 버펄로캠퍼스에는 셰일자원과사회연구소가 문을 열었고, 컨시딘의 보고서는 편향적이고 부정확하다는 비판을 받았다.

컨시딘과 "공동저자들은 펜실베이니아주 환경보호국 자료를 조작해서 프랙킹이 일으키는 환경 문제가 줄어들고 있다고 이치에 맞지 않는 주장을 했다"고 기업과 정부의 부패를 파헤치는 비영리단체인 공공책임이니셔티브는 주장했다. 이들은 프랙킹이 점점 더 위험해지고 있다고 말했다.

버펄로캠퍼스는 어쩔 수 없이 보고서를 정정하겠다고 발표하고 동료 간 검토를 거쳤다는 공인도 취소했다. 셰일자원과사회연구소는 문을 연 지 7개월 만에 폐쇄되었다. 연구소를 폐쇄하라는 진정서에 교수진과 학생 1만 명 이상이 서명했다.

대학의 재정을 공개하는 정책이 "일관성 없이 적용된다"고 대학 총장 새티시 트리파티Satish Tripathi가 언급했는데, 이 발언이 셰일자원과사회연구소의 청렴함과 독립성이라는 외양에 영향을 미쳤다. "해당 연구에는 불확실성이라는 먹구름이 덮여 있었다." 컨시딘의 공동저자인 로버트 왓슨Robert Watson은 컨시딘이 2009년에 진행한 펜실베이니아 프랙킹 연구에도 참여했다.

동시에 펜실베이니아주립대학교 교수들은 마셀러스 셰일연합의 지원을 받은 프래킹 연구에서 빠져나갔다. 늘어나는 정밀 조사와 국내 언론 보도를 견디지 못하고 셰일연합은 연구 후원을 취소해야 했다.

텍사스대학교 오스틴캠퍼스, MIT, 서던캘리포니아대학교의 과학자들도 프랙카데믹스라고 고발당했다. 2012년 텍사스대학교 오스틴캠퍼스의 과학자들은 연구 결과를 발표하며, 프래킹으로 지하수가 오염됐다는 증거가 없다고 주장했다. 비판자들은 이들의 주장에 심각한 결함이 있다고 비난했다.

은밀한 관계는 또 있었다. 이 연구의 책임과학자인 찰스 그로트Charles Groat는 중요한 정치적 관계를 밝히지 않았다. 그로트는 프래킹을 시행하는 석유가스회사의 이사였다. "그로트는 텍사스대학교에서 받는 연봉의 두 배 이상을 2011년에 PXP 이사로 재직하면서 받았다. 대학 연봉이 2억 500만 원인데 비해 PXP 이사 연봉은 4억 9000만 원이다. 게다가 그는 이사로 근무하는 동안 주식을 18억 9000만 원어치나 사들였다"고 공공책임이니셔티브의 와치독 그룹은 밝혔다.

일부 대학은 편향성과 위조로 고발된 연구를 조사하기 시작했다. 그러나 텍사스대학교 오스틴캠퍼스의 조사단 책임자는 그 자신도 예전에 다국적 석유가스기업의 이사를 지냈다. 노먼 오거스틴Norman Augustine은 거의 20년 동안 코노코필립스앤필립스 석유사에 몸담았다. 오거스틴은 록히드마틴사의 전 회장이자 최고경영자이기도 했다. 그러나 대학 부총장 겸 교무처장은 신경 쓰지 않는 듯 보였다. 그는 오거스틴의 "자격이 흠잡을 데 없다"고 말했다.

미국 대학의 재정에 지원되는 금액이 삭감되면서 프랙카데믹스

목록은 계속 길어지는 중이다. 뉴욕주립대학교가 공식 발표한 자료에 따르면 뉴욕 주립공립대학제도에 지원되는 금액이 2008년부터 2011년 사이에 1조 6500억 원 이상 삭감되었다. 2011년에 입법자들은 또다시 주립공립대학제도의 예산을 3400억 원 삭감했다.

예산이 삭감되면서 생겨난 공백을 석유가스 산업계가 메운다. "학계 전체에서 문제가 점점 커지고 있다"고 오하이오주립대학교 도시-농촌정책 교수 마크 파트리지Mark Partridge는 말했다. 블룸버그 기자와 인터뷰하면서 파트리지 교수는 "대학은 자금이 모자라기 때문에, 교수들에게 어떻게든 연구자금을 끌어오라고 압박을 넣습니다"라고 말했다.

윤리의 선을 넘는 것 말고도 과학자 역시 인간이며 강압에 굴복하는 경향이 있다는 인식이 생기고 과학을 향한 신뢰가 무너졌지만, 프랙카데미아 스캔들에는 최소 두 가지 문제가 더 남아 있다.

학계 연구는 정책에 영향을 미친다. 컨시딘이 공동 저술하고 버펄로캠퍼스의 지원을 받아 발표한 보고서는 미국 하원의 감독과정부개혁 위원회에서 펜실베이니아주의 프랙킹 산업을 방어하는 증거로 이용되었다. 철회된 펜실베이니아주 보고서는 가스기업의 세금을 늘리지 않도록 정책입안자들을 독려하는 데 이용되었다.

가스회사와 석유회사는 자신들의 계획을 위해 과학자들을 떠밀면서, 자신들이 답을 원하는 질문에 돈과 관심을 쏟는다. 결국 비용이 더 적게 들고, 더 빠르고, 더 공격적인 방식으로 육지에서 가스를 생산하는 연구는 쏟아져 나오겠지만, 프랙킹이 보건과 환경에 미치는 영향, 특히 프랙킹을 실행하는 지역에 사는 공동체에 미치는 영향을 밝히는 연구는 줄어들 것이다.

매수 대상은 프랙카데믹스만이 아니다. 대학 부지도 팔려나가고 있다. 2011년에 펜실베이니아 주지사 톰 코베트Tom Corbett는 주립대학교 부지에서 가스 시추를 허가하는 법안에 서명했다. 이전 해에는 주지사가 펜실베이니아 주정부 고등교육시스템 예산을 18퍼센트 삭감하고 자신은 가스석유 산업계에서 15억 3800만 원을 챙겼다고, 선거자금을 추적하는 국립정치자금연구소는 밝혔다. 텍사스대학교와 웨스트버지니아주의 일부 대학교는 대학 부지를 가스기업에 임대했다. 오하이오주도 같은 계약을 추진하는 중이다.

프랙카데미아는 조사하기에 까다롭다. 과학자가 산업계와 학계 사이에서 직장을 옮겨 다니는 행태는 드문 일이 아니다. 사실 대학들은 현실세계의 경험을 캠퍼스로 가져와주는 이런 과학자들을 환영한다. 그러나 학계는 불확실성과 논란의 경기장에서 심판 역할을 하며, 따라서 중립이어야 한다. 석유가스 산업계가 막강한 자금력과 능력으로 학계를 매수해서 연구 결과를 뒤흔들면, 대중은 오인정보에 휘둘려서 프랙킹에 관해 누구를 혹은 무엇을 믿어야 할지 모르게 된다.

29

미식축구가
뇌 손상을 일으킬까

2012년 6월에 전미미식축구연맹National Football League, NFL을 상대로 2138명의 전前 전미미식축구연맹 선수들이 연방법원에 소송을 제기했다. 은퇴한 선수들이 각자 냈던 81건의 소송뿐만 아니라 1000명 이상의 현역 선수와 가족 들이 낸 소송을 모두 통합했기 때문에 이 소송은 "역대급 소송"으로 불렸다. 이 역대급 소송에서 선수들은 전미미식축구연맹이 반복되는 머리 외상이 일으키는 장기적인 건강상의 위험을 알고 있었으며, 머리 외상이 가져오는 영향을 "부당하게 감추었다"고 비난했다.

소송에서 미식축구 선수들은 프로 미식축구 선수로 활동한 "결과로 뇌 손상과 인지기능 저하가 장기간 일어날 심각한 위험"에 놓였다고 주장했다. 또한 전미미식축구연맹이 머리 외상에 관해 "아주 최근까지도 기만하고 부인하려고 온갖 노력"을 다했다고 덧붙였다.

소송을 제기하기 한 달 전, 라인백커로 명예의 전당에 올랐으며 20년간 선수생활을 한 전미미식축구연맹의 베테랑인 주니어 서Junior Seau가 자살했다. 그의 나이는 불과 43세였다. 20년간 선수생활을 하면서 서는 뇌진탕을 일으킨 적이 없었다. 그러나 그는 사망하기 몇 년 전에 친구에게 이렇게 말했다. "오랫동안 두통이 계속됐어. 내가 뇌진탕을 얼마나 많이 일으켰는지 셀 수도 없을 거야."

가족들은 서가 자살하기 여러 달 전부터 우울증에 빠졌고 툭하면 화를 냈다고 했다. 1년 전에는 또 다른 미식축구 선수였던 데이브 듀어슨Dave Duerson도 서처럼 자살했다. 스스로 가슴에 총을 쐈다. 50세였던 듀어슨은 자살하기 전 아내에게 문자메시지를 보냈다. "꼭 내 뇌를 전미미식축구연맹 뇌은행에 전해줘."

두 선수를 부검한 결과, 뇌에는 상처가 있었고 현미경으로 관찰해보니 비정상적인 단백질 덩어리가 가득 엉켜 있었다. 서의 부검 결과는 정부 보건연구기관이자 프로 운동선수들의 뇌를 연구하던 미국 국립보건원National Institutes of Health, NIH이 발표했다.

국립보건원의 두 전문가는 비정상 소견을 확인했다. 그리고 나서 두 선수의 뇌 표본을 세 명의 뇌 전문가에게 보내서 누구의 뇌인지는 밝히지 않고 분석을 의뢰했다. 세 전문가는 서에게 보통 CTE로 더 유명한 만성외상성뇌병증chronic traumatic encephalopathy, CTE 진단을 내렸다. 43세였던 서의 뇌는 알츠하이머병을 앓는 노인의 뇌처럼 보였다. 듀어슨의 뇌에도 같은 병리적 이상 소견이 가득했다.

만성외상성뇌병증은 상태가 점점 나빠지는 뇌의 퇴행성 질병이다. 아직 원인은 연구 중이지만, 머리에 가해지는 타격처럼 뇌 손상이 반복되면 일어난다고 추측된다. 아직 완전히 밝혀지지 않아서 상대적으로 새로운 연구 분야다. 만성외상성뇌병증 연구의 장애물 중 하나는 환자가 살아 있을 때는 진단할 수 없다는 점이다. 환자가 사망한 뒤에 뇌를 부검해야만 진단할 수 있다.

겉으로는 건강해 보이더라도 만성외상성뇌병증 환자의 뇌는 때로 줄어든 것처럼 보이고 건강한 뇌보다 무게도 가볍다. 현미경으로 관찰해야만 만성외상성뇌병증은 모습을 드러낸다. 뇌는 타우 단백질로 가득 차 있다. 특히 과인산화된 타우 단백질, 즉 p-타우 단백질은 뇌에 세 종류의 단백질 덩어리, 즉 신경섬유 덩어리NFT, 신경교 덩어리, 신경망실을 형성한다. 이들 단백질 덩어리가 뇌세포를 죽인다.

그러나 p-타우 단백질이 쌓이는 현상은 만성외상성뇌병증에만 독특하게 나타나는 증상이 아니며, 알츠하이머병 환자도 p-타우 단백질 덩어리 때문에 병을 앓는다. 따라서 p-타우 단백질 덩어리가 생기는 뇌 영역이 어딘지가 중요하다. 만성외상성뇌병증에서는 단백질 덩어리가 독특한 형태를 보여준다. 불규칙한 단백질 덩어리가 작은 혈관 주위에서 발견되며 뇌의 깊은 홈 속에 파묻혀 있기도 한다. 외상이 반복되면 p-타우 단백질이 뒤틀리도록 유도하여 다른 타우 단백질에 달라붙게 하면서 독성이 있는 덩어리를 형성하는 것으로 생각된다.

이 같은 뇌의 변화와 만성외상성뇌병증 증상은 뇌 외상을 입은 직후나 수년이 지난 뒤에 나타나기도 한다. 심지어 수십 년이 지난 뒤에야 환자가 기억력 저하, 망상, 기분과 행동 변화, 자살 충동, 치매 등을 잃을 수도 있다.

만성외상성뇌병증을 일으킨다고 생각되는 뇌 외상은 뇌진탕에서 비롯되는 모든 증상, 즉 뇌 손상 범위에서 가장 약한 증상부터 더 심각한 뇌 외상까지를 전부 포함한다. 일부 뇌 전문가는 뇌진탕이라는 용어를 사용하기를 꺼리며, 대신 의사들에게 뇌 외상의 심각도에 따라 더 정확하게 등급을 나누어야 한다고 말한다. 뇌 손상은 진단하기 힘들 수 있고, 일시적 의식상실이나 이명처럼 즉각적인 증상이 없는 외상조차도 비정상적인 단백질 덩어리를 뇌에 형성하도록 촉진한다고 추측된다.

만성외상성뇌병증의 평가 척도는 보스턴대학교 만성외상성뇌병증 센터 책임자인 앤 맥키Ann McKee 박사가 개발했다. 맥키 박사 연구팀은 만성외상성뇌병증을 네 단계로 나눈다. 1단계에서는 두통, 집중력 저하, 주의력 감소가 나타난다. 2단계에서는 우울증, 단기 기억력 저하, 분노 조절 문제가 나타날 수 있다. 3단계에서는 환자가 인지 손상과 실행성 기능 문제를 겪는다. 4단계에서는 만성외상성뇌병증이 완전한 치매로 발전한다.

주니어 서의 뇌 표본을 현미경으로 관찰한 맥키 박사는 서가 최소한 2단계 만성외상성뇌병증을 앓았다고 말했다. 데이브 듀어슨은 4단계였다.

펀치드렁크

머리에 타격을 받는 종목의 운동선수가 보여주는 이상한 행동은 1920년대부터 의학 문헌에 기록을 남겼다. 1928년 10월 해리슨 마틀랜드Harrison Martland 박사는 《미국의학협회저널》에 권투선수 다섯 명의 사례를 발표하고, 얼빠진 것처럼 멍한 상태로 비틀거리며 돌아다니는 환자들을 설명했다. 38세의 환자는 16세에 권투를 시작했는데, 23세부터 왼손이 떨리고 다리가 불안정한 증상이 나타났다.

마틀랜드 박사는 이 권투선수들을 "펀치드렁크"라고 불렀는데, 1920년대 미국인들은 "머리에 심각한 충격을 받은" 격투기 선수들이 보이는 "독특한" 행동을 설명할 때 이 단어를 사용했다. 뇌진탕에서 오는 뇌 손상을 의학 문헌에서 최초로 설명한 논문이었다.

"머리나 턱을 한 번, 혹은 반복해 타격해서 뇌진탕을 여러 번 일으켰을 때 나타나는 펀치드렁크는 아주 명백한 뇌 손상이라는 것이 내 소견이다"라고 마틀랜드 박사는 주장했다.

9년 뒤에 해군 군의관인 J. A. 밀스파우J. A. Millspaugh가 《미국해군의학회보》에 "권투선수치매dementia pugilistica"라는 용어를 소개했다. 이 병명은 "주먹pugnus"을 뜻하는 라틴어에서 가져왔는데, 격투기 선수들을 괴롭히는 뇌 질병을 가리키는 "펀치드렁크"보다 점잖은 표현이다.

만성외상성뇌병증이라는 용어는 1940년에 최초로 사용된다. 미국 정신과 의사인 칼 보먼Kaarl Bowman 박사와 아브람 블라우Abram Blau 박사는 권투선수에게 나타나는 만성외상성뇌병증 증상으로 편집증, 유아적 행동, 공격성, 방향감각 상실, 기억력 문제를 언급했다. 1949년에 권투선수들의 이상한 행동을 설명한 또 다른 논문이 발표됐는데, 이번에는 영국 신경과 전문의 맥도널드 크리츨리Macdonald Critchley 박사가 역시 만성외상성뇌병증이라는 용어를 이용해서 환자의 증상을 설명했다.

그러나 마틀랜드 박사 역시 1928년 당시에 자신이 "법원과 노동보상위원회에 엄청나게 중요한" 소송을 일으킬 문제를 다루고 있다는 사실을 인지한 듯 보였다. 몇십 년이 흘러 만성외상성뇌병증은 세계에서 가장 크고 부유한 스포츠 기관과 얽히게 되었다.

만성외상성뇌병증에 쏟아지던 관심이 권투선수에서 프로 미식축구 선수에게로 옮겨간 것은 1990년대였다. 여덟 시즌 동안 피츠버그 스틸러스와 시카고 베어스에서 러닝백으로 활약했던 메릴 호지Merril Hoge가 1994년 10월에 은퇴했다. 호지는 경기 중에 무릎으로 머리를 가격당해 일시적으로 동생이나 아내를 몰라볼 정도로 다쳤던 선수로 유명했다. 그는 29세에 현역에서 은퇴하며 기자들에게 "이 운동은 뇌를 엉망으로 만든다"고 말했다. 그뒤 호지는 자신이 겪은 머리 부상의 심각성을 경고해주지 않았다며 베어스팀 전담 의사를 고소했다. 배심원단은 호지에게 17억 1600만 원을 배상하라고 판결했다.

호지는 아마 은퇴하게 된 원인이 머리 부상이라는 사실을 대중에게 알린 최초의 전미미식축구연맹 선수일 것이다. 그러나 더 충격적인 사건이 남아 있었다.

미식축구 선수들의 이상한 신경학적 증상에 관심이 쏟아지자, 전미미식축구연맹은 머리 부상의 해악을 축소하고 뇌진탕과 뇌 질환이 연관됐을 가능성도 줄이기 시작했다. 호지가 은퇴한 해에 전미미식축구연맹은 가벼운외상성뇌손상MTBI 위원회를 만들고, 위원장으로 신경과 전문의가 아닌 류머티즘병 전문의를 지정했다. 엘리엇 펠먼 Elliot Pellman 박사는 "뇌진탕은 전문직에 필히 따라오며, 직업과 관련된 위험이다"라고 말했다. 펠먼 박사는 팀 주치의인데도 뇌진탕을 겪은 선수들을 경기장으로 돌려보내 경기를 계속하게 했고, 약물 남용이 뇌진탕보다 "훨씬 더 큰 문제"라고 말했다.

전미미식축구연맹 위원인 폴 타글라뷰Paul Tagliabue는 선수들의 머리 부상에 관심을 보이는 기자들을 비난했다. 타글라뷰는 뇌진탕 문제는 "획일적인 보도 중 하나다.…… 뇌진탕은 늘지 않았고, 상대적으로 적다.…… 기자들만 떠드는 문제다"라고 말했다.

그러나 반복적인 머리 부상과 뇌에 독성 단백질이 축적되는 상황의 연관성을 보여주는 증거는 쌓이고 있었다. 프로 미식축구 선수들의 뇌에서 뒤엉키는 단백질 덩어리와 미식축구의 연관성을 발견한 최초의 의사 중 한 명은 연맹에서 이 문제를 해결하는 데 과학이 도움이 되리라고 생각했다.

피츠버그에서 일하는 나이지리아인 의사 베닛 오말루Bennet Omalu는 수조 원 규모의 법인과 맞붙을 준비를 했다. 미식축구가 만성외상성뇌병증의 원인이라고 밝히는 과학적 증거가 결정적이지 않은 점을 들어, 전미미식축구연맹은 계속 부정하기 게임을 이어갔다.

2002년에 마이크 웹스터Mike Webster의 시신이 시신 안치소에 들어왔을 때, 오말루 박사는 앨러게니 카운티 검시관 사무소에서 병리학자로 일하고 있었다. 50세로 사망한 웹스터는 명예의 전당에 오른 캔자스시티 치프스 선수였으며, 피츠버그 스틸러스에서 15시즌 동안 220경기를 뛰었다. 이는 피츠버그 스틸러스 역사상 최다 출장 기록이다. 웹스터는 여러 해 동안 망상, 편집증, 우울증, 기억력 저하, 치매에 시달리다가 심장마비로 2002년에 사망했다.

사망하기 3년 전에 웹스터는 미식축구 때문에 치매에 걸렸다면서 전미미식축구연맹 퇴직연금위원회에 장애 보험금을 청구했다. 그해 10월에 위원회는 경기 중에 입은 머리 부상이 웹스터에게 "완전히 그리고 영구히" 장애를 안겼다고 결정했다. 전미미식축구연맹에서 일하는 의사 한 명을 포함해서 의사 다섯 명이 웹스터가 뇌진탕으로 입은 머리 부상으로 고통을 받았다고 공식 발표했다.

웹스터의 시신이 오말루 박사의 시신 안치소에 도착하기 전까지, 웹스터는 여러 달 동안 집이 아니라 창문이 깨진 차에서 살았다. 웹스터의 심장을 부검하고 나서, 오말루 박사는 뇌 부검 특별 허가를 신청했다. 부검 결과는 놀라웠다.

십 년 뒤 확인하게 될 서와 듀어슨의 뇌처럼, 웹스터의 뇌는 독성을 띤 p-타우 단백질 덩어리로 가득 차 있었다. 웹스터의 뇌는 미식축구 선수 중에서 현미경으로 관찰해야만 보이는 만성외상성뇌병증의 변화를 보여준 최초의 표본이었다.

그러자 반격이 시작되었다. 오말루 박사가 이 발견을 2005년《신경외과》에 발표했는데(과학은 속도가 느리다), 전미미식축구연맹의 가벼운외상성뇌손상 위원회(류머티즘병 전문의가 위원장이다) 소속 의사들이 이를 반박했다.

"우리는 오말루 연구팀이 최근 발표한 논문에서 실제로 '전미미식축구연맹 선수의 만성외상성뇌병증' 사례를 보고했다는 주장에 동의할 수 없다"고 펠먼 박사와 동료 의사들은 해당 학술지 편집장에게 보낸 편지에서 밝혔다. 전미미식축구연맹 의사들은 오말루 박사가 설명한 뇌 병리학을 비롯한 발견에는 결함이 있다고 주장했지만, 나중에 오말루 박사는 터무니없는 주장이라고 반박했다. 오말루 박사는 병리학자였지만 그들은 아니었다.

전미미식축구연맹 의사들은 오말루 박사와 동료들에게 논문을 철회하라고 "압박했다." 오말루 박사는 거부했다. 그는 두 번째 미식축구 선수를 부검해서 발견한 사실들을 같은 학술지에 실었다. 제목은 "전미미식축구연맹 선수의 만성외상성뇌병증: 2부"였다.

이후 오말루 박사는 주목을 덜 받는 방식으로 계속해서 미식축구 선수들의 뇌를 연구하는 편이 낫겠다고 생각했다. "전미미식축구연맹과 대적할 수는 없어요. 연맹이 나를 찌부러트릴 겁니다"라고 오말루 박사는 PBS 뉴스쇼 〈프론트라인〉에서 말했다.

전미미식축구연맹은 오말루 박사의 발견과 다른 과학자들, 이를 테면 보스턴대학교의 앤 맥키 박사의 연구 결과를 계속 부인했다. 2007년에 연맹이 처음으로 모든 기관을 초청해 뇌진탕 학회를 열었을 때, 전미미식축구연맹 소속의 한 의사는 기자에게 이렇게 말했다. "운동선수 가운데 과학적으로 유효한 만성뇌병증 증거가 있는 대상은 권투선수뿐입니다." 가벼운외상성뇌손상 위원회의 공동위원장이자 오말루 박사에게 논문을 철회하라고 요구했던 아이라 캐슨Ira Casson 박사는 이 인터뷰에서 만성뇌병증을 언급했다.

이 학회에서 전미미식축구연맹은 뇌진탕 지침을 만들었는데, 한 전문가의 말에 따르면 연맹이 최초로 시도한 일이었다. 또한 미식축구 선수에게 매년 최대 1억 450만 원의 치매 관련 의료비를 지급하는 88플랜이 시작되었다. 연맹은 신경계 질환을 앓는 은퇴 선수를 지원하면서, 동시에 은퇴 선수의 질병과 미식축구가 연관되지 않도록 가로막았다.

2012년에 역대급 소송이 제기됐을 때, 미식축구와 만성외상성뇌병증의 연관성을 보여주는 증거는 상당히 쌓여 있었다. 그러나 미식축구가 만성외상성뇌병증을 일으킨다는 결정적 증거는 없었다. 반복되는 머리 부상과 만성외상성뇌병증의 정확한 연결고리를 밝히려면 무작위 대조시험 결과가 있어야만 할 것이다. 즉, 머리 부상으로 아픈 사람과 그렇지 않은 사람, 그리고 모든 시험 대상자의 뇌를 현미경으로 관찰해야 한다. (마지막 단계를 시행하려면 시험 대상자들이 사망할 때까지 기다려야 한다.)

돈과 영향력: 의회가 조사를 시작하다

맥키 박사 연구팀은 연구 결과에 의구심이 제기되어도 좌절하지 않았다. 맥키 박사의 연구 지원자 중 가장 든든한 후원자는 국립보건원이었는데, 전미미식축구연맹은 국립보건원의 영향력을 돈으로 매수하려고 들었다.

2012년에 전미미식축구연맹은 국립보건원에 356억 2000만 원을 기부하면서 만성외상성뇌병증 연구에 써 달라고 했다. 국립보건원은 이 기금을 "줄이 달리지 않은" 선물이라고 했다. 그러나 이는 결코 진실이 아니었다.

여느 때처럼 국립보건원은 과학자들에게 연구계획서를 제출하라고 요청했고, 제출된 연구계획서를 검토해서 가장 높은 점수를 받은 과학자에게 연구자금을 보냈다. 이 연구자금을 받은 과학자가 로버트 스턴Robert Stern 박사다. 보스턴대학교 만성외상성뇌병증센터의 임상연구 책임자로, 맥키 박사의 영향력 아래에 있는 과학자였다. 1996년부터 맥키 박사 연구팀은 만성외상성뇌병증을 연구하기 위해 세계에서 가장 큰 뇌 표본 보관소를 세웠으며, 미식축구와 만성외상성뇌병증의 연관성을 보여주는 증거를 쌓고 있었다.

전미미식축구연맹은 이 결정이 달갑지 않았다. 연맹은 스턴 박사가 이해관계와 충돌하는 요인을 지니고 있으며 편향되었다고 주장했다. 연맹은 연구계획서 평가에서 2등을 한 과학자가 선정되길 바랐다. 이 과학자는 리처드 엘렌보겐Richard Ellenbogen 박사로, 전미미식축구연맹의 두부와경부척추 위원회 공동위원장이었다.

전미미식축구연맹은 국립보건원의 결정을 거부할 권한이 없다고 부인했다. 그러나 2016년 의회 조사위원회는 "전미미식축구연맹이 국립보건원의 연구자금 지원에 영향력을 행사하려 한 시도"를 주제로 열렸고, 연맹과는 전혀 다른 이야기를 하고 있다.

전미미식축구연맹이 국립보건원에 압력을 행사해서 스턴 박사에게 지급된 189억 8400만 원을 회수하여 전미미식축구연맹을 위해 일하는 의사들에게 배분하라고 요구했다고, 의회보고서에는 기록되어 있다. 국립보건원이 거부했더니 전미미식축구연맹이 연구자금 지원을 철회하는 방식으로 대응했다고, 보고서는 이 사건을 보도한 ESPN 뉴스를 인용해 밝혔다.

의회보고서에 따르면 "전미미식축구연맹이 연구 지원자 선정에 영향력을 행사하려고 시도했지만, 동료 간 검토 과정은 온전히 지켜졌고 자금 지원도 연구계획서만 평가해서 결정했다." 이제 세금 납부자들은 연구 결과를 기다리기만 하면 된다.

의회보고서는 결론에서 "전미미식축구연맹은 과학을 존중하고 건강과 안전을 우선으로 생각하겠다는 약속을 지키지 않았다"고 밝혔다.

의회보고서가 발표되고 넉 달 후에 전미미식축구연맹은 스스로 독립적인 의학 연구자금이라고 언급한 1187억 6000만 원을 신경과학 연구자금으로 기부했다. 연맹은 이외에도 1187억 6000만 원을 만성외상성뇌병증과 다른 뇌 질환 연구에 추가로 기부하기로 이미 약속했다고 밝혔다. 맥키 박사는 기자들에게 그 돈이 어떻게 사용될지 의심스럽다고 말했다. 연맹은 맥키 박사의 초기 연구에 자금을 지원한 적도 있지만, 그는 NPR 미국 공영 라디오 방송에서 "1187억 6000만 원이나 2375억 2000만 원 중 일부라도 우리 연구소에 지급된다면 나는 깜짝 놀랄 겁니다. 전미미식축구연맹은 자신들이 승인한 연구에만 자금을 직접 전달합니다"라고 밝혔다. 맥키 박사는 연맹이 자신을 "매우 해로운 존재"로 여긴다고도 말했다.

그러나 맥키 박사는 계속 연구했다. 보스턴대학교 맥키 박사 연구팀은 전 미식축구 선수 수백 명의 뇌를 계속 수집했다. 이들 뇌 표본 202개를 연구한 2017년 논문에서 맥키 박사는 미식축구 선수 177명의 뇌에서 만성외상성뇌병증을 발견했다고 발표했다. 고등학생 시절에만 미식축구를 했던 선수들의 뇌 14개 중 3개에서도 만성외상성뇌병증이 발견되었다. 대학에서 미식축구 선수로 뛴 53명 중에는 48명에게 만성외상성뇌병증이 있었다. 발병률은 전미미식축구연맹 선수가 가장 높았다. 맥키 박사는 전미미식축구연맹 선수 111명 중 110명의 뇌에서 p-타우 단백질 덩어리와 만성외상성뇌병증의 징후를 발견했다.

그래도 이 정도로는 미식축구가 만성외상성뇌병증을 일으킨다고 주장하기에 충분하지 않았다. 그 이유는 다음과 같다. 맥키 박사의 만성외상성뇌병증센터와 다른 비슷한 뇌 연구소에서 관찰한 뇌는 살아 있는 동안 자신들의 정신 건강을 걱정했던 선수들에게 기증받은 것이다. 혹은 미식축구 선수 경력 때문에 사랑하는 가족의 뇌가 손상됐는지 걱정하는 유족들이 기증한다. 그러면 표본이 편향될 수 있다. 편향성을 극복하려면 과학자들은 프로 미식축구를 하지 않은 일반 대중의 뇌를 더 많이 연구해야 한다.

그러나 미식축구와 만성외상성뇌병증 사이의 인과관계가 증명되지 않더라도, 이 질병이 프로 운동선수들의 뇌 속에서 자라난다는 증거는 있다. 미식축구는 뇌 손상으로 고통받을 위험을 높이며, 이는 만성외상성뇌병증을 일으킬 가능성이 있다.

전미미식축구연맹은 2016년에 맥키 박사의 연구를 증거로 제시하며 미식축구와 만성외상성뇌병증 사이의 연관성을 공개적으로 인정했다(맥키 박사는 2017년 이전에 발표한 초기 뇌 연구를 통해 전 미식축구 선수의 뇌에서 만성외상성뇌병증 비율이 높게 나타난다고 증명했다). 미국 하원 에너지·통상 위원회에서 전미미식축구연맹의 건강및안전정책 수석 부회장을 맡은 제프 밀러Jeff Miller는 미식축구와 만성외상성뇌병증 사이의 연관성이 입증되었다고 인정했다.

그러나 많은 사람은 연맹이 앞에서는 인정하면서 뒤로는 권력과 영향력을 이용해 뇌 질환 연구를 짓이기고 있다고 믿는다.

30

미국 정부는
매독과 임질 실험을 했을까

아이들은 척추에 주사를 놓아 감염시켰다. 남성은 미국 의사들이 매독과 임질을 감염시킨 매춘부와 성관계를 해서 감염되었다. 어떤 사람은 성기의 피부를 벗기고 의사들이 그 위에 매독균을 문질러 넣었다. 정신과 병동 환자였던 한 여성은 임질 환자의 고름을 강제로 눈에 넣어야만 했다.

1945년부터 1956년 사이에 미국 의사들이 과테말라에서 고아, 군인, 정신병 환자, 죄수, 성매매 종사자 1308명에게 고의로 매독과 임질을 감염시켰다. 일부는 항생제를 받았으나, 대부분은 받지 못했다.

최소한 80명이 사망했다.

의사들은 성매개감염병을 더 연구하고 싶었고, 페니실린으로 매독을 치료할 수 있는지 확인하려 했다고 말했다. 그러나 연구일지를 보면 연구 목표를 계속 바꾼 듯하다.

이 실험은 미국 국립보건원이 지원했고 미국 보건총감이 승인했다. 연구는 절대 공개되지 않았으나, 2005년에 웰슬리대학교의 수전 리버비Susan Reverby 교수가 피츠버그대학교 도서관에서 관련 연구자료를 발견했다.

"어안이 벙벙했다"고 리버비 교수는 말했다. 과테말라 연구와 관련된 자료를 발견했을 때, 리버비 교수는 미국 의사들이 벌인 다른 비윤리적인 의학실험을 연구하고 있었다(이에 대해서는 나중에 더 설명하겠다). 과테말라 연구를 이끈 사람은 미국 공중보건국 의사였던 고故 존 커틀러John Cutler 박사다.

비윤리적인 의학실험으로 경력을 시작했을 때, 커틀러 박사는 28세로 막 의사면허를 딴 상태였다. 1943년에 커틀러 박사는 인디애나주 테러호트교도소에서 2년에 걸친 실험을 시작했다. 동료인 존 마호니John Mahoney 박사와 함께 커틀러 박사는 인디애나주 교도소에 갇힌 남성 200명 이상의 성기에 임질균을 넣었다. 두 의사는 미국 육군의 의뢰를 받아 연구했는데, 미국 육군은 전투를 마치고 돌아오는 군인들의 임질을 예방하거나 치료할 방법을 시험하려 했다.

인디애나주 교도소 수감자들은 감염되기 전에 실험에 관해 설명을 들었다. 과테말라 수감자들은 아무 설명도 듣지 못했다. 미국 학계와 정부기관은 과테말라 실험에 대해 알고 있었다. 이 연구의 자금을 결국 국립보건원에서 지원했기 때문이다. 또 실험 대상자들이 실험에 동의하지 않았다는 사실도 알고 있었다. 일부 수감자는 항생제로 치료를 받았지만, 나머지 수감자는 그대로 두고 병이 진행하는 모습을 관찰했다. 생존자 기록에 따르면, 최소한 한 명이 감염으로 사망했다.

커틀러 박사는 인디애나주 교도소에서 과테말라 교도소로 옮겨가서 실험을 계속했다. 과테말라는 성매매가 합법이었고, 커틀러 박사는 과학자가 고의로 감염시키는 대신 성관계를 통해 감염된 사람들에게 임질 예방약을 시험하는 쪽을 선호했다. 커틀러 박사와 동료들은 과테말라시티에 있는 중앙교도소 수감자들과 성관계를 하도록 돈을 지불한 매춘부에 대해서 연구일지에 기록했다. 피츠버그대학교 도서관에서 커틀러 박사의 연구일지를 발견한 리버비 교수는 "과학자들은 매춘부가 수감자와 얼마나 오래 함께하는지 실제로 시간을 측정하면서 수감자들을 두고 '토끼 같다'고 기록했다"고 말했다.

2016년에 판사는 과테말라 연구의 희생자와 유가족 842명이 제기한 소송을 기각했다. 그들은 1조 1870억 원짜리 소송에서 존스홉킨스대학교와 록펠러재단이 "설계하고 지원하고 독려하고 자금을 대면서" 연구를 도왔다고 혐의를 제기했다. 두 기관은 이 실험과 얽힌 연관성을 부인했다.

2010년에 버락 오바마 대통령은 알바로 콜롬Alvaro Colom 과테말라 대통령을 초청해서 사과했다. 미국 국무장관 힐러리 클린턴Hillary Clinton과 보건복지부 장관 캐슬린 시벨리우스Kathleen Sebelius는 공식 성명을 발표했다.

그러나 미국 정부가 사과해야 할 실험은 과테말라 연구만이 아니었고, 커틀러 박사가 가난한 유색인종을 학대한 실험 역시 과테말라 연구가 끝이 아니었다. 1997년에 빌 클린턴Bill Clinton 대통령은 커틀러 박사를 포함해 정부에서 일하는 의사들이 수행한 비윤리적인 의학실험에서 살아남은 미국인들에게 사과했다.

1932년부터 1972년 사이에 대부분 앨라배마주 메이컨 카운티의 소작인이었던 아프리카계 미국인 399명은 의도적으로 매독을 치료받지 못했다. 페니실린이 1947년에 매독 표준치료제가 되었지만, 이들은 자신이 감염된 사실도 모르고 있었다. 대신 소작인들은 자신들에게 "나쁜 피"가 흐르고 있으며 할 수 있는 가장 좋은 치료를 하는 중이라는 말만 들었다. 실제로는 미국 공중보건국 의사들이 매독이 진행되는 소작인들을 대상으로 실험을 했다. 연구가 끝났을 때, 128명이 매독과 합병증으로 사망했다. 소작인들의 아내도 최소 40명이 감염되었고, 자녀 19명은 매독에 걸린 채 태어났다.

잔혹할 뿐만 아니라 위선적이기까지 했다. 정부는 국민을 상대로 비윤리적인 연구를 자행하면서, 뉘른베르크재판에서는 나치 의사들을 나치 전범으로 기소했다. 이 군사재판은 1940년대에 독일에서 열렸다. 미국과 영국을 포함한 연합군은 강제수용소 수감자들을 대상으로 실험한 의사 16명을 고발했다. 의사 7명은 반인륜적 범죄를 저질러서 처형되었다.

의학연구에 참여하는 실험 대상자를 보호한다는 뉘른베르크 강령과 헬싱키선언은 이 같은 두려움 속에서 탄생했다. 터스키기 스캔들 역시 입법자들이 연구 참여자의 권리를 보호하는 법안을 통과시키고, 비슷한 잔혹 행위가 다시는 일어나게 않게 보장하도록 자극했다.

커틀러 박사는 2003년 사망하기 직전까지 자신의 연구를 옹호했다. "터스키기 연구는 제대로 인정받지 못한 채 오해받고 있습니다"라고 그는 1993년 기자들에게 말했다. 커틀러 박사는 이 실험이 "실제로 흑인 공동체의 보건 수준을 높이기 위한 것이었습니다…… 물론 내게는 연구 중단을 격렬하게 반대한 분명한 이유도 있었습니다"라고 주장했다.

터스키기와 과테말라 연구는 비윤리적인 의학연구의 긴 목록에서 뽑은 두 가지 사례일 뿐이다. 브루클린유대인만성질환 병원에는 1960년대에 과학자들이 암세포를 주입해서 종양의 발달 단계를 관찰한 연구의 실험 대상자였던 노인 환자들이 있다. 정신장애 아동을 위한 뉴욕시 윌로우브룩공립학교에는 1956년부터 1971년 사이에 간염에 걸린 후 실험처리*대상이 되었던 학생들이 있다.

이 수십 년을 "의학의 흑역사"라고 지적하는 의사도 있다. 그러나 이러한 사실을 역사책 속에 파묻어버려서는 안 된다. 사실 20세기보다 훨씬 더 이전으로 거슬러 올라가면 의학의 역사는 취약계층을 상대로 동의도 얻지 않고 자행한 실험으로 가득하다.

이런 비윤리적인 실험이 끼치는 영향력은 오늘날에도 남아 있다. 공중보건 전문가들은 2014년에 앨라배마주 마리온에서 결핵이 집단 발병한 사태가 정부의 비윤리적인 의학연구 역사 때문이라고 비난한다. (2015년 2월에 마리온의 결핵 발생률은 인도, 아이티, 케냐보다 더 높았다.)

마리온은 터스키기에서 차로 두 시간 거리에 있다. 의사와 의료기

---

* 실험집단을 실제로 실험하는 일.

관에 대한 불신이 깊다는 건 마리온의 결핵 환자들이 선뜻 병원에
가지 않는다는 뜻이며, 여러 해 동안 결핵이 걷잡을 수 없이 퍼져나
간 이유이기도 하다. 터스키기 연구가 중단된 1973년 시절을 살지 않
았던 사람들조차 실험 이야기를 듣고 의사를 믿지 말라는 경고를 떠
올린다.

과테말라 연구의 생존자가 제기한 소송은 비윤리적인 의학실험이
최근에도 있었으며, 그 결과를 전 세계 많은 사람이 여전히 기억한다
는 점을 되새기게 한다.

31

탤컴파우더는
난소암을 일으킬까

건강에 좋고 순한 갓난아기 냄새. 베이비파우더는 순결한 화장품에서 발암물질 용의자로, 밤늦게 나오는 법률 광고와 수십억 원짜리 소송의 먹잇감으로 전락했다.

탤크talc(활석)는 수천 년 동안 위생제품과 화장품에 쓰였으며, 고대 이집트인에게도 인기 있었다는 증거가 있다. 자연에서 나는 광물로 지구에서 가장 무른 암석이며, 40개국 이상에서 캐낸다. 도자기류나 종이를 만들 때도 들어가고, 사탕이 서로 달라붙지 않게 하려고 넣기도 하며, 물론 베이비파우더에도 들어 있다.

탤크는 산소, 실리콘, 물, 마그네슘으로 구성되지만, 발암물질로 알려진 티타늄이나 석면이 극미량 들어 있을 수 있다. 석면과 탤크는 종종 가까운 광산에서 채굴하므로 서로 오염되기 쉽다. 탤크처럼 석면도 자연에서 얻는 광물로 실리콘을 함유한다.

존슨앤존슨사는 자사 제품인 밴드가 일으키는 자극을 줄이는 용도로 1894년부터 탤크를 판매하기 시작했다. 이 제품이 인기를 얻으면서 소비자들은 기저귀 발진을 치료하는 데 탤크를 사용하기 시작했고, 이는 존슨스토일럿앤베이비파우더 제품의 출시로 이어졌다. 현재 존슨앤존슨사는 의약품으로 더 많은 돈을 벌지만, 회사 브랜드는 존슨스 베이비파우더와 동의어나 마찬가지다. 모든 연령대의 소비자가 피부를 보송하게 유지하고, 피부 마찰을 예방하며, 냄새를 흡수하는 데 베이비파우더를 사용한다.

2018년 7월에 존슨앤존슨사는 미주리주 법원에서 여성 22명에게 5조 5812억 원이나 되는 금액을 배상하라는 판결을 받았다. 배심원단은 존슨스 베이비파우더가 난소암을 일으켰다고 주장한 여성들에게 유리한 판결을 내렸다. 이 여성들 중 6명은 난소암으로 사망했다.

여성들은 베이비파우더에 석면이 들어 있으며, 회사가 수십 년 동안 석면과 관련된 증거를 숨겨왔다고 주장했다. 존슨앤존슨사를 상대로 제기한 초기 소송 중에는 52세의 텍사스 여성 달린 코커Darlene Coker가 회사의 "독성 탤크"가 복부와 가슴을 덮는 막에 생기는 암인 중피종을 일으켰다며 고소한 사례도 있다. 코커는 탤크가 석면으로 오염되었다고 주장했다. 그러나 존슨앤존슨사는 이 주장을 부인했다. 코커는 소송을 취하했고, 12년에 걸친 암 투병 끝에 2009년 사망했다.

로이터는 2018년 12월에 취재 결과를 보도하면서 "존슨앤존슨사는 석면이 베이비파우더에 숨어든 사실을 수십 년 동안 알고 있었다"고 주장했다. 코커가 사망한 후에 회사 내부 메모가 발견되었고, 수천 명 이상의 여성이 석면 오염이 아니라 탤컴파우더 자체가 암을 유발하는 원인이라며 존슨앤존슨사를 고소하기 시작했다. 탤컴파우더를 팔던 골드본드 같은 다른 회사들도 비슷한 소송에 직면했다. 로이터는 존슨앤존슨사가 미국 식품의약국에 자사 제품인 탤크에서 석면은 검출되지 않았다고 보고했다고 밝혔다.

그러나 회사는 거짓말을 했다. 존슨앤존슨사는 1972년부터 1975년 사이에 최소 세 곳의 연구실에서 시행한 세 번의 검사에서 석면이 검출됐다는 사실을 미국 식품의약국에 보고하지 않았다. 이 중 한 검사에서는 석면 농도가 "다소 높음"으로 나왔다고 로이터 기자 리사 기리언Lisa Girion은 보도했다. 1972년에 미네소타대학교 교수가 존슨앤존슨스 샤워투샤워 제품을 검사한 결과는 누락하기도 했다. "반박의 여지가 없는 석면"이라고 교수는 기록했다.

미주리주 법원에서 여성들은 탤컴파우더를 사용하는 수많은 방법을 증언했다. 속옷에 뿌린 여성도 있었고, 성기 부위에 직접 바르거나 생리대와 탐폰에 뿌린 여성도 있었다.

만약 탤크 제품에 석면이 함유됐다면 이는 중대한 문제였다. 국제암연구기관에 따르면 석면은 중피종과 폐암, 난소암, 후두암을 일으키기 때문이다.

하지만 석면이 항상 자연적으로 탤크에 들어 있지는 않으며, 1973년에 미국 식품의약국이 새 기준을 도입한 뒤로는 탤크 제품에 석면이 없다는 검사 결과를 확인해서 신고해야 했다.

미국 식품의약국이 새 기준을 도입하고 3년이 지난 1976년에 마운트시나이 병원 과학자들이 탤컴파우더를 검사한 결과, 19개 제품 중 10개에서 석면이 발견되었다. 존슨앤존슨스 베이비파우더에서는 석면이 검출되지 않았다. 석면이 가장 높은 농도로 검출된 제품은 ZBT 베이비파우더였다. 코티, 야들리, 파베르지 파우더도 검사했더니 석면 양성 반응이 나왔다.

이 뉴스는 베이비파우더와 화장품의 건전한 이미지를 무너뜨렸다. 나중에 다른 연구실에서 똑같은 검사 결과를 내놓지 못하자, 마운트시나이 병원은 일부 결과를 철회해야 했다. 마운트시나이 병원은 석면검사의 신뢰도가 높지 않으며, 때로는 거짓된 양성 및 음성 반응이 나오기도 한다고 밝혔다.

그후, 일부 변호사가 존슨앤존슨사가 이용하는 버몬트 탤크 광산에서 석면이 발견되었다고 주장했다. 미주리주 법원에서 고소인의 변호사인 마크 라니어Mark Lanier는 제약회사가 자사 탤크 제품에 석면이 들어 있다는 증거를 숨기고 있다고 말했다. 변호사는 존슨앤존슨사가 자사 제품에 석면이 들어 있는데도 석면 없는 제품으로 검사 결과를 조작했다고 주장했다.

존슨앤존슨사 경영진이 1973년이라고 손으로 쓴 메모를 포함한 회사 내부 메모들이 소송에서 증거로 제출되었다. 이 메모에는 경영진의 질문이 적혀 있었다. 만약 존슨앤존슨스 베이비파우더에 석면이 1퍼센트 함유되었다면, 파우더를 바를 때 아기는 석면을 얼마나 들이마실까? 메모에는 계산과정이 적혀 있었고, 계산 결과는 당시의 합법적 기준보다 적었다.

두 달 뒤에는 메모에 "가끔 미량의 투섬석이나 녹섬석이 광학현미경으로 보이는데, 이들은 석면 섬유로 분류될 수 있다"고 쓰여 있다. 사실 투섬석과 녹섬석은 석면의 일종이다.

회사를 상대로 소송을 건 여성들의 변호사는 이런 메모가 존슨앤 존슨사에서 자사 제품인 베이비파우더에 잘 알려진 발암물질이 들어 있다는 사실을 알고 있었다는 점을 증명한다고 주장했다. 존슨 앤존슨사는 자사 베이비파우더 제품에는 석면이 없다는 기존 입장을 고수했고, 일부 배심원이 이에 동의했다. 2017년에는 존슨스 베이비파우더를 사용했다가 중피종에 걸렸다고 소송을 건 캘리포니아주 여성이 소송에서 졌다.

존슨앤존슨사를 고소한 또 다른 여성들은 오염된 석면이 아니라 탤크 자체가 암을 일으켰다고 주장했다. 탤크와 난소암의 연관성을 처음 주장한 데는 세 가지 이유가 있다. 첫째, 탤크는 화학적으로 석면과 비슷하다. 둘째, 난소암과 중피종은 석면이 일으키는 암이라는 유사성이 있다. 셋째, 현미경으로 암을 관찰하던 과학자들이 난소암 속에서 탤크 입자를 발견했다.

탤크와 여성 생식기관에 생기는 암의 연관성을 찾으려는 최초의 연구 중 하나가 1971년에 웨일스의 암 과학자들이 《산부인과학저널》에 발표한 논문이다. 그들은 이 논문에서 난소와 자궁경부에 생긴 종양을 관찰한 결과 "난소와 자궁경부 암조직 모두에서 종양조직 깊숙이 박힌 탤크 입자를 발견했다"고 밝혔다.

탤크 입자는 여성 생식기의 관을 따라 이동하는 것으로 보이며, 이 가설은 탤크와 동일한 크기의 입자들이 질에서 자궁으로, 다시 나팔관을 따라 난소까지 이동할 수 있다는 점을 보여주는 연구로 입증되었다.

그러나 종양에 탤크 입자가 있다고 해서 탤크가 종양을 일으킨다는 증거가 되지는 않는다고 웨일스 과학자들은 경고했다. 과학자들은 이 연구 결과만 가지고 "탤크를 암의 주요 원인으로 지목하기는" 불가능하다고 결론 내렸다.

웨일스 과학자들의 논문이 계기가 되어 탤크와 생식기 암 사이의 연관성을 찾는 일련의 연구가 잇따랐다. 1982년에 하버드대학교의 한 의사는 미국 암학회가 발간하는 학술지에 논문을 발표했다. 대니얼 크레머Daniel Cramer 박사는 1978년부터 1981년 사이에 난소암을 진단받은 보스턴 여성 215명의 의료기록을 찾아보고, 이들과 나이, 인종, 거주지역이 비슷하지만 난소암을 진단받지 않은 여성 215명과 비교했다.

이런 유형의 관찰연구를 환자대조군 연구라고 하며, 위험 요인과 질병의 연관성, 이 경우에는 탤크와 난소암의 연관성을 관찰할 수 있다. 환자대조군 연구로는 위험 요인이 질병을 일으킨다고 말할 수 없다. 그러나 탤크를 사용하고 나서 질병에 걸린 여성과 걸리지 않은 여성을 비교하는 동안, 과학자들은 탤크를 사용한 여성이 암을 일으킬 확률이 높거나 낮은지 확인할 수 있다.

크레머 박사의 연구를 보면, 암에 걸리지 않은 여성 61명과 비교했을 때 난소암에 걸린 92명의 여성은 생리대나 성기에 직접 탤컴파우더를 뿌리는 방식으로 꾸준히 탤컴파우더를 사용했다. 크레머 박사는 환경이나 임신 횟수처럼 여성에게 난소암이 생길 가능성에 영향을 미치는 다른 요인을 고려했다. 이런 요인으로 재조정했더니, 탤컴파우더를 사용한 여성은 난소암에 걸릴 위험도가 높았다.

크레머 박사는 1999년에 연구 규모를 두 배로 늘려서 난소암에 걸린 여성 563명과 걸리지 않은 여성 523명을 비교 관찰했다. 두 집단에서 탤컴파우더를 사용하는지 여부를 비교한 크레머 박사는 난소암에 걸린 여성이 걸리지 않은 여성보다 탤컴파우더를 사용할 확률이 높다는 점을 발견했다. 대조군 여성의 36퍼센트만이 탤크를 사용한 데 비해 난소암에 걸린 여성은 45퍼센트가 탤크를 사용했다.

"우리는 성기 위생을 위해 탤크를 사용하는 일과 상피난소암 위험도 사이에 상당한 연관성이 있다고 결론 내렸다"고 크레머 박사는 말했다. 더불어 "이 연관성을 보여주는 자료를 놓고 봤을 때, 공중보건 측면에서 공식적인 경고가 있어야 한다고 생각한다"고도 했다.

그후 일부 기업은 제품 라벨에 경고문을 덧붙였다. 어슈어드샤워앤배스 바디파우더 라벨에는 "탤컴파우더를 여성 성기에 자주 사용하면 난소암 위험도가 높아질 수 있다"고 적혀 있다. "외용으로만 사용할 것"이란 문구도 함께 있다.

과연 이런 반응이 탤컴파우더가 난소암을 일으킨다고 기업이 동의했다는 뜻일까? 과학이 명확하게 밝혀주었더라면 좋았을 것이다. 탤크와 암에 관한 수백 편의 논문은 뒤섞인 결과들만 내놓았다. 크레머 박사처럼 탤크를 사용하는 여성이 암에 걸릴 위험도가 더 높다는 점을 발견한 과학자도 있고, 차이가 없다는 과학자도 있었다. 연관성을 발견한 연구에서는 탤크 입자가 자극과 염증을 유발할 수 있으며, 이것이 종양 발생의 전구체가 된다고 상정한다. 에스트로겐 같은 호르몬은 잠재된 연관성에 영향을 미칠 수 있다. 탤크는 비활성 물질로 자극성이 없다고 여겨지지만, 쥐를 대상으로 진행한 연구에서는 에스트로겐 농도가 높은 임신한 쥐가 비활성 물질에 염증 반응을 일으킬 가능성을 보여준다.

여성건강이니셔티브 관찰연구에 참여한 과학자들이 발표한 2014년 연구에서는 여성 6만 1000명 이상을 12년간 관찰했다. 대상자들이 위험 요인에 노출되는 상태를 관찰하는 환자대조군 연구와 달리 이 연구는 전향적 연구로, 과학자들이 여성집단을 선택해서 시간에 따라 대상자들을 추적 연구하며 누가 병드는지 관찰하고 그 이유를 알아낸다. 연구를 통해 탤컴파우더를 성기에 사용하는 일은 난소암을 일으킬 위험도를 높이는 현상과 관련이 없다는 점을 발견했다.

과학자들은 콘돔, 페서리,* 수술용 장갑 등 일상적으로 탤크를 뿌리는 물건도 관찰했지만, 개인이 이런 물품을 사용하는 일과 암 위험도 사이에서 연관성을 발견하지 못했다. 사실 의료시술 중에는 폐 안에 액체가 고이는 현상을 방지하기 위해 탤크를 넣어 폐를 둘러싼 장측 흉막과 흉벽을 둘러싼 벽 측 흉막을 서로 달라붙게 해서 액체가 고일 수 있는 공간인 흉막강을 폐쇄하는 시술도 있다. 이 과정을 흉막유착술이라고 하는데, 이 시술은 암 위험도를 높이지 않는다.

모든 논문이 탤컴파우더 사용과 암 위험도 사이에는 연관성이 없다고 말하는 것 같지만, 연관성이 있다고 말하는 논문도 있다. 논문 대부분에는 몇 가지 약점이 있다. 대개 이런 연구의 결함은 실험 대상자가 언제, 어떻게, 얼마나 오래 베이비파우더를 사용했는지를 여성의 기억에만 의존한다는 데 있다. 이 점은 탤컴파우더 제조업체를 상대로 제기된 수십 건의 소송에서 어떤 때는 존슨앤존슨사 같은 기업에 유리한 판결이 나고, 어떤 때는 베이비파우더가 암을 일으

---

* 여성용 피임기구.

킨다고 주장하는 여성에게 유리한 판결이 나오는 이유가 될 수 있다. 2018년에 캐나다 최고의 공중보건기관을 포함한 캐나다 정부기관 두 곳은 어린이가 들이마시지 않도록 탤컴파우더를 어린이 얼굴에 바르지 말고, 여성도 성기에 사용하지 말라고 권고했다. "암을 일으킬 수 있다"는 것이 이유였다.

암의 원인을 조사하고 입증하기는 엄청나게 어렵다. 법원 배심원단은 이미 수십 건의 평결을 내렸지만, 과학 배심원단은 아직 배심원석에 앉지도 않았다.

32

에볼라에 감염되면
증상이 평생 갈까

조지핀 카르와Josephine Karwah는 에볼라 치료센터를 나서면서 아기가 든 볼록한 배를 어루만졌다. 그는 2주 전인 2014년 8월에 절룩거리며 하얀 텐트로 들어갔다. 무릎에서는 불타는 듯한 통증이 느껴졌고, 네 걸음 걸을 때마다 다리의 힘이 풀릴 것만 같았다.

조지핀의 어머니는 에볼라 치료센터에서 사망했다. 어머니의 시신은 간호사가 옆쪽에 단정하게 어머니의 이름을 써서 준비해놓은 시신 운반용 하얀 비닐에 담겨 나갔다. 아버지도 에볼라로 목숨을 잃었고, 고모와 삼촌도 사망했다. 그러나 조지핀과 아기는 살아남았다.

조지핀은 아기 이름을 '미라클', 기적이라고 짓기로 했다.

그후 악몽이 시작되었다. 라이베리아의 수도에서 동쪽으로 차로 한 시간 거리인 고향 스멜 노우 테이스트에 있는 집으로 돌아온 조지핀은 에볼라로 죽은 가족들과 치료센터에서 느꼈던 두려움을 꿈에서 만났다.

욱신거리는 두통으로 꿈에서 깨면 다시 잠들려 해도 엉덩이와 무릎 통증이 방해했다. 낮에는 언니가 시장에서 파는 비누 만드는 일을 도왔다. 그러나 오른쪽 눈은 타는 듯했고, 왼쪽 눈으로 보는 세상은 흐릿해서 카메라 렌즈에 이슬방울이 맺힌 것 같았다. 환전상 가게에서는 환전을 잘못한 채 가게를 나왔고, 집에서 지갑에 라이베리아 달러를 얼마나 넣고 나왔는지도 기억할 수 없었다.

조지핀은 라이베리아의 에볼라 생존자 1500명 중 한 명이다. 많은 사람이 지금도 조지핀처럼 기억력 저하, 관절통, 근육통, 눈 질환으로 고통받는다. 개별적인 일화나 애매한 보고가 아니다. 2016년 2월에 열린 보스턴 학회에서 라이베리아의 역학자 모소카 팔라Mosoka Fallah는 사상 최대 규모의 에볼라 생존자 연구에서 얻은 첫 번째 결과를 보고하면서, 에볼라 생존자의 절반 이상이 나중에 근육통과 관절 문제를 겪었다고 발표했다. 에볼라에 감염되고 1년여 후에 환자 중 3분의 2가 신경학적 문제를 겪었고, 60퍼센트는 시력에 문제가 생겼다.

의사들은 2014년 가을부터 이들 증상을 에볼라후증후군이라고 부르기 시작했고, 세계보건기구는 시에라리온으로 연구팀을 보냈다. 연구팀이 만난 에볼라 생존자의 절반은 시력 상실을 포함한 시력장애를 호소했다. 이런 일은 이전에도 일어났다. 지난 20년간 동아프리카와 중앙아프리카에서 에볼라가 소규모로 집단발병했을 때, 생존자들은 심각한 관절통, 근육통, 시력 문제를 겪었고, 상당수가 일을 할 수 없는 지경이 되었다.

그러나 이들 증상은 소규모 생존자 집단에서만 일어났다. 반면 2014년부터 2016년까지 서아프리카에서 번진 에볼라 유행병은 1만 7000명의 생존자를 남겼고, 이들은 에볼라후증후군을 겪을 위험에 놓였다. 조지핀처럼 치료센터를 나선 생존자들은 불확실한 미래로 걸어 들어간다. 전문가와 환자가 아는 것은 하나다. 에볼라는 끝나지 않았다.

팔라의 사무실은 몬로비아에 있는 존 F. 케네디 의료센터의 긴 복도 끝에 있다. 라이베리아의 가장 거대한 빈민가에서 자라 하버드대학교에서 훈련을 받은 역학자인 팔라는 에볼라 대응팀으로 현장에서 활동했다. 현재 그는 사상 최대 규모로 에볼라 생존자를 관찰하는 연구의 책임자다. 에볼라에 관해 말할 때면 그는 종종 유행병을 총력전에 비유하고선 재빨리 의학용어로 정정한다. "전쟁이, 아, 그러니까 집단발병이 한창일 때" 과학자들은 생존자 연구로 이어지는 프로젝트를 시작한다고 그는 말한다.

실험적인 백신과 여러 치료법을 시험하기 위해, 미국 국립보건원과 라이베리아 보건사회복지부는 라이베리아에볼라백신연구파트너십 Partnership for Research on Ebola Vaccines in Liberia, PREVAIL이라는 연합을 만들었다.

그러나 백신의 안정성을 검사하는 최초의 시험이 끝날 때쯤, 라이베리아의 유행병은 서서히 잦아들었다. 에볼라에 감염되는 환자 수는 예상치보다 상당히 낮아졌다. 그래서 첫 번째 연구인 PREVEIL I은 백신의 안전성과 면역 반응만 검사하고, 에볼라를 예방하는 백신

효능은 검사하지 않는 쪽으로 규모가 축소되었다. 대신 PREVEIL에 참여했던 과학자들은 에볼라 후유증으로 연구 방향을 틀었다. 에볼라에서 살아남았지만 신체, 정신적 문제로 고통받는 환자들에 관한 보고가 서아프리카 전역에서 들려왔다. 이때 팔라가 뛰어들었다. 팔라는 라이베리아의 연구 책임자로 임명된 뒤에 에볼라 대응에서 에볼라 생존자로 초점을 바꾸었다.

크리스마스를 이틀 앞둔 수요일 오후, 팔라는 존 F. 케네디 의료센터의 환자 차트를 휘리릭 넘겨보았다. 그는 건물 2층을 재단장하는 작업도 직접 감독했는데, 지금은 2층 전체가 에볼라 생존자를 연구하는 시설이다. 사람들이 그의 사무실 밖과 복도까지 벽을 따라 줄지어 놓인 의자에 앉아 의료진을 만나기 위해 대기하고 있었다.

라이베리아 에볼라 생존자 연구가 2015년에 시작된 후, 라이베리아 에볼라 생존자 1500명 중 1000명 이상이 연구에 참여하겠다고 동의했다. 5년 동안 1년에 두 번씩, 생존자들은 건강을 점검받는다. 생존자들은 연구소 세 곳 중 한 곳으로 친구나 친척 4명을 함께 데려와야 한다. 이들은 환자와 밀접하게 접촉했지만 에볼라에 감염되지 않은 사람들이다. 팔라는 대조군으로 기록될 밀접 접촉자 6000명이 등록할 것으로 기대한다. 대조군이 있어야 과학자들은 에볼라후증후군이 일으키는 건강 문제와 일반 라이베리아인이 겪는 질병을 구분할 수 있다.

팔라가 2016년에 첫 번째 결과를 보고했을 때는 보고서 숫자가 매우 암울한 상태였다. 에볼라 감염자 1000여 명 중 60퍼센트가 시력 문제를 겪었고, 53퍼센트는 근육통과 관절통을, 68퍼센트는 신경학적 문제를 보고했다. 시력 문제를 보고한 생존자를 더 자세히 관찰한 팔라 연구팀은 이 중 10퍼센트에서 안구 벽조직의 중간층이 부푸는 질병인 포도막염을 발견했다. 시력 문제는 연구 초기부터 팔라의 관심을 끌었다. "전쟁이, 내 말은, 유행병이 계속되면서 생존자들에게 다양한 징후가 나타났기에, 우리는 더 면밀하게 하위 연구를 해야 했다"고 팔라는 말한다. 이 같은 하위 연구는 PREVAIL III의 일부로 진행되었다. "첫 번째 PREVEIL III 하위 연구에서 눈에 초점을 맞춰야 한다는 사실은 자명했다."

팔라는 1990년대까지 거슬러 올라가는 에볼라 생존자들의 이전 연구를 면밀히 살펴보고 회복기에 들어선 많은 사람이 시력 문제를 언급했다는 사실을 발견했다. 1995년 콩고민주공화국의 집단발병에서 살아남은 20명의 생존자는 석 달 동안 검사를 받았다. 이 중 네 명은 감염 후 최대 10주까지 눈에 통증이 있었고, 빛에 민감했으며, 시력을 잃었고, 포도막염을 앓았다. 2007년 우간다에서 집단발병이 있은 뒤에도 생존자 49명이 2년 이상 검사를 받았다. 생존자들은 기억력 저하, 관절통, 수면장애, 청력 상실뿐만 아니라 흐릿한 시야와 안구 뒤쪽의 통증을 호소했다. 더 최근에 미국 병원에서 에볼라를 치료받은 환자 8명을 관찰한 연구에서는 환자 모두가 퇴원하고 나서 최대 넉 달까지 다양한 증상의 에볼라후증후군을 앓았다는 사실을 발견했다. 여섯 명한테서는 우울증, 불안, 기억력 저하 등 정신과적 문제가 나타났고, 다섯 명은 흐릿한 시야와 눈 통증 등의 시력 문제로 고통받았다. 에볼라후증후군이 실제로 존재한다는 점에는 의심의 여지가 없었다. 그러나 당시 자료로는 에볼라바이러스가 어떻게 이런 문제를 일으키는지 설명할 수 없었다.

이런 혼란은 이전의 HIV 연구에서도 일어났다. 1980년대에 보건을 위협하는 새로운 존재를 발견한 과학자들은 이 신종 레트로바이러스를 이미 알고 있는 다른 질병에 대입해서 이해하려고 노력했다. 같은 과정이 에볼라바이러스 연구에서도 나타나고 있다고 신경학자이자 국립보건원 과학자이며 팔라와 함께 연구하는 동료인 아빈드라 나트Avindra Nath는 말한다.

나트는 30년 가까이 뇌 감염을 연구해왔다. 에볼라는 HIV처럼 레트로바이러스는 아니지만, 나트는 HIV와 우리 몸이 감염에 반응하는 과정을 연구하는 데 투자한 오랜 시간이 에볼라가 신경계에 미치는 영향에 관한 우리의 지식을 끌어올렸다고 믿는다. "에볼라 연구는 HIV 연구에서 많은 도움을 받았다. 에볼라 연구자들은 대부분 HIV를 연구하며 경력을 쌓았고, 에볼라 환자를 연구하는 데 이런 지식과 기술을 빠르게 적용하는 중이다"라고 그는 말한다.

나트는 에볼라 생존자가 겪는 신경학적 증상이 바이러스가 직접 일으킨 결과인지, 아니면 감염으로 면역 반응이 촉진되면서 일어난 것인지 궁금해한다. 가령 HIV는 뇌에 있는 대식세포라는 면역세포를 감염시켜 사이토카인이 나오도록 유도한다. 사이토카인은 신경세포에 독성을 나타내는 작은 단백질이다. 원숭이를 대상으로 진행한 연구에서 에볼라바이러스도 대식세포를 감염시킨다는 사실을 증명했다. 에볼라는 대량의 "사이토카인 폭풍"(사이토카인은 세포 간 화학 메신저로 면역의 공격을 받는 동안 높은 반응성을 보인다)을 촉진해서 정맥이 새거나 터지게 할 수도 있다. 그러면 뇌를 포함한 몸 전체에서 출혈이 나타날 수 있고, 나트가 라이베리아에 있는 동안 에볼라 생존자에게서 관찰한 기억력 문제, 두통, 행동장애를 설명할 수 있다.

신경학자는 에볼라가 뇌에 영향을 미치는 과정을 푸는 단서를

HIV에서 찾으려 하지만, 다른 과학자들은 또 다른 증상, 즉 에볼라 생존자들이 느끼는 극심한 피로감을 연구하기 위해 다양한 바이러스로 눈을 돌렸다. 연구 결과를 보면, 뎅기바이러스 환자의 최대 25퍼센트, 엡스타인-바바이러스 환자의 약 40퍼센트가 급성질환을 앓은 후 피로감으로 고통받는다. 염증성 사이토카인 탓일 수도 있다. 염증성 사이토카인은 뇌에 있는 수용기에 작용해서 감염 후 피로감과 식욕부진을 일으킬 수 있다.

관절통은 에볼라후증후군에서 매우 흔한 증상이다. 1995년 콩고민주공화국에서 있었던 집단발병 연구에서 생존자 중 거의 3분의 2가 감염되고 2년 후에 관절통을 겪었고, 우간다 집단발병 생존자 중 3분의 1도 2년 뒤에 관절통을 앓았다.

엉덩이나 어깨관절 속에 생기는 면역계 단백질 덩어리는 자극을 일으키고 붓게 할 수 있다. 항체를 포함한 면역계의 여러 구성성분은 관절통을 설명하거나 대리 표지자로 활용할 수 있다. 1995년 콩고민주공화국에서 집단발병이 있은 후에 관절통을 호소한 생존자는 관절통이 없는 생존자보다 항체 농도가 높다는 사실이 발견되었다. 통증과 관련되었을 가능성이 있는 또 다른 단백질은 디다이머 D-dimer다. 혈병에서 떨어져 나온 작은 단백질 덩어리인 디다이머는 다른 감염병에서 회복 중인 사람들의 관절통과 관련이 있다. 수막염균에 감염된 후 관절통을 앓는 환자는 혈액 속 디다이머 농도가 매우 높다. 에볼라 생존자의 디다이머 농도 변화를 관찰한 연구는 아직 없다.

많은 에볼라 생존자에게 눈 질환이 나타나는데, 전문가들은 이 역시 면역계가 에볼라에 반응한 결과일 수 있다고 말한다. 혹은 더 불길하지만, 혈액에서 제거되고 오랜 시간이 지난 후에 에볼라바이러스가 눈에서 증식하고 있을 수도 있다. 면역계의 탐지와 개입에서 벗어날 수 있는 안구는 바이러스가 숨기에 안전한 장소다. 한 생존자의 안구에는 에볼라바이러스가 가득 들어 있었다. 2014년 10월, 미국인 의사 이언 크로우저Ian Crozier는 시에라리온에서 일하는 동안 에볼라에 감염되었다. 크로우저는 퇴원하고 두 달이 지나기도 전에 왼쪽 눈에서 통증을 느꼈고, 눈동자 색이 파란색에서 초록색으로 바뀐 것을 깨달았다. 의사가 크로우저의 눈에 바늘을 찔러 넣어 표본을 채취해 보았더니, 크로우저의 눈 속에는 그가 몇 주 전 거의 죽을 뻔했을 때 혈액에서 발견한 바이러스보다 훨씬 더 많은 에볼라바이러스가 들어 있었다.

안구만 에볼라바이러스의 은신처가 될 수 있는 건 아니다. 정소, 중추신경계, 관절연골은 HIV를 비롯해 수많은 병원체의 피난처가 될 수 있다. 이런 중요한 기관들은 면역계가 외부 침입자를 상대로 전쟁을 일으킬 때 부수적인 상해를 입을 위험이 있다. 그래서 이들 기관은 염증 반응에서 자신을 지키기 위해 면역을 억제하는 분자와 물리적 장벽이라는 영리한 기전을 만들었다. 그런데 이런 방어 기전이 바이러스에게 훌륭한 은신처를 제공한다. 숨은 바이러스 저장소가 있다는 사실은 에볼라에서 회복된 스코틀랜드인 간호사 폴린 캐퍼키Pauline Cafferkey가 혈액검사에서 바이러스 음성 판정을 받고 나서 9개월 뒤에, 그리고 최초로 감염되고 나서 1년 뒤에 다시 에볼라에 걸린 과정을 설명할 수 있다.

증상이 사라지고도 여러 달 뒤에, 일부 생존자의 정액에서 에볼라바이러스가 검출되는 이유도 정소 때문이라고 설명할 수 있다. 서아프리카에서 집단발병이 시작됐을 때, 세계보건기구는 사람들에게 혈액검사에서 에볼라 음성 판정이 나온 뒤에도 최소 석 달까지는 안전한 성관계를 하라고 경고했다. 이렇게 경고하는 근거로는 증상이 시작되고 82일이 지난 후에 생존자의 정액에서 에볼라바이러스가 발견되었던 1995년 콩고민주공화국 집단발병을 들었다.

그러나 서아프리카에서 유행병이 퍼지는 동안 일부 생존자의 정액에 숨어 있던 에볼라바이러스는 훨씬 더 오래 살아남았고, 급성감염을 일으킨 뒤에도 1년 이상을 살아남았다. 보스턴 학회에서 팔라는 감염되고 18개월이 지난 라이베리아인 에볼라 생존자의 정액에서 에볼라바이러스가 발견되었다고 발표하고, 이 현상의 증거를 보강했다. 일부 남성은 정액에서 바이러스가 사라졌다가 이후 1년에 걸쳐 다시 나타난 사례도 있었다. (오늘날 세계보건기구는 남성 에볼라 환자에게 1년 동안 안전한 성관계를 하려고 노력해야 하며 정액검사를 정기적으로 받아야 한다고 경고한다.)

몬로비아에 있는 팔라의 사무실에서는 2015년 11월에 아들이 에볼라로 사망한 여성의 자료를 보관하고 있다. 가족은 에볼라 환자나 생존자 누구와도 만난 적이 없다고 보고했지만, 팔라는 다르게 생각한다. 그는 소년의 어머니가 생존자와 성관계를 했고, 어머니가 에볼라 증상이 없는 상태에서 아들을 감염시켰으리라고 생각한다.

팔라가 성관계를 통해 에볼라가 전파되었을 가능성이 있는 사례를 조사한 것은 이번이 처음은 아니다. 2015년 3월에 에볼라로 사망한 여성은 에볼라 치료센터에서 6개월 전에 퇴원한 남성과 성관계를 했다는 사실이 밝혀졌다. 남성의 혈액 표본에서는 에볼라 음성 판정이 나왔지만, 정액 표본에서는 양성 반응이 나왔다.

팔라는 생존자를 통해 에볼라바이러스에 감염된 여성 이야기를 할 때면 이맛살을 찌푸린다. 에볼라바이러스는 많은 증상이 사라진 뒤에도, 심지어 혈액검사에서 음성 판정이 나와도 생존할 수 있으며, 이로 인한 두 가지 이유에서 팔라는 불안함을 느낀다. 만약 에볼라가 건강해 보이는 사람에게 숨어 있다면, 몸속 깊은 곳의 기관에 숨었다가 다시 나타나서 사람들을 병들게 하고 전파될 날만 기다리고 있다면, 더 많은 집단발병이 들불처럼 일어날 것이다.

그러나 생존자의 체액에서 바이러스 RNA 조각이나 바이러스 유전체를 발견해도 이들에게 전염성이 있다고 확신할 수는 없다고, 팔라는 덧붙였다. 팔라가 정말 걱정하는 일은 이 새로운 사실이 생존자에게 찍을 사회적 낙인이다. "설명할 수 없는 에볼라후증후군만으로도 힘든데, 이 증상이 얼마나 오래 지속될지 모른다. 생존자들은 이미 충분히 힘들다. 그런데 바이러스에 감염될까봐 다른 사람들이 생존자를 두려워하기까지 한다고 상상해보라"라고 그는 말한다.

몬로비아의 에볼라 치료센터를 떠나고 며칠 뒤에 조지핀은 고향인 스멜 노우 테이스트에 있는 집에서 잠들었다가 자정 직후에 잠에서 깼다. 이번에는 악몽이나 두통이 아니라 배에서 일어나는 경련 때문이었다. 일어나서 화장실에 간 조지핀은 휴지에 묻어나온 피를 발견했다. 그리고 곧 양수가 터졌다. 조지핀은 언니를 불렀다. "오필리아!!" 자매는 전화로 구급차를 불렀지만, 보낼 수 있는 구급차가 없다는 답변이 돌아왔다. 그래서 자매는 몬로비아 라디오 방송국에 도움을 요청했다. 그러나 아무도 오지 않았다.

조지핀은 침실을 서성거리다가 위가 찢어지는 느낌이 들면 벽에 손을 짚고 기댔다. 새벽 5시에 조지핀은 사롱과 비슷한 천으로 지은 라이베리아 전통의상인 마룬 라파를 걸치고 비틀거리며 집에서 나왔다. 도움의 손길이 오지 않는다면 거리에 나가 도움을 구해야 했다. 마을은 잠들어 있었고 해가 뜨려면 아직도 한 시간이나 남았다. 조지핀은 집을 따라 걸으면서 몸을 가누려고 벽을 짚었다. 조지핀이 소리를 지르자 여인들이 집 밖으로 나왔다. "도와주세요, 제발, 좀 도와줘요"라고 조지핀은 소리쳤다.

그러나 겨우 며칠 전에 에볼라 치료센터에서 퇴원한 여성과 접촉하는 것이 두려워서 아무도 조지핀에게 다가가지 않았다. 흙길 모퉁이에 있는 연두색 집에 도착했을 때, 조지핀은 더는 걸을 수 없었다. 그는 벽에 기댄 채 땅에 주저앉았다. 아기가 다리 사이로 나오는 것이 느껴졌다.

여성 다섯 명이 입고 있던 라파를 벗으며 다가왔다. 여인들은 구경꾼들이 조지핀이 아기 낳는 모습을 훔쳐보지 못하게 조지핀 주위를 둥그렇게 둘러쌌다. 조지핀은 힘을 주며 비명을 질렀고, 미라클이 태어났다. 통통하기도 하지, 생각하며 조지핀은 울지 않는 아기를 가슴에 안아 들었다. 그러나 미라클은 숨을 쉬지 않았다.

아무도 조지핀을 건드리지 않았다. 여성들은 조지핀이 아기를 어르며 가슴에 안고 흐느끼는 모습을 바라만 보았다. 조지핀의 남동생만이 가까이 다가왔다. 그는 미라클을 조지핀에게서 받아들고, 장례를 치르기 위해 노란 수건으로 아기와 태반을 감쌌다.

에볼라로 사망한 조지핀의 어머니는 산파였다. "엄마는 왜 나를 도와주지 않지?" 조지핀은 의아했다. 그뒤로 몇 주 동안 더 많은 의문이 생겨났다. 미라클이 죽은 건 에볼라 때문일까, 아니면 누구도 도와주지 않아서일까? 구급차가 왔더라면 아기는 살 수 있었을까? 바이러스는 계속 조지핀의 몸속에 숨어 있으면서 앞으로도 임신에 해를 미칠까?

생존자 연구 면담을 위해 존 F. 케네디 의료센터를 방문한 조지핀은 팔라에게 물었다. 그날 오후, 조지핀은 레오파드 무늬의 오프숄더 셔츠를 입고 헤드랩을 한 채 팔라의 사무실에 앉아 그의 대답을 기다리고 있었다.

팔라는 에볼라바이러스가 숨기에 안전한 장소를 제공하는 또 다른 피난처가 자궁일 수 있다고 우려한다. 문득 팔라는 에볼라 생존자라는 사실에서 받는 스트레스가 이 여인이 사람들이 지켜만 보고 도와주지는 않은 길거리에서 사산하는 원인이 될 수 있을지 궁금했다. "만약 시장에서 비누를 더는 팔 수 없게 되면, 채소를 살 때 돈을 휴지로 싸서 건네야 한다면, 에볼라 생존자라는 이유로 남자친구가 더는 당신을 사랑하지 않는다면, 조지핀의 몸에는 어떤 영향이 나타날까? 아직 태어나지 않은 아이에게 영향을 미칠 수 있을까?"

팔라의 마음속에 떠오르는 생각은 그러했지만, 조지핀이 물었을 때 그는 "나도 모릅니다, 조지핀. 그걸 밝히려고 노력하고 있지요"라고만 대답했다.

33

나이가 많을수록
성매개감염병에 쉽게 걸릴까

  아침에 일어나면 곧바로 헬렌 골든버그Helen Goldenberg는 알약 병을 주르륵 늘어놓는다. 23가지나 되는 약을 하루에 네 번 나누어 먹는다. 먼저 위산 역류 억제제를 먹고 나서 혈압 조절약을 먹는다. 아침식사를 한 뒤에는 HIV약을 먹는다. 이 약은 커다란 파란색 알약인데, 바이러스를 억제한다. 골든버그는 칠십 대며 30년 넘게 HIV와 함께 살아왔다.

  HIV를 포함한 성매개감염병은 이따금 젊음과 동일하게 여겨지기도 한다. 그러나 생존율을 놀랍도록 높여준 온갖 약물 범벅 덕분에 골든버그처럼 HIV와 함께 육십, 칠십 대까지 사는 사람이 늘어나고 있다. HIV와 함께 살아가는 미국인 네 명 중 한 명은 55세 이상이다. 사람들은 HIV와 함께 더 오래 살 뿐만 아니라, 더 늦은 나이에 바이러스에 감염된다. 2015년에 HIV로 진단받은 미국인의 거의 절반이 50세 이상이었다.

골든버그는 아이폰으로 댈러스에 사는 오십 대와 육십 대 친구 세 명을 찾아서 보여주었다. 이들은 모두 최근에 HIV를 진단받았으며, 이 중 한 명은 69세에 HIV 양성 판정을 받았다.

HIV를 비롯한 성매개감염병 비율이 최근 몇 년간 65세 이상 집단에서 증가했다. 질병통제예방센터에 따르면 2012년부터 2016년 사이에 클라미디아 감염률은 55~64세 미국인 집단에서 거의 두 배로 뛰었고, 임질은 2014년부터 2018년 사이에 55세 이상 집단에서 164퍼센트 증가했다.

노인들도 성관계를 한다. 그것도 아주 많이 한다. 그중 일부는 안전하지 않은 성관계를 하며, 이로 인해 HIV, 매독, 임질, 그밖의 성매개감염병에 걸릴 위험에 처한다.

하지만 왠지 노인들의 성생활을 말하기는 좀 거북하다. 세계보건기구도 최근 보고서에서 49세 이하 사람들의 성건강 자료만 수집한다고 발표했다. 의료기관에서만 50세가 되면 성관계가 줄어든다고 잘못 가정하지 않는다. 사회 전체에 이런 잘못된 생각이 퍼져 있다.

시카고대학교 프리츠커의과대학 연구에 따르면 실제로 65세 이상 노인의 절반 이상이 성관계를 한다. 75세 이상 노인 네 명 중 한 명은 성관계에 적극적이다.

추측은 위험하며, 부인은 유행병을 부채질할 수 있다. 노인층이 지닌 성건강 욕구에 양면적인 태도를 보이는 사회는 현실에서 너무 멀리 떨어져 있다. 노인은 성생활을 하지 않는다고 생각하는 의사는 노인 환자의 생명을 살릴 수도 있는 성건강 정보를 알리지 않는다.

루이스 슬론Louis Sloan 박사는 부끄러워하지 않는다. 댈러스 시내에 있는 슬론 박사의 진료실에서는 감염병 전문가인 슬론 박사가 모든 환자에게 성건강 정보를 전한다.

슬론 박사는 종종 증상이 나타나지 않는 세균 감염병인 1기 매독에 걸린 노인 환자의 수를 특히 우려한다. 증상이 없는 질병은 환자가 성건강 검진을 정기적으로 받지 않으면 오랫동안 발견하지 못할 수도 있다.

2010년부터 2014년 사이에 65세 이상 노인층에서 임질 감염은 90퍼센트 이상 증가했고, 매독 사례는 60퍼센트 이상 늘어났으며, 클라미디아도 50퍼센트 이상 증가했다.

성매개감염병 하나에 걸리면 또 다른 질병, 특히 HIV에 걸릴 위험이 커져서 문제가 된다. 매독이나 헤르페스가 일으킨 병변은 바이러스가 침입하기 쉬운 관문이고, 다른 성매개감염병이 일으킨 염증 반응은 HIV를 전파할 수 있다.

이미 HIV와 함께 사는 사람은 다른 성매개감염병에 걸리면 바이러스를 전파할 확률이 5배나 높아진다. 오랫동안 발견하지 못하는 성매개감염병은 매독만이 아니다. HIV에 감염된 미국인 다섯 명 중 한 명은 자신의 상태를 정확히 알지 못하는 것으로 추정된다.

노인층에서는 이 숫자가 더 높아질 수 있다. 노인은 파트너가 여러 명일 가능성이 청년보다 낮지만, 대부분 성관계에 적극적이다. 슬론 박사는 높은 이혼율과 오래 사는 HIV 감염자 수가 늘어나는 현상이 맞물리면서 감염률도 증가한다고 말한다.

그러나 '전국 사회생활, 건강 및 노화 프로젝트'에 따르면 50세 이상 노인층에서 여성 22퍼센트와 남성 38퍼센트만이 주치의와 성생활을 상담한다고 대답했다. 만약 의사가 노인 환자는 성생활을 하지 않는다고 생각하면, 환자에게 성매개감염병 검사를 하거나 슬론 박사 같은 전문가에게 환자를 보낼 가능성도 낮아진다.

"성생활은 꼭 상담해야 합니다"라고 댈러스에 있는 베일러대학교 의료센터 감염병 전문의 클린턴 헤일리Clinton Haley 박사는 말했다. "소개를 받고 나를 찾아오는 노인 환자에게서 나는 미묘한 증상을 발견합니다. 환자들은 '갑자기 질염이 생겼는데, 예전에는 이런 적이 없었어요'라고 말합니다. 그런 환자는 가장 먼저 HIV 검사를 하면 양성 반응이 나오죠. 하지만 환자들 머릿속에 HIV는 떠오르지도 않았을 겁니다."

이런 현상은 청년보다 노인 환자가 질병 말기 단계에서 HIV로 진단받을 확률이 높은 이유를 설명한다. 진단이 늦으면 바이러스를 치료하기가 더 힘들고, 자기도 모르는 새 바이러스를 전파할 수 있다.

노인들은 심장 질환 위험도가 높은데, HIV가 이 위험도를 더 높인다.

"HIV는 만성염증을 일으켜서 심장 질환 위험도를 높입니다. HIV뿐만 아니라 HIV 치료제도 골밀도를 낮출 수 있습니다"라고 헤일리 박사는 말했다.

직장암이나 림프종 같은 질병도 HIV 환자에게 생길 확률이 더 높다. 즉, 의사는 HIV 노인 환자를 대상으로 이런 질병검사를 해야한다는 뜻이다. 또 노인 환자가 지나치게 많은 약을 먹지는 않는지 세심하게 관찰해야 한다.

일부 노인센터는 센터에 오는 노인 고객이 성생활을 한다는 생각을 받아들이지 못한다. 노스텍사스대학교의 사회복지사이며 노인의 행복을 연구하는 앤 와일더Ann Wilder는 유명한 노인센터와 연이 닿아서 노인들을 대상으로 성건강, 성적 성향, 데이트에 관해 토론할 수 있을지 물었다. 그의 요청은 "안 됩니다"라는 단호한 거부에 부딪혔다. 한 책임자가 결국 동의하긴 했지만 익명으로 해야 한다는 조건을 걸었다.

센터에서 관련 주제에 대해 말하기 조심스러워하는 태도를 보여서, 와일더는 노인층의 성건강을 다루던 졸업논문을 중단했다. 그러나 와일더의 동료 이프테카르 아민Iftekhar Amin 박사는 다른 방법을 생각해냈다. 아민 박사는 전국 사회 변화에 관해 설문조사를 실시해서 모은 정부 데이터에 접속해서 이 자료로 노인층의 성생활을 연구했다.

아민 박사는 성생활에 적극적인 55세 이상 노인 중 거의 4분의 3이 위험한 성관계를 한다는 사실을 발견했다. 예를 들면 이들은 콘돔을 사용하지 않았다. 특히 여성 노인일수록 안전한 성관계를 요구할 권한이 적었다. 아민 박사는 많은 사람이 완경기 이후 콘돔을 사용하지 않으며, 감염병보다는 피임이 우선이었다는 점을 발견했다.

나이 들수록 성매개감염병에 취약해진다. 여성의 질 내벽이 얇아져서 바이러스나 세균의 침입을 막는 능력이 줄어든다. 남성이든 여성이든 면역계 활성이 떨어지면서 미생물과 맞서 싸운 뒤에 회복력도 떨어진다.

생물학적 사실 말고도, 노인의 성을 대하는 사회의 낡은 인식이

55세 이상 노인층에서 성매개감염병 발병률이 높아지는 원인이라고 아민 박사는 말한다. "이 모든 통계가 공개되어 있지만, 누구도 이 주제를 논하지 않는다. 사람들은 그저 조부모님이 성관계를 한다고 생각하기가 싫은 것 같다"고 그는 말한다.

그러나 현재의 조부모 세대는 피임약의 출현으로 대표되는 성혁명의 아이들이다. 1960년대와 1970년대에 청년 시절을 보낸 이들은 당시에 피임과 생물학 지식에만 치우친 성교육을 받았고, 여기서 감염병은 중요하게 다루지 않았다.

성건강 교육은 에이즈 유행병으로 황폐해진 1980년대에 완전히 바뀌었다. 초기 에이즈 캠페인은 주로 젊은 동성애자에게 초점을 맞추었다. 많은 사람, 이제는 육십 대 이상이 된 사람들, 특히 여성은 에이즈와 자신은 상관없다고 여겼다. 골든버그도 그런 사람 중 한 명이었다. "나와 내 여자친구들은 에이즈가 우리와 상관있으리라고는 꿈에도 생각지 않았습니다. 나는 그때 샌프란시스코에 살았는데, 에이즈는 누군가 다른 사람에게 일어나는 일일 뿐, 우리 여성과는 상관없다고 여겼지요."

1984년에 골든버그는 샌프란시스코에 살면서 회사에서 승진 사다리를 오르고 있었다. 뱅크오브아메리카의 부사장으로 열심히 일하던 골든버그는 뜨거운 커피 한 잔 때문에 의사를 찾아갔다. 골든버그는 하룻밤 사이 혀에 돋아난 물집이 커피 때문이라고 생각했다. 하지만 의사의 생각은 달랐다. 의사는 지난 3년간 에이즈로 수많은 환자를 잃었다. 골든버그의 혀를 관찰하고 나서 의사는 그가 에이즈에 걸렸다고 말했다. 혀에 생긴 병변은 뜨거운 커피가 아니라 아구창 때문이었다. 아구창은 진균 감염병으로 면역계가 약화하면 종종 생기며, 에이즈의 징후다.

골든버그는 그 말을 믿지 않았다. "시내의 다른 의사들처럼 에이즈 유행에 편승하는군"하고 생각했다. 그리고 3년 뒤, 4년간 사귄 남자 친구와 결혼하기 몇 달 전, 골든버그의 시어머니 될 분이 우연히 자기 아들은 "에이즈가 완전히 진행된 상태라는구나"라고 말했다. 그는 골든버그에게 "너도 걸렸니?"라고 물었다. 골든버그는 곧장 혈액검사를 하고 나서 결혼식을 취소했다. 그리고 댈러스로 이사했다.

골든버그는 가족이 소식을 듣더니 그릇과 식기류를 같이 쓰지 않으려고 들더라고 회상했다. 가족은 골든버그에게 병에 대해 말하지 말라고 경고했다. "사람들 앞에서 더러운 옷을 세탁하는 일이나 다름없다고 가족은 말했습니다." 그러나 현재 골든버그는 왕성하게 활동하는 대중 강연자이자 배우다. 2014년 학회에 참석한 골든버그는 HIV를 진단받은 네 여성, 젊은 여성 둘과 노인 여성 둘이 나오는 연극에서 열연했다. "내 생각에 나는 HIV에 걸릴 수 있는 사람이라는 그림에 맞지 않았어요. 나는 주치의가 스스로도 무슨 말인지 모르는 얘기를 한다고 생각했지요"라고 그는 말했다.

그는 밝게 웃고 성격이 싹싹한 자신조차도 HIV에 걸린 여성, 특히 노인 여성에게 다가가기가 쉽지 않다고 말했다. "이런 여성 중에는 나와 만나는 걸 두려워하는 사람도 있어요!"라고 그는 외쳤다. "맥도널드처럼 HIV와는 전혀 관련 없는 장소에서 만나야 합니다."

사적인 이야기를 나누기에 안전한 장소를 찾고 지지 네트워크를 만드는 일은 신체, 정서적 건강에 모두 도움이 된다. 노스텍사스대학교 과학자인 아민 박사의 말에 따르면, 노인이 사회에서 따뜻한 지지를 받으면 실제로 성매개감염병의 예방효과가 나타난다.

그러나 HIV 감염자인 다른 노인들과 만날 장소를 찾는 일은 어려울 수 있다. "이 사람들은 갈 곳이 없습니다"라고 댈러스의 레거시 상담소 책임자인 멀리사 그로브Melissa Grove는 말했다. 레거시 상담소는 노인들을 지원하는데, 이들 중에는 성매개감염병 환자도 있다. 그로브는 골든버그가 대부분 참여하는 학회의 주최자이기도 하다. 그로브는 학회에 참석하는 여성 HIV 양성 환자 200명 중 약 3분의 1 이상이 50세 이상이라고 밝혔다. 노인 여성의 비율은 매년 증가한다.

신약 치료법과 치료에 따라오는 부작용에 대처하는 일 말고도, HIV를 진단받은 노인들은 여전히 바이러스를 둘러싼 낙인을 견뎌야 한다. "수많은 고객이 두려움, 수치심, 혼란을 느낍니다. 보통 진단받기 전에는 HIV나 에이즈에 대해 들어본 사람이 별로 없거니와, 자신이 겪는 일을 누군가에게 말하기에는 잔뜩 겁을 먹은 상태지요"라고 그로브는 말한다.

지역단체에서 자원봉사를 하거나 공동체에 참여하면서 사회활동을 하는 노인은 그렇지 않은 노인보다 안전하지 않은 성관계를 할 가능성이 더 낮다고 아민 박사는 연구 결과에서 밝혔다. 사회활동을 하는 노인들은 성건강 정보를 얻을 가능성이 높기 때문이라고 한다.

활동적으로 생활하며 정보를 계속 듣는 노인은 동년배 집단에서 성매개감염병 발생률이 높아져도 자신을 보호할 수 있다. 그러나 노인들이 성생활을 한다고 해서 공중보건에 문제가 되진 않는다. 나머지 우리가 노인들의 성생활에 큰 충격을 받는 일 자체가 문제다.

34

유전자 변형 모기는 아기에게
선천성 결함을 일으킬까

　2015년에 집단발병하기 시작한 지카바이러스가 아메리카 대륙에 퍼져나가면서 바이러스를 둘러싼 음모론도 번져나갔다. 펜실베이니아대학교 조사에 따르면, 유행병이 절정일 때는 미국인 중 3분의 1 이상이 유전자 변형 모기 때문에 지카바이러스가 집단발병했다고 믿었다. 집단발병은 국제사회의 주목을 받았는데, 바이러스가 일으키는 약한 발진과 통증 때문이 아니었다. 지카바이러스에 감염된 산모들이 낳은 아기가 작은머리증과 시력 상실 같은 선천성 결함을 가지고 있었기 때문이었다. 과학자들은 미열과 두통을 일으키는 바이러스가 왜 태반으로 들어가서 태아를 장애아로 만들거나 심지어 사망하게 하는지 이해할 수 없었다. 의학적 미스터리는 잘 알려지지 않은 바이러스에 관한 음모론을 부채질했다.

지카바이러스는 1947년에 우간다의 지카숲에서 황열을 연구하던 과학자들이 처음 발견했다. '지카'는 우간다 지역언어 중 하나인 루간다어로 '웃자란'이라는 뜻이다. 과학자들이 원숭이를 우리에 넣어 나무 위에 올려놓았더니, 이틀 뒤에 원숭이는 병들어 열이 났다. 이 원숭이의 혈액에서 분리한 바이러스를 숲 이름을 따서 지카바이러스라고 불렀으며, 이듬해에는 같은 바이러스가 같은 지역에 사는 모기에게서 발견되었다.

사람의 경우에는 1952년 우간다에서 지카바이러스와 항체가 처음 발견되었다. 1968년에 과학자들은 지카바이러스를 나이지리아 사람들의 혈액에서도 발견했다. 나이지리아 특정 지역 주민들은 무려 40퍼센트가 지카 항체를 보유하고 있었는데, 이는 어느 시기에 이들이 지카바이러스에 감염되었다는 뜻이었다. 지카바이러스 감염증은 가벼운 질병이며 발진, 충혈된 눈, 관절통이 약 5일간 지속된다. 지카바이러스에 감염된 사람 열 명 중 여덟 명은 아무런 증상도 느끼지 않고, 나머지도 증상이 가벼워서 의사를 찾지 않았다.

20여 종 이상의 모기가 지카바이러스를 전파하는데, 대개는 이집트숲모기와 흰줄숲모기다. 이집트숲모기는 뎅기바이러스, 황열바이러스, 치쿤군야바이러스도 전파한다. 이런 바이러스를 전파하는 모기는 전 세계에서 발견되지만, 열대지역과 아열대지역에 사는 사람들에게 특히 위험하다.

1980년대까지 지카바이러스는 동아프리카에서 서아프리카, 그리고 아시아까지 전파되었지만 기록으로 남은 사례는 전 세계에서 14건뿐이었다. 그러다가 첫 번째 지카바이러스 집단발병이 터졌다. 2007년에 미크로네시아연방공화국에 있는 태평양의 작은 섬인 얍에서 발생했으며, 얍 주민 100명 이상이 아마도 처음으로 지카바이러스에 감염되었다.

"2007년 얍에서 지카바이러스가 중요한 인간 병원체로서 출현한 사건은 이국적인 병원체가 대륙을 넘나드는 일이 얼마나 쉬운지를 강조해 보여준다"고 집단발병을 경험한 얍의 의사들이 《뉴잉글랜드 의학저널》에서 말했다. 바이러스는 얍에서 태평양의 여러 섬으로 전파된 듯 보인다. 2013년을 시작으로 프랑스령 폴리네시아에서 최대 규모로 지카바이러스가 집단발병했으며, 뉴칼레도니아, 쿡제도, 이스터섬 등 태평양의 다른 섬으로 퍼져나갔다.

그러나 여전히 지카바이러스에 보이는 관심은 많지 않았다.

지카바이러스가 브라질 해안에 도착하기 전까지는 그랬다. 아메리카 근해로 들어간 지카바이러스의 최초 습격이었다. 2014년 8월, 바월드 스프린트 챔피언십 카누대회에 참가하려고 전 세계 카누선수들이 리우데자네이루로 몰려들었다. 이 중에는 프랑스령 폴리네시아, 뉴칼레도니아, 쿡제도, 이스터섬에서 온 선수들도 있었다.

넉 달 후, 브라질 북동부 페르남부쿠주 주민들이 지카바이러스에 감염되었다. 2월과 3월까지는 마라냥주, 히우그란지두노르치주, 바이아주에서도 지카바이러스 감염 사례를 보고했다.

그런데 어딘가 끔찍하게 달라졌다. 일반적인 지카바이러스 감염 증상인 발진, 관절통, 두통, 충혈된 눈 말고도 새롭고 무서운 증상이 나타났다. 지카바이러스에 감염된 산모에게서 태어난 아기들이 시력을 잃고 머리와 뇌가 줄어들었다. 작은머리증이라는 선천성 결함이 지카바이러스와 연관되었을 가능성이 2016년까지 20개국에서 보고되었다. 같은 해에 미국에서 지카바이러스와 관련된 최초 사망자로 유타주 남성 사례가 보고되었다.

만약 지카바이러스가 거의 70년 동안 아프리카, 아시아, 태평양을 떠돌아다녔다면, 왜 이전에는 선천성 결함과의 연관성이 보고되지 않았을까? 대개 경미한 감염 증상만 보이던 바이러스가 어떻게 치명적인 바이러스로 돌변했을까?

브라질 집단발병, 현재로는 역사상 최대 규모인 지카바이러스 유행병은 백만 명 이상에게 번져나갔고, 4000명이 넘는 아기에게 작은머리증을 일으켰을 것으로 추측된다. 이런 사례 대부분의 원인이 지카바이러스 감염이라는 증거는 없었다.

즉시 살충제와 생물학적 가설이 논쟁에 뛰어들었다. 지카바이러스를 퍼뜨리는 모기를 없애기 위해, 독성이 강해서 불법으로 규정한 살충제인 디클로로디페닐트리클로로에탄DDT을 다시 도입하자는 주장도 있었다.

지카바이러스가 선천성 결함을 일으킬 수 있다는 증거는 금세 쌓였다. 지카바이러스에 감염된 산모의 양수에서 바이러스를 발견했고, 태아와 선천성 결함을 가진 아기의 뇌에서 바이러스를 분리했다.

의사가 화학물질이나 감염병이 태아에게 상해를 일으킬 수 있다고 입증하는 한 가지 방법은 희귀한 화학물질이나 세균과 희귀한 선천성 결함의 연결고리를 찾는 것이다. 평생 워싱턴대학교에서 근무한 소아청소년과 의사 토머스 셰퍼드Thomas Shepard 박사는 이 희귀한 노출-희귀한 결함 접근법을 "예리한 임상 접근법"이라고 불렀다.

예리한 임상 접근법은 산모가 풍진바이러스에 감염되면 아기는 눈의 수정체가 뿌옇게 흐려지는 백내장이 있는 상태로 태어난다고 1941년에 노먼 그레그Norman Gregg 박사가 주장하면서 사용한 방법이다. 그레그 박사는 임신 초기에 풍진바이러스에 걸린 산모의 아기가 눈에 이상이 있는 채로 태어나는 현상을 발견하고 퍼즐 조각을 끼워 맞춘 오스트레일리아인 안과 의사다. 그레그 박사는 오스트레일리아에서 풍진이 대규모로 집단발병하던 해에 이 사실을 발견했다. 오스트레일리아 의사들에게 이 사실을 알리면서, 그레그 박사는 다른 의사들도 비슷한 현상을 발견했다는 사실을 확인했다. 또한 풍진바이러스가 수많은 아기를 사망에 이르게 한 심장 문제를 포함해 다른 결함들도 일으킨다는 사실을 발견했다.

1973년에도 의사들은 같은 방법을 사용해서 알코올(술)이 기형 유발물질이라고 주장했다. 기형 유발물질은 배아나 태아에 상해를 일으키는 물질을 가리키며, 술은 태아에게 여러 기형을 일으키는 태아 알코올증후군을 부른다.

기형 유발물질을 평가하는 방법이 다소 임기응변에 가까웠기에, 1990년대에 셰퍼드 박사는 의사들이 자라는 태아에게 위험한 물질을 평가할 때 사용할 수 있는 기준체계가 없다는 점을 걱정했다. 그래서 셰퍼드 박사는 1994년에 어떤 물질이 기형 유발물질인지 판단할 때 사용할 "셰퍼드 기준"을 발표했다.

셰퍼드 기준은 2015년에 브라질에서 선천성 결함을 가진 아기들이 일시적으로 많이 태어나는 현상이 보고되었을 때 매우 쓸모 있었다. 과학자들은 셰퍼드의 7가지 기준을 이용해서 지카바이러스가 기형을 유발하는지 확인했다. 셰퍼드 기준을 적용하면 해당 연관성이 생물학적으로 의미가 있는지 확인할 수 있다. 이 경우에는 의미가 있었다. 지카바이러스가 동물에게 뇌 손상을 일으키는 것이 확인되었고, 선천성 결함을 지닌 아기들의 뇌에서도 손상이 발견되었다. 또한 희귀한 노출이 희귀한 결함과 연관되는지를 묻는 셰퍼드 기준에도 들어맞았고, 여기에 덧붙여서 매우 특별한 기형이 관찰되었다. 셰퍼드 기준을 적용하려면 태아가 기형 유발물질에 노출되었다는 증거가 필요한데, 브라질의 집단발병 사례가 여기에 해당되었다. 브라질에서는 임신부가 지카바이러스 검사에서 양성 반응을 보였으며 나중에 기형아를 낳았다.

셰퍼드의 7가지 기준은 두 가지 방식으로 적용한다. 만약 기준 1, 3, 4에 대한 답이 "네"라면 희귀한 노출-희귀한 결함 접근법을 충족하므로, 노출이 선천성 결함을 유발한 것이다. 하지만 잠재된 기형 유발물질을 관찰하고 이 물질이 정말 태아에게 손상을 일으켰는지 평가하는 또 다른 방법도 있다. 개개인의 사례에서 연결고리를 찾는 것이 아니라 한발 물러서서 더 큰 그림을 검토하는 것이다. 즉, 역학적 경향과 양상을 관찰하고 환자대조군을 연구하는 방법이다. 이 접근법을 사용해서, 임신 초기 3개월에 뇌전증 치료제인 발프로에이트를 먹으면 이분척추*라는 선천성 결함을 일으킨다는 사실을 발견하기도 했다.

만약 기준 1, 2, 3에 대한 대답이 "네"라면 노출은 두 번째 접근법인 유행병을 통해 선천성 결함을 일으킨다. 지카바이러스의 경우에

---

* 등뼈의 뒤쪽 뼈가 서로 붙지 않고 벌어지는 기형.

는 셰퍼드 기준 1, 3, 4, 6에 해당하며 부분적으로는 2도 충족한다.

그때 새로운 사실이 폭로됐다. 브라질 아기들이 지카바이러스 때문에 선천성 결함을 안고 태어난 최초의 사례가 아니라는 주장이었다. 2014년 프랑스령 폴리네시아에서 지카바이러스가 집단발병했을 때와 그후의 출생기록을 조사한 과학자들은 최소 17명의 아기가 작은머리증을 포함해 심각한 뇌 기형을 안고 태어났다는 사실을 발견했다. 바이러스는 이전에도 선천성 결함을 일으켰다. 아무도 관심을 두지 않았을 뿐이다.

지카바이러스는 질에서 증식해서 자궁으로 퍼져나가 태아에게 손상을 입혔다. 2016년 논문들에서는 지카바이러스가 튼튼한 면역계를 갖춘 쥐의 질에서도 증식한다는 사실을 발견했다. 사람을 대상으로 진행한 연구에서는 감염된 후에도 지카바이러스가 질에 11일 동안 숨어 있을 수 있다는 사실이 밝혀졌다. 지카바이러스가 모기뿐만 아니라 안전하지 않은 성관계를 통해서도 전파될 수 있다는 사실은 이미 알려져 있었다. 2016년에 댈러스에서는 한 남성이 콘돔을 사용하지 않고 항문 성교를 해서 파트너에게 감염을 전파한 사실이 확인됐다.

지카바이러스가 성인의 신경을 손상한다는 증거도 있다. 2016년 1월까지 브라질에서는 길랭-바레증후군이 2000여 건이나 보고되었고, 대개 지카바이러스가 집단발병한 주에서 나타났다. 길랭-바레증후군은 감염에 대응해 활성화된 면역계가 실수로 자신의 신경세포막을 공격해서 나타나는 자가면역 질병이다.

단 하나의 아미노산이 바뀌면서, 지카바이러스는 가벼운 질병을 일으키는 바이러스에서 아기의 뇌와 머리를 망가뜨리는 바이러스로 돌변했다. 이 사실은 중국과학아카데미 과학자들이 쥐를 대상으로 예전의 지카바이러스주와 최근에 대규모 집단발병을 일으킨 새 지카바이러스주를 비교 연구해서 밝혀냈다. 중국 연구팀이 2015년과 2016년에 유행했던 지카바이러스주를 각각 하루 지난 어린 쥐의 뇌에 넣었더니 쥐가 모두 죽었다. 그러나 예전 지카바이러스주를 넣은 쥐는 5분의 1 이하만 죽었다. 쥐 배아를 대상으로 같은 실험을 진행했을 때는 새 지카바이러스주가 배아에 작은머리증을 일으켰다.

2018년 겨울에 지카바이러스가 아시아, 아프리카, 태평양 섬들, 아메리카 전역의 80개국에서 걷잡을 수 없이 번져나갔다. 질병통제예방센터는 임신부에게 해당 국가를 여행하지 말아야 하고, 남성 파트너가 지카바이러스가 유행하는 지역에서 돌아오면 3개월을 기다렸다가 임신을 계획해야 한다고 경고했다. 지카바이러스가 정액에 3개월 동안 남아 있는다는 사실이 연구에서 밝혀졌기 때문이었다. 만약 여성이 지카바이러스가 유행하는 지역을 방문했다면 두 달이 지나서 임신을 계획하라고 조언했다.

집단발병이 절정에 이르렀을 때는 5개국 정부가 여성들에게 최대 1년까지 임신을 미루라고 권고했다. 브라질과 에콰도르 정부는 지카바이러스가 대유행한 지역의 여성에게 임신을 무기한 연기하라고 권고했다.

지카바이러스를 퍼뜨리는 모기를 둘러싼 음모론이 계속 떠돌지 않았다면, 바이러스가 정말로 선천성 결함을 일으킨다는 증거와 지카바이러스가 일으킨 기형을 안고 태어난 아기들의 초기 사례는 알려지지 않았을 수도 있다.

정말 돌연변이 모기가 세계 최대 규모로 지카바이러스를 퍼뜨렸던 걸까? 음모론은 때로 진실 한 조각을 품고 있기도 하며, 이 사례에서는 과학자들이 정말로 지카바이러스를 퍼뜨리는 모기의 유전자를 조작하고 있었다. 유행병을 막는 한 가지 방법으로, 모기에 대항하는 모기를 만드는 계획이었다. 이 계획이 직관적으로 이해되지는 않겠지만, 계획에 따라 과학자들은 지카바이러스를 퍼뜨리는 모기들이 바이러스에 감염되거나 바이러스를 전파할 가능성을 낮추기 위해 모기의 유전자를 변형하고 있었다.

웨스트나일바이러스를 전파하는 모기와 달리, 보통 지카바이러스를 전파하는 모기의 문제점 중 하나는 사람과 사람들의 집 아주 가까이에 산다는 것이다. 트럭이 살충제를 뿌리며 골목을 지나가면, 이 살충제가 거리에 사는 웨스트나일바이러스 모기는 죽이지만, 사람들 집에 사는 지카바이러스 모기는 놓치게 될 것이다.

이 점이 과학자들이 화학물질 대신 유전공학을 도구로 선택한 이유다. 다른 이유로는 화학물질이 예전처럼 효과가 크지 않다는 점도 있다. 모기들이 살충제에 저항하는 능력이 강해지고 있다. 1972년에 미국에서 금지한 DDT라는 살충제를 다시 사용해야 한다는 주장이 나오는 이유이기도 하다. DDT는 환경에 해롭다고 밝혀졌지만 모기를 잡는 데는 아주 효과적이다.

나는 지카바이러스나 뎅기바이러스에 저항력을 갖추도록 모기의 면역계를 변형하는 연구를 진행하는 메릴랜드대학교 연구소를 방문했다. 이 연구의 목적은 모기가 지카바이러스나 뎅기바이러스에 감염된 사람의 피를 빨아도 바이러스에 감염되지 않도록 하는 데 있다.

또한 모기가 바이러스를 전파하지 못하게 막는 세균을 모기에게 감염시킨다는 발상도 있다. 많은 모기가 볼바키아 피피엔티스라는 세균에 감염되는데, 지카바이러스를 퍼뜨리는 모기는 예외다. 세계 모기프로그램에 참여한 과학자들은 이집트숲모기를 볼바키아에 감염시킨 후 야생에 풀어놓는다. 이 모기들은 다른 모기와 짝짓기를 하면서 다른 모기도 감염시킨다. 시간이 지나면서 과학자들은 연구소에서 감염시킨 뒤 풀어놓는 모기 수를 줄였는데, 이들 모기가 일으킨 감염의 연쇄 반응이 모기집단에서 시작됐기 때문이다. 세균은 모기의 번식도 억누를 수 있다.

영국 회사인 옥시텍은 유전자를 변형해서 모기가 자살하게 만든다. 옥시텍사의 최고경영자인 헤딘 패리Hadyn Parry는 "곤충의 산아 제한"이라고 설명했다. 옥시텍사가 만든 모기 수컷에는 돌연변이 유전자가 있어서, 이 모기의 후손은 성충이 되지 못하고 유충일 때 죽는다. 다시 말해 모기 수가 적어지면서 지카바이러스나 뎅기바이러스 같은 질병이 덜 퍼진다는 뜻이다.

옥시텍사가 처음 미국에 진출해서 패리가 "모기는 어디서 규제합니까?"라고 물었을 때, "잘 모르겠다"는 답변이 돌아왔다. "규제기관을 찾는 데만 2년이 걸렸고, 미국 농무부는 자기 소관이 아니라고 했다"고 패리는 말했다. "미국 식품의약국도 자기 소관이 아니라고 했다. 모기는 식품도, 의약품도 아니기 때문이다. 그래서 우리는 계속 뱅뱅 돌아야 했고, 결국 미국 식품의약국이 '우리가 감독하겠다. 질병통제예방센터와 환경보호국, 그밖의 기관에서 시스템을 만들 예정이고, 규제기관은 이들 사이에서 협력하는 기관이 될 것이다'라고 말했다. 누가 주요 규제기관이 될 것인지 알아내는 데만 2년이 걸렸다." 이 기술은 최신 기술이어서 규제할 시스템이 없었다. 이 모기를 곤충으로 분류해야 할까, 아니면 새로운 유형의 살충제로 분류해야 할까?

미국 규제기관이 기술의 발전 속도를 따라잡기를 기다리는 동안, 옥시텍사는 브라질에서 모기를 풀어놓았다. 옥시텍사는 유전자를 변형한 모기 3000만 마리를 매주 브라질 공장에서 대량 생산했다. 승합차에서 풀려난 작고 검은 무리의 곤충이 피라시카바 같은 도시의 거리를 앵앵거리며 날아갔다. 브라질과 케이맨제도에서 진행한 연구 결과에서는 옥시텍사가 유전자를 변형한 곤충이 모기집단을 90퍼센트 이상 줄였다고 밝혔다.

이렇게 모기를 박멸하는 기술 중 위험하지 않은 것은 없다. 우리는 유전자를 변형해서 풀어놓은 모기가 장기간 환경에 어떤 영향을 미칠지 모른다. 우리가 이집트숲모기를 없애면, 혹은 모기집단이 극단적으로 줄어들면, 모기를 먹이로 삼는 동물과 전체 생태계에는 어떤 영향을 미칠까?

그러나 모기가 더 넓은 세계로 퍼져나갈수록 바이러스도 더 멀리 전파된다. 1947년에는 아프리카 정글 한구석에 머물러 있었지만 2007년에는 72개국으로 퍼져나간 지카바이러스는 바이러스의 교활함과 바이러스를 앞지르려고 분투하는 인간의 창의력을 보여주는 생생한 사례다.

35

고양이 배설물이 여러분을
사업가로 만들어줄까

일부 과학자는 전 세계 20억 명의 사람이 기분과 행동을 조종하는 뇌 기생충에 감염됐다고 추정한다. 자신의 변덕스러운 행동을 기생충 탓으로 돌리기 전에, 톡소플라스마 곤디를 연구한 실험 대부분이 쥐를 대상으로 했다는 점을 꼭 기억해야 한다. 그러나 점점 더 많은 연구가 인간에게 초점을 맞추고 있다.

톡소플라스마 곤디는 단세포 기생충으로 전 세계에서 발견되며, 미국인 4000만~6000만 명이 톡소플라스마 곤디에 감염됐다고 추정된다. 대부분 오염되거나 조리가 덜 된 음식, 특히 양, 사슴, 돼지고

기를 먹거나, 완전히 익히지 않은 고기와 맞닿은 조리기구를 통해 오염된 다른 음식을 먹고 감염된다. 톡소플라스마 곤디는 물에서도 살고 토양에서도 살 수 있다. 임신 중에 산모에게서 태아로, 또 극히 드물게는 장기 이식으로도 전파된다.

고양이와 얽힌 연관성은 이렇다. 톡소플라스마 곤디는 토양, 물, 장기, 육류 어디에서나 살 수 있지만, 번식할 수 있는 곳은 고양이 장속뿐이다. 따라서 쥐와 사람을 포함한 다양한 동물을 감염시키지만, 톡소플라스마 곤디는 반드시 고양이에게 돌아가야 한다.

톡소플라스마 곤디는 고양이에게 들어가기 위해 쥐를 감염한 뒤, 쥐의 행동을 바꾼다. 톡소플라스마 곤디에 감염된 쥐는 허세를 부리며 고양이 앞에서 도망치지 않는다. 감염된 쥐는 고양이가 자기 친구라고 생각한다. 톡소플라스마 곤디에 감염된 쥐는 고양이 냄새에 성적으로 흥분하기도 했다고 일부 연구에서 주장했다.

멍청한 쥐 같으니, 라고 생각할 수도 있다. 그러나 고양이라는 적앞에서 쥐가 대담하게 행동하는 건 톡소플라스마 곤디의 교활한 책략 때문이다. 감염된 쥐의 행동을 바꿈으로써 톡소플라스마 곤디는 고양이에게 쥐를 덮쳐 잡아먹을 손쉬운 기회를 만들어준다. 그 결과 톡소플라스마 곤디는 정확하게 자신이 원하는 곳, 고양이 장 속으로 들어간다.

감염된 쥐나 다른 동물을 잡아먹고 톡소플라스마 곤디에 감염된 고양이는 3주 후에 수백만 마리의 기생충을 배설물을 통해 내보낸다. 고양이 배설물을 만지고 나서 우연히 입을 만졌다면 여러분은 톡소플라스마 곤디를 먹었을 수 있다. 이런 일은 여러분이 고양이의 모래상자를 치울 때 일어날 수 있다. 의사가 임신 중에는 고양이의 배설물 상자를 치우지 말라고 권고하는 것도 톡소플라스마 곤디에 감염될 우려 때문이다.

톡소플라스마 곤디는 매일 수많은 미국인을 감염시키지만, 면역계가 건강한 사람은 보통 감염되지 않고 기생충을 물리친다. 그러나 임신했을 때는 엄마의 몸이 태아에게 거부 반응을 일으키지 않게 하려고 면역계를 약화시킨 상태다. 임신부나 면역계가 약한 사람은 톡소플라스마 곤디에 감염되면 전면적인 감염 증상이 나타난다.

사람들 대부분은 톡소플라스마 곤디에 감염되어도 아무런 증상이 없으며, 일부는 한 달가량 인플루엔자 비슷한 증상을 느끼기도 한다. 기생충은 뇌와 다른 장기에 파고들어가서 몸 전체에 낭포를 퍼뜨린다. 눈에 들어가면 안구를 부풀리고 흉터를 남겨서 시력을 잃을 수도 있다.

톡소플라스마 곤디에 감염된 아기는 태어나서 곧바로 뇌 손상과 심각한 시력 문제를 일으킬 수 있지만, 대부분은 수년 뒤에 증상이 나타난다. 여기에는 정신장애와 실명이 포함된다.

톡소플라스마 곤디가 쥐의 뇌를 엉망으로 만들어서 행동을 바꾼다고 치자. 그게 여러분의 뇌와 무슨 상관이 있을까? 톡소플라스마 곤디와 사람의 정신장애 사이의 연결고리를 보여주는 논문 수가 늘어나고 있다. 2006년에는 과학자들이 톡소플라스마 곤디에 감염된 사람은 신경증에 걸릴 가능성이 더 높다는 사실을 발견했다.

2016년에 시카고대학교 과학자들은 정신 질환 환자 중 폭발적인 분노와 로드 레이지* 같은 증상을 보이는 사람은 톡소플라스마 곤디에 노출되었을 가능성이 두 배나 더 높다는 사실을 발견했다.

이 연구는 소규모여서, 대상자가 358명뿐이었다. 그러나 규모를 더 키워서 어린이 4만 5000명을 관찰한 덴마크 연구에서, 과학자들은 어린이의 혈액에서 이들의 어머니가 톡소플라스마 곤디에 감염된 적이 있는지 조사했다. 그뒤 어머니의 병력을 확인해서 톡소플라스마 곤디에 감염되었던 여성은 감염되지 않은 여성보다 자살을 시도할 확률이 54퍼센트나 더 높다는 사실을 발견했다. 심지어 정신 질환 병력이 없는 여성도 톡소플라스마 곤디에 감염된 적이 있다면 자해할 가능성이 더 높았다.

다른 연구들도 자살을 시도한 사람 중 일부는 톡소플라스마 곤디에 감염되었을 가능성이 더 높다는 결과를 내놓아서, 이를 뒷받침했다. 조현병을 진단받은 환자 역시 톡소플라스마 곤디에 감염되면 자살 위험도가 높아진다는 연구 결과도 있다.

과학자들은 1만 명 이상을 실험 대상으로 포함하는 23편의 논문을 분석하고서, 조현병 환자에게 톡소플라스마 곤디 항체가 있을 확률이 매우 높다는 사실을 발견했다. 말하자면, 환자들이 어느 때엔가 이 기생충에 감염되었다는 뜻이다. 또 다른 연구를 통해 톡소플라스마 곤디에 감염된 여성의 아기는 조현병을 앓을 위험이 높아진다는 사실을 발견했다.

그러나 2016년 뉴질랜드 연구에서는 톡소플라스마 곤디와 행동 변화 사이에 관계가 없다는 점을 발견했다. 과학자들은 1000명을 대상으로 진행한 연구에서 28퍼센트가 톡소플라스마 곤디 검사에서 양성 반응을 보였지만, 충동 조절 곤란이나 범죄기록, 조현병 징후,

---

* 운전자가 도로에서 벌이는 난폭한 행동.

우울증이 더 많지는 않았다고 밝혔다. 한 가지 가능성 있는 상관관계는 톡소플라스마 곤디 검사에서 양성 반응을 보인 사람은 자살 시도를 할 위험도가 더 높다는 점이었다.

톡소플라스마 곤디가 정신 건강에 미치는 영향을 연구하는 과학자들은 2018년에 연구 방향을 바꾸었다. 톡소플라스마 곤디가 더 위험한 행동을 하도록 사람을 조종한다면, 사업을 시작하는 사람에게는 유리하지 않을까? 벤처사업은 대부분 실패한다. 말하자면 성공적인 사업가는 평생 큰 위험을 감수하며 살아간다는 뜻이다. 사업을 잘하는 사람은 톡소플라스마 곤디에 감염된 것일까?

2018년에 콜로라도대학교 기업가정신 연구자들은 생물학자와 함께 이 문제를 연구했다. 연구팀은 혈액 속에 톡소플라스마 곤디 항체가 있는 학생은 그렇지 않은 학생보다 경영학을 전공할 가능성이 1.4배 더 높고, 기업가정신에 강점을 보일 확률도 1.7배나 더 높다는 사실을 발견했다. 기업가정신 행사에 참석하는 기업가들도 연구 대상이었다. 톡소플라스마 곤디 검사에서 양성 반응을 보인 사람은 벤처사업을 시작했을 가능성이 1.8배 더 높았다.

과학자들은 42개국에서 25년 이상 톡소플라스마 곤디 유병률을 관찰한 뒤에 이 결과를 기업가의 활동을 추적 연구하는 글로벌 기업가정신 연구자료와 통합해서 비교했다. 톡소플라스마 곤디 유병률이 높은 국가는 "국가 전체에서 기업가의 활동이 활발하고 기업가적 의도도 더 높았다"고 과학자들은 말했다. 브라질처럼 유병률이 60퍼센트(비교하자면 노르웨이의 유병률은 9퍼센트다)인 국가에서는 실패할 두려움 때문에 신사업을 시작하지 못한 사람의 비율이 더 낮았다.

톡소플라스마 곤디가 정말로 행동을 조종하는지, 그렇다면 어떻게 조종하는지 과학자들은 확신하지 못하지만, 이 가설을 믿는 사람들은 우리의 면역계가 감염을 다루는 과정에서 나오는 결과라고 말한다. 고양이 배설물에서 발견되는 아주 작은 기생충이 쥐의 행동을 조종하고, 어쩌면 우리의 정신 건강에까지 영향을 미친다고 생각하니 겸허해지는 동시에 심각한 문제라는 생각도 든다.

집에서 키우는 고양이는 톡소플라스마 곤디에 감염됐을 확률이 낮지만, 만약 여러분의 고양이가 바깥에서 사냥한다면 정원을 가꿀 때는 장갑을 끼고(고양이가 정원에 배설했을 때를 대비해서), 아이들이 가지고 노는 모래상자는 사용하지 않을 때 덮어두며, 임신했을 때는 고양이 배설물 치우는 일을 잠시 피하도록 하자.

36

자살은
전염될까

자살 집단발병은 내가 2011년에 역학정보원에 들어가서 조사한 첫 번째 집단발병의 하나였다. 내 역할은 유행병을 추적해서 막는 일이었다. 미국 전역과 세계를 누비며 바이러스나 세균, 어쩌면 진균도 추적하게 되리라고 예상은 했지만, 자살 집단발병은 내 예상 목록에 들어 있지 않았다.

전염성을 띠는 것이 미생물만은 아니다. 행동도 전염된다. 자살 집단발병은 애리조나주, 텍사스주, 조지아주, 뉴욕주에 사는 부탄 난민들 사이에서 일어났다.

2008년부터 2014년 사이에 약 8만 명의 난민이 부탄에서 미국으로 이주해왔다. 대부분은 난민 캠프를 떠나 미국에서 가정을 이루기 위해 수년을 기다린 사람들이었고, 심지어 십 년을 기다린 사람도 있었다. 부탄은 히말라야의 작은 국가로 세계에서 "행복지수"가 가장 높으며, 자살과는 거리가 먼 곳이었다. 그러나 미국에 정착한 부탄의 소수민족은 롯삼파다. 롯삼파는 1800년대 말에 부탄으로 이주한 네팔인의 후손이다. 그러나 1990년대에 민족이 다르다는 이유로 부탄에서 추방되어 네팔의 난민 캠프에서 생활했다.

내가 역학정보원에 들어가고 1년이 지난 2012년에는 미국에 정착한 부탄 난민들의 자살률이 10만 명당 24.4명에 이르렀는데, 이는 미국인 자살률의 두 배다.

낯선 곳에 정착하면서 겪는 어려움, 실업, 가난, 난민 캠프에서 수년간 지내면서 혹은 난민 캠프에서 태어나면서 생긴 트라우마, 고향에서 추방당한 폭력은 이들에게 타격을 주었다.

자살사건을 조사할 때 꼭 필요한 도구의 하나가 심리 부검이다. 자살은 복잡하고, 단 하나의 요인으로 일어나지 않으며, 정신 질환을 둘러싼 낙인 때문에 오해받는다. 심리 부검은 한 사람이 무엇 때문에 자신의 삶을 스스로 끝냈는지 이해하는 데 도움을 준다.

심리 부검을 하게 되면 자살한 사람의 가족이나 친구와도 인터뷰를 해야 하고, 의료 문제가 있었다면 주치의와도 인터뷰하고 의무기록도 훑어봐야 한다. 여러 사람을 통해 정보를 그러모아서 사망한 사람의 삶을 그림으로 그려내는 작업이다.

질병통제예방센터 조사관들은 부탄 난민들의 자살사건을 조사하기 위해 심리 부검을 하다가, 자살한 많은 사람이 가족이나 친구의 자살을 경험했다는 사실을 발견했다.

사랑하는 사람의 자살을 경험하거나, 신문에서 타인의 자살 기사를 읽게 되면 자살을 결심하는 데 영향을 미칠까?

괴테Johann Wolfgang von Goethe의 소설 『젊은 베르테르의 슬픔Die Leiden des jungen Werthers』에서 젊은 남성 주인공은 로테를 향한 가망 없는 사랑의 열병을 앓다가 친구이자 로테의 약혼자인 알베르트와 불화를 겪는 중에 친구 한스의 죽음을 맞닥뜨리고는 결국 자살한다. 1774년에 출판된 이 소설은 유럽에서 인기를 끌었고, 상대적으로 무명이던 괴테를 인기작가 반열에 올려놓았다.

그러나 출간되고 얼마 지나지 않아서 소설은 덴마크, 이탈리아, 독일 라이프치히에서 금서로 지정된다. 베르테르 스타일의 의복도 금지되었다. 2000명의 청년이 베르테르와 같은 총, 베르테르가 즐겨 입던 옷을 입고 베르테르와 같은 방법으로 자살했다는 보도가 나왔다. 수많은 자살사건 현장에는 『젊은 베르테르의 슬픔』이 놓여 있었다.

이 현상을 베르테르 효과, 젊은 베르테르 효과, 혹은 베르테르 열병이라고 불렀다. 괴테의 소설은 베르테르 이야기가 청년들에게 미치는 영향과 모방 자살을 둘러싼 논쟁에 불을 지폈다.

전염병에는 어떻게 대응할까? 작가 프리드리히 니콜라이Friedrich Nicolai가 지금은 팬픽션이라고 부르는 작품을 썼다. 베르테르의 친구인 알베르트가 닭 피를 총에 넣어서 베르테르의 자살을 막는 내용이었다. (이 작품을 보고 괴테는 극도로 분노해서 니콜라이가 베르테르의 무덤에 쓰레기를 버렸다는 내용의 시를 썼다.)

베르테르 효과는 자살이 전염될 수 있다는 사실을 보여준 초기 사례 중 하나다. 그러나 이 현상이 실제라고 모두가 믿지는 않았다. 『젊은 베르테르의 슬픔』이 출판되고 한 세기가 지난 1897년에, 프랑스 사회학자 에밀 뒤르켐Émile Durkheim은 자살사건 연구에 과학적 방법론을 적용해서 당시로서는 독특한 책인 『자살론Le Suicide』을 출간했다. 『자살론』에서 뒤르켐은 자살하는 사람은 사랑하는 사람의 자살을 겪든 그렇지 않았든, 다른 사람의 자살에 대해 들었든 그렇지 않았든 자살했으리라고 썼다.

논쟁이 계속되면서 자살에는 전염성이 있다고 주장하는 사람들이 들고나온 사례가 빈 지하철 이야기다. 1983년에는 빈 지하철에서 자살이 없었고 단 한 건의 자살 시도만 있었다. 그러나 1984년에는 자살과 자살 시도가 8건 발생했다. 1987년에 이 숫자는 22건으로 늘어났다.

대부분은 지하철이 아닌 곳에서 자살하는 사람보다 평균적으로 젊었다. 때로는 자살이 한꺼번에 일어나서 일주일에 최대 다섯 건이 있기도 했고, 아무 사고 없이 여러 달이 지나가기도 했다.

오스트리아 언론은 1984년부터 자살이 증가하자 거의 모든 자살 사건을 보도했다. 언론 보도의 영향과 자살이 전염될 가능성을 우려한 빈대학교 과학자들은 오스트리아에서 가장 큰 신문사 두 곳의 자살 관련 기사를 모두 분석했다.

과학자들은 자살을 보도하는 기자들이 기사를 인상적으로 쓰며, 오스트리아 자살예방협회에서 기자들에게 자살사건 보도에 관한 지침을 전달한 1987년 하반기에는 빈 지하철 자살 건수가 많이 감소했다는 사실을 발견했다.

"이 언론 보도 지침은 자살을 알리는 특정 유형의 보도가 자살 행동을 충동질할 수 있다고 가정하고 정한 것이다. 자살 관련 기사가 절망한 나머지 자살만이 최선의 선택이며 자신의 상황에서 벗어나는 유일한 출구라고 믿는 누군가를 자살로 이끌 수 있다는 가설이다"라고 과학자들은 말했다.

과학자들은 자살 기사를 1면에 올리거나 자살한 사람의 사진을 실으면 "방아쇠 효과"가 더 커진다고 생각했다. 기자들이 자살사건을 너무 자세히 보도하거나, 자살한 사람은 "보람 있었다"고 하거나, 먼저 떠난 사랑하는 사람과 "하나가 되기 위해" 자살했다는 식으로 자살 동기를 낭만적으로 보도하면, 모방효과가 더 커질 수 있다고 과학자들은 말했다.

그래서 자살예방협회는 기자들에게 심리상담소 같은 대안을 기사에 싣거나, 자살할 뻔한 사람이 도움을 받아서 위기를 넘겼다는 내용을 표지 기사로 내 달라고 제안했다.

올바른 지지로 자살을 막을 수 있으며 언론이 자살 전염을 예방하는 데 긍정적인 역할을 할 수 있다는 생각을 파파게노 효과라고 한다. 파파게노는 『젊은 베르테르의 슬픔』이 출판되고 몇 년 후인 1791년에 초연된 모차르트의 오페라에서 가져온 이름이다. 〈마술피리〉는 2부로 구성된 오페라로, 파파게노라는 새잡이 이야기가 나온다. 파파게노는 연인을 잃고 자살하려다가 세 요정의 도움으로 자신이 받은 축복을 기억해내고 위기를 극복한다.

베르테르 효과와 자살이 전염되는 현상을 놓고 아직도 논쟁이 한창이지만, 오스트리아 자살예방협회의 지침을 따른 것은 최선의 결단이었다고 인정받고 있다. (미국에서는 "자살과 언론 보도" 같은 단체들이 유사한 지침을 기자들에게 제공한다.)

물론 이런 지침을 항상 따르지는 않는다.

2017년에 넷플릭스는 젊은 여성 한나 베이커가 주인공인 드라마를 방영했다. 십 년 전에 출판한 소설을 바탕으로 제작한 〈루머의 루머의 루머13 Reasons Why〉는 26부작 드라마로, 한나가 자살한 뒤에 한나의 이야기를 들려준다. 한나는 자살하는 13가지 이유를 13개의 테이프에 자세하게 남겨놓았다. 테이프는 한나를 짝사랑했던 클레이에게 전달된다.

드라마는 픽션이든 논픽션이든 자살을 묘사할 때 하지 말아야 한다고 전문가가 당부한 모든 사항을 지키지 않았다. 고통스러운 한나의 죽음을 상세하게 묘사했고, 한나의 자살을 계기로 한나가 속했던 공동체가 하나가 되는 장면도 있다.

드라마가 방영되고 19일 후에 구글에서 자살이라는 단어의 검색 건수가 거의 20퍼센트 늘어났다. 2018년에 《미국의사협회 내과학회지》에 발표된 논문을 보면, 이 수치는 자살을 검색한 건수가 평소보다 90만~150만 건 더 늘었다는 뜻이다.

이러한 현상이 곧 자살의 증가를 뜻하지는 않는다. 그러나 사람들이 특히 자살방법을 검색했다고 과학자들은 말했다. "〈루머의 루머의 루머〉가 현재 상태로는 자살에 대한 관심을 불러모으는 동시에 의도와 다르게 자살 관념화*도 증가시키고 있다"고도 덧붙였다.

댄 레이덴버그Dan Reidenberg는 자살 예방 전문가이자 자살인식교육협회 이사다. 그는 내가 《댈러스모닝뉴스》 전속기자였을 때 신문사를 방문했다. 그는 기자와 편집자 들이 기사를 통해 사람들의 행동

---

* 자살을 생각하고 실천계획을 세우는 일.

에 어떻게 영향을 미칠 수 있는지 강조하고, 저널리즘이 정신 질환에 관한 관심을 높이며, 스토리텔링을 통해 낙인을 극복하고, 위기를 겪는 사람에게 지원단체를 알려주는 잠재력이 있다고 말했다.

〈루머의 루머의 루머〉를 방영하기 한 달 전에 넷플릭스는 댄에게 드라마를 평가해 달라고 요청했다. 댄은 에피소드 대부분을 보고 나서, 넷플릭스에 드라마를 방영하지 말라고 권고했다. "자살에 관한 논의를 이끌어냈지만, 올바른 대화는 아니다"라고 그는 기자들에게 말했다. 댄은 드라마가 자살을 미화하고 도움을 요청하는 행동에 부정적인 메시지를 던진다면서, 특히 한나가 도움을 요청할 때 고등학교 상담교사가 사적인 전화를 받는 장면을 들었다. 상담교사는 심지어 한나의 우울한 기분이 한나 탓이라고 책임을 돌린다.

"젊은이들은 픽션과 현실을 구분하는 데 능숙하지 않다"고 댄은 《워싱턴포스트》와의 인터뷰에서 말했다. 댄과 다른 자살 전문가들은 정신 건강 문제를 실제로 도울 수 있는 도구로써 상담을 제시해야 한다고 주장했다. 전문가들은 사망 장면도 삭제하라고 권고했다.

질병통제예방센터에 따르면 자살은 15~19세 미국인의 세 번째 주요 사망 원인이다. 2011년에 미국 고등학생의 16퍼센트가 자살을 심각하게 고민한 적이 있다고 답했다. 캘리포니아주 팰로앨토, 매사추세츠주 뉴베드퍼드와 니덤 같은 곳에서도 십 대 자살이 한꺼번에 발생하는 현상이 보도되었다.

십 대는 뇌가 발달하는 중이어서 자살에 더 취약하며, 뇌가 발달하는 방식 때문에 문제를 처리하고 감정을 조절하기가 어렵다. 감정을 통제하는 영역이 자리를 잡기 전에 감정을 처리하는 뇌 영역, 이를테면 편도체 같은 영역이 먼저 발달한다. 그래서 젊은이들은 슬픔을 특히 지나치게, 때로는 극복하기 힘들 정도로 느낄 수 있다. (첫 연애가 끝났을 때를 기억하는가?)

십 대의 뇌든 성인의 뇌든, 자살과 자살 관념화는 복잡한 과정이다. 자살을 생각할 때 한 가지 요인만 작용하는 일은 드물고 오히려 여러 요인이 복잡하게 얽히는데, 각각의 요인은 그 자체로 까다롭다.

그러나 자살 생존자와 전문가가 말하듯이, 도움의 손길은 어디에나 있으며 심리적인 지지를 받으면 위기를 안전하게 넘길 수 있다. 만약 여러분에게, 혹은 여러분이 아는 누군가에게 도움이 필요하다면 미국에서는 전국자살예방생명의전화Suicide Prevention Lifeline 1-800-273-8255로 전화하면 된다.*

---

* 한국에서는 자살예방 상담전화 1393으로 전화하면 된다.

37

경제상황이
자살을 부를까

낸시 홉슨Nancy Hobson의 남편은 뱅크오브아메리카에서 퇴직하고 2년 뒤에 가족 별장에서 가져온 사냥총으로 자살했다. "남편은 일이 잘 맞았어요"라고 텍사스주 댈러스에 사는 홉슨은 말했다. 그의 남편은 "모든 파티의 중심인물이었지요." 그러나 퇴직하고 나서 "그는 남아도는 시간을 어떻게 해야 할지 몰랐어요."

그를 자살로 이끈 요인은 여러 가지겠지만, 몇 편의 과학연구에서는 나빠지는 경제 사정과 높은 자살률의 관계를 지적한다. 특히 남성들이 이런 경향을 보인다.

자살률은 세계 대공황 이후에 불황이 찾아올 때마다 치솟았고, 경제가 호황이면 떨어졌다. 2008년부터 2010년에 걸친 경제 위기 동안 미국의 자살률은 이전 8년보다 네 배나 빠르게 증가했다. 영국 케임브리지대학교 과학자들에 따르면 자살률이 10만 명 중 11명에서 10만 명 중 12.5명으로 증가했다.

2008년부터 2010년 사이에는 이전 8년과 비교할 때 자살로 인한 사망이 4750건 더 늘어났다. 그리고 실직률이 1퍼센트 오를 때마다 자살률도 1퍼센트씩 증가했다. 실직률과 자살률 사이의 상관관계가 가장 두드러진 곳은 텍사스주였다.

불황의 여파로, 미국인들은 자동차 사고보다 자살로 사망할 확률이 더 높아졌다. 경제 위기로 일자리를 잃었을 가능성이 가장 큰 중년층은 노년층을 앞질러서 자살할 위험이 가장 큰 연령집단이 되었다.

1928년부터 2007년 사이의 자살률을 분석한 질병통제예방센터 과학자들에 따르면, 자살률은 경제상황에 따라 높아졌다가 낮아진다. 자살률은 1932년에 절정을 이루었는데 이때가 세계 대공황의 마지막 해였으며, 2000년에는 다시 가장 낮은 수준까지 떨어졌다.

그러나 2005년 이후에 실직, 퇴거, 주택 압류가 급격하게 늘면서 자살률도 높아졌다. 럿거스대학교 과학자들은 실업률이 높아지면 자살률도 높아진다는 사실을 발견했다. 질병통제예방센터의 또 다른 연구팀은 퇴거와 주택 압류에 따른 자살률이 2005년부터 2010년 사이에 두 배로 뛰었다는 사실을 발견했다.

실직이 자살로 이어지는 건 돈 걱정 때문만이 아니다. 특히 남성에게는 일자리를 잃는 상황이 정체성 상실을 뜻할 수 있다. 홉슨의 남편 잭은 증권인수업자로 "1년에 수십억 원"을 벌며 재정적으로 안정된 상태였다고 홉슨은 말했다. 26년간 재직한 회사에서 2010년에 퇴직한 잭은 퇴직금도 넉넉하게 받았다. 실직했다고 잭의 가정에 금전적인 문제가 일어나지는 않았다.

"우린 애초에 돈을 많이 쓰지도 않았어요"라고 홉슨은 말했다. "잭이 그만두고 나서 씀씀이를 줄이자는 얘기는 했지만…… 여전히 같은 레스토랑에서 식사했고, 잭이 내게 '메뉴에 없는 3만 5000원짜리 앙트레는 시키지 마'라고 말하지도 않았어요." 퇴직한 뒤에도 잭은 교회에서 자원봉사를 하고 집에서 디너 파티를 열기도 하면서 사회생활을 계속했다.

위스콘신대학교 라크로스캠퍼스 사회학 조교수인 돈 노리스Dawn Norris는 "우리 사회에서 남성성을 사회적으로 정의하면 직장이 있고, 부양자며, 가장이다"라고 말했다. 그리고 남성성이 일과 연관되어 있으며, 직장이 없으면 아무리 부유한 남성이라도 스스로를 "무력하고 결함이 있으며 쓸모없다"고 묘사한다고 덧붙였다. 노리스 교수는 실업, 젠더, 자살 전문가로서 중층 및 중상층 소득자이지만 2008년 경제 위기 때 실직한 남성 수백 명을 인터뷰했다.

"이 남성들은 재정적으로 안정되었고, 최소한 집 한 채를 소유했으며, 차도 한두 대 있다. 실직했어도 이들의 삶은 그렇게 크게 달라지지 않았다"고 노리스는 말했다. 노리스가 "남성이 된다는 것은 무슨 의미인가요?"라고 묻자 그들은 "남성은 일합니다. 그게 남성입니다"라고 답했다.

미국인은 다른 선진국 국민보다 더 많이 일한다. 노동통계국 자료를 보면 현재 미국인은 수십 년 전보다 더 오래 일하고, 더 늦게 은퇴

하며, 휴가도 더 짧게 간다.

너무 많은 시간을 일에 쏟다 보니, 직장을 잃으면 정체성을 빼앗길 뿐만 아니라 상실감을 위로해줄 지지 네트워크도 함께 잃는다.

1897년에 펴낸 『자살론』에서 프랑스 사회학자 에밀 뒤르켐은 실직이 개인의 사회 통합을 해치고 자살 위험을 높인다고 주장했다. 뒤르켐은 그 이유를 세 가지 이론을 들어 설명했다. "취약성" 모델에서 뒤르켐은 직장이 없다는 것은 지지를 받을 연결점이 적어진다는 뜻이라고 설명했다. "간접적 원인" 모델에서는 실직이 관계와 재정 문제로 이어진다고 말했다. "비인과적 연결고리" 모델에서 뒤르켐은 이 세 번째 요인을 가리켜 실직과 자살 위험도가 모두 높은 사람이 일부 존재한다는 뜻이라고 했다.

자살은 단 하나의 요인만으로 일어나지 않는다고 댈러스에 있는 미션스쿨 세인트필립스학교 및 커뮤니티센터의 자선활동 책임자인 베네 로저스Benaye Rogers는 말했다. 로저스는 자살하고 싶은 사람들을 전화로 상담해주는 콘택트크라이시스라인의 사장이었다.

로저스는 2014년 초에 자살을 생각하는 사람들이 콘택트크라이시스라인에 걸어온 전화가 전년도보다 20퍼센트 폭증했다고 말했다. "누군가가 전화를 걸 때면, 보통은 열 가지의 어떤 일이 일어나서 전화하는 사람의 정신 건강에 영향을 미치고 있다. 상담 전화를 하는 사람의 약 30~40퍼센트는 삶의 근본적인 문제가 경제 위기로 일어난 결과였다"고 그는 말했다.

홉슨은 남편이 우울증을 앓았으며, 원인은 일 때문에 생긴 스트레스였다고 말한다. "잭은 경제 위기가 계속되는 동안 종종 집에 와서 '오늘 누구누구가 해고됐어'라고 말했어요"라고 홉슨은 회상했다. 잭이 퇴직하고 나서 우울증이 절정에 이르렀지만, 대부분의 남성과 달리 잭 홉슨Jack Hobson은 전문가의 도움을 받아 항우울제를 복용했다.

정신 건강을 둘러싼 사회적 낙인 때문에 많은 사람이 꼭 필요한 치료와 도움을 받기가 어렵다. 특히 남성이 더 심각하다고 전문가는 말한다. 남성은 정신 건강 문제를 공개적으로 말할 가능성이 더 작고, 문제가 절박해진 뒤에야 도움을 구할 확률이 더 높으며, 여성보다 자살할 확률도 더 높다.

2011년에 자살로 사망한 미국인 3만 9518명 중 3만 1000명 이상이 남성이었다. 2016년에 자살한 미국인 열 명 중 일곱 명이 백인 남성이며, 전체적으로 남성은 여성보다 자살할 확률이 3.53배 높다고 미국 자살예방재단은 말한다.

젠더 사이에 나타나는 불균형은 여성이 최상위 직업군에서 확고한 입지를 얻으면 점차 줄어들 것이라고 일부 자살학자는 말한다. "당장의 직업은 사회에서 여성의 정체성을 결정할 때 가장 중요한 부분이 아니다"라고 노리스는 말한다. 한 연구에서 노리스는 경제 위기에 직장을 잃은 여성은 자신의 역할을 가장에서 어머니 같은 다른 정체성으로 바꿀 수 있었으며 실직상황에 더 잘 대응한다는 사실을 발견했다.

실직과 경제 불황이 자살률을 높인다는 생각은 이러한 연관성을 입증하는 자료가 최근 자료더라도 새롭지 않다. "이 새로운 연구들은 매일 자살과 관련된 일을 하는 우리 같은 사람들에게 아주 새롭지는 않다"고 로저스는 말했다.

자살이라는 유행을 해결할 방법은 일자리를 창출하고 경제 성장을 지속하는 데 있지만, 순환하는 경제의 본질을 생각하면 항상 실현할 수 있는 일은 아니다. 노리스는 스칸디나비아 국가들처럼 일과 가정의 균형을 바로잡으면 일을 개인의 삶을 정의하는 유일한 특징으로 여기는 성향에서 벗어나리라고 주장한다.

사람들을 지지해주는 일과 직장을 잃은 사람들이 새로운 사회관계를 정립하도록 돕는 일은 완전히 다른 것이다. "우울증에서 벗어날 수 있었던 사람은 가족의 든든한 지지를 받은 사람이다. 교회건 이웃이건, 우리에게는 지지해줄 훌륭한 공동체가 있다"고 로저스는 말했다.

38

축제기간에
자살을 더 많이 할까

수 세기 전에 종교가 몸은 육체적 질병의 근원이고 뇌는 영혼의 영역이라고 선언하면서 몸과 마음을 분리한 이후로 정신 질환은 오해받으며 오명을 뒤집어썼다. 12세기 학자들은 목 아래쪽 몸은 모두 해부했지만 뇌는 손대지 않았다.

우리는 여전히 따라잡으려 노력하는 중이다. 정신 질환에 대해 이야기하면 "기도로 떨쳐버려"라든가 "그 사람은 약하기 짝이 없어. 그러니까 우울증에나 걸리지"라는 말을 쉽게 들을 수 있다. 물론 정말로 정신 질환에 관해 이야기한다면 말이다. 미국인 네 명 중 한 명은 매년 정신 질환을 진단받으며, 이 경험을 공유하는데도 여전히 사회적 낙인은 계속 남아 있다.

정신 질환은 개인의 실패가 아니다. 가장 취약하고 삶의 힘든 시기를 견디는 사람들에게 지지와 보살핌을 건네지 못한 사회 전체의 실패일 수 있다.

보건통계센터에 따르면 미국의 자살률은 30년 동안 가장 높은 수준까지 증가했다. 자살률은 1999년부터 2017년 사이에 33퍼센트나 높아졌다. 1999년에는 미국인 3만 명 이하가 자살했지만, 2016년에는 약 4만 5000명이 자살했다. 자살은 이제 모든 연령대에서 열 번째 사망 원인이며, 15~24세 연령대에서는 다섯 번째 사망 원인이다.

어린이들도 자살 위험에 놓여 있다. 질병통제예방센터에 따르면 10~14세 어린이의 자살률은 2007년 이후 두 배로 증가했으며, 현재 자동차 사고보다 자살로 사망할 확률이 더 높다. 2014년에 자동차 사고로 사망한 10~14세 어린이는 384명인데 비해, 자살로 사망한 같은 연령대의 어린이는 425명이다.

이런 놀라운 동향을 쉬쉬하거나 반대로 쓸데없이 소란을 피우면 정신 질환을 둘러싼 거짓말과 편견을 굳힐 수 있다. 정보가 없는 곳에는 금기가 자라고, 금기는 근거 없는 믿음을 키운다. 이 점은 특히 특정 종교에서 용서받지 못할 심각한 죄로 치부하는 자살에 관해서라면 사실이 된다. 축제기간에 자살이 증가하고, 자살에 관해 이야기하면 자살을 부추긴다는 생각은 계속 퍼져나가는 근거 없는 믿음의 일부다. 자살하는 사람은 유서를 남긴다는 선입견은 TV와 영화를 통해 퍼져나갔다.

이런 속설들을 하나씩 살펴보자.

자살률은 축제기간에 증가하지 않지만, 이 근거 없는 믿음은 축제기간에 계속 떠돈다. 자살률은 실제로는 12월에 가장 낮고 봄에 증가한다. 이런 경향은 북반구 대부분에서 비슷하게 나타난다(남반구는 봄에 해당하는 11월에 자살률이 가장 높다). 이런 경향을 놓고 정신건강 전문가들은 혼란스러워한다. 일부 전문가는 봄에 자살률이 높아지는 것은 태양 빛이 멜라토닌을 억제하는 탓이라고 여긴다. 하지만 이 주장은 입증되지 않았다.

축제기간에 늘어나는 자살을 언급하는 기사 수를 조사한 학술기관도 있다. 펜실베이니아대학교 아넨버그 공공정책센터는 2009년과 2010년에 있었던 축제기간에 보도된 기사의 50퍼센트가 이런 근거 없는 믿음을 퍼뜨린다는 사실을 발견했다. 그러나 상황이 올바른 방향으로 바뀌는 듯하다. 최근에는 이런 믿음을 지지하는 기사보다 바로잡는 기사가 늘어났다.

자살에 관해 이야기해도 자살을 부추기지 않는다. 사실 그 반대다. 누군가가 자살을 고민하는 것 같아 염려스럽다면 이에 관해 조심스럽게 이야기를 나누는 편이 더 도움이 되기도 한다. 자살을 두고 대화를 나누어도 자살 위험을 높이지 않는다. 다만 단어 선택은 중요하다. "자살하다"라는 표현을 포함해서 낙인을 찍는 듯한 말은 피해야 하며, 자살이 범죄로 인식되던 시대를 떠올리게 해서는 안 된다.

자살하는 사람은 대부분 유서를 남기지 않는다. TV 드라마와 영화는 종종 자살하기 전에 유서를 남기는 인물을 보여준다. 하지만 이러한 설정은 이야기를 쉽게 풀어나가는 방법일 뿐, 현실에서는 사실이 아니다. 실제로는 자살하는 사람 다섯 명 중 한 명 정도만이 유서를 남긴다. 유서가 있으리라고 기대하면 사랑하는 사람이 자살한 탓에 상실감에 시달리는 유족의 슬픔이 더 깊어질 수 있다.

유서가 발견되더라도 때로는 유서에 분노와 비난이 담겨 있으며, 영화에 나오는 것처럼 사건의 종결을 뜻하지 않는다고 켄터키대학교 사회대학 교수이자 심리학자인 줄리 세렐Julie Cerel은 말했다.

세렐 교수는 자살할 때 유서를 남긴 사람과 남기지 않은 사람의 차이점을 연구하기 위해 켄터키주에 있는 국가 외인사 보고시스템에서 6년간의 자살 데이터를 분석했다. "나는 유서가 없으면 자살이 아니라는 근거 없는 믿음을 절실하게 무너뜨리고 싶었다. 또 유서를 남기든 남기지 않든, 사랑하는 사람이 자살한 유족을 진심으로 돕고 싶었다. 나는 유족에게 극소수의 사람만이 유서를 남기고, 유서는 어떤 식이든 체계적이지 않으며, 아무 의미도 전하지 못한다고 알려주고 싶었다."

세렐 교수는 유서가 도움이 되기도 하고 해롭기도 하다는 점을 발견했으며, TV에서 사람들이 유서 쓰는 장면을 방영하지 말아야 한다고 주장했다. "미국에서는 상당히 일관성 있게 자살하는 사람의 20퍼센트 이하만이 유서를 남긴다. 내 연구 결과로는 18퍼센트였다. 사람들은 유서를 보면 상황을 이해하고 평화를 되찾을 수 있다는 엄청난 미신을 믿는 것 같다. 그러나 그럴 일은 절대 없을 것이다."

자살은 복잡하며, 단 하나의 이유만으로 일어나는 일이 극히 드물다. 대신 스트레스와 정신 건강 문제 같은 여러 요인이 복합적으로 작용한 결과다. 당신 자신이나 사랑하는 사람이 걱정된다면, 도움의 손길은 어디에나 있다.

39

자동차 사고보다 의료 사고로 죽을 확률이 더 높을까

의사의 손에 목숨을 맡길 때는 의사가 성실하고 능숙하며 세심하기를 바랄 것이다. 그러나 한 연구에 따르면 매년 많은 미국인이 자동차 사고와 호흡기 질환보다는 태만한 의사와 간호사의 손에 사망한다.

2016년 존스홉킨스대학교 과학자들은 《영국의학저널》에 낸 논문에서 매년 미국인 25만 명이 의료과실로 사망한다고 주장했다. 의료과실이 심장 질환과 암의 뒤를 이어 미국인 사망 원인 3위를 차지하는 것이다. 의료과실을 다룬 다큐멘터리가 2018년에 방영되었는데,

환자 44만 명이 의사의 손에서 사망한 것이 아니라 의사의 손으로 사망했다고 했다. 〈실수는 인간의 것To Err Is Human〉이라는 다큐멘터리는 2013년 논문을 자료로 인용했다. 그러나 이 수치는 과장되었다며 엄청난 비판을 받았다. 사망자 수가 그렇게 많다면 병원에서 사망한 사람의 절반은 의료과실로 사망했다는 뜻이 된다는 것이다. 한쪽에서는 의료과실이 축소 보고되고 있으며 실제로는 발표한 수치보다 많으리라고 주장한다.

논문과 다큐멘터리 이후에 무서운 제목을 단 기사들이 나왔고, 일부 사람은 병원에 가지 않았다. 그러나 환자의 안전을 다룬 논문을 발표한 존스홉킨스대학교 과학자들은 병원을 방문하거나 환자의 의무기록과 사망증명서를 확인하지 않았다. 대신 예전에 발표된 논문 네 편의 자료를 2013년 병원에 입원한 사람들의 수에 외삽 적용해서 의료과실로 몇 명이 사망했는지 추정했다. 예전 논문에서 자료를 그러모으는 방법이 항상 나쁘지는 않지만 때로 문제를 일으킬 수 있으며, 이 사례에서는 해당 논문을 통해 환자의 안전에 관한 새로운 정보를 밝혀낸 것처럼 뉴스가 보도되었다.

과학자들이 이용한 네 편의 논문 중 한 편은 1999년에 의학연구소가 발표한 "실수는 인간의 것"이라는 보고서다. 바로 이 보고서 제목을 다큐멘터리 영화가 빌려왔다. 보고서에서는 매년 4만 4000~9만 8000명의 미국인이 의료과실로 사망한다고 추정했다. 이 보고서는 언론에 흘러나가는 바람에 공식 발표일 이전에 발표되었다. 주요 방송국에서 이 보고서에 대한 특집 기사를 내보내면서 의료과실로 9만 8000명이 사망한 것으로 추정된다는 뉴스를 보도한 것이다. 의학연구소는 환자에게 두려움을 안기거나 보건의료 전문가들을 비난하려는 의도가 아니었다고 해명했다. 보고서의 목적은 보건의료제도를 낱낱이 파헤쳐서 어떤 요소가 의료과실에 기여하는지 살펴보고, 환자의 안전을 개선하는 방법을 찾는 데 있었다.

보고서 "실수는 인간의 것"의 자료는 다른 논문 두 편에서 가져왔다. 한 편은 유타주와 콜로라도주에서, 다른 한 편은 뉴욕주에서 환자의 안전을 연구했다. 유타주와 콜로라도주 병원을 상대로 연구한 논문을 보면 이상 반응 6.6퍼센트가 환자의 사망으로 이어졌는데, 이런 이상 반응 중 절반 이상이 예방할 수 있었던 의료과실에서 발생했다. 뉴욕주 연구에서는 이 비율이 더 높았다. 거의 14퍼센트의 이상 반응이 환자의 사망으로 이어졌고, 역시나 절반은 의료과실이 원인이었다.

뉴욕주에서 나온 이 자료를 미국 전체로 외삽해서 적용한 결과가 미국인 9만 8000명이 매년 의료과실로 사망한다는 결론으로 이어졌다. 유타주와 콜로라도주 연구는 전체 미국인 중 4만 4000명이 매년 병원의 과실로 사망한다는 결과로 이어졌다.

의료과실은 대가가 크다고 보고서는 말했다. 보고서는 유명한 수련병원 두 곳에서 나온 연구를 인용했는데, 이들 병원에서는 100명당 2명이 의료처치에 따른 이상 반응을 일으킨다. 의료과실 비용은 병상 700개짜리 수련병원의 경우 1년에 33억 원이었다. 보고서는 또다시 이 결과를 미국 전체로 외삽해서 의료과실 비용이 미국에서 매년 2조 3520억 원이라고 추정했다.

존스홉킨스대학교 과학자들이 분석에 포함한 두 번째 논문은 2002년부터 2007년 사이에 노스캐롤라이나주 병원 열 곳을 대상으로 진행한 연구 결과다. 이 연구는 2010년에 발표되었으며, 1999년에 나온 "실수는 인간의 것" 보고서를 바탕으로 해서 환자의 안전을 개선하려는 노력이 효과가 있었는지 살펴보았다.

노력은 효과가 없었다. "의료처치에서 해로운 결과가 나오는 일은 흔하게 발견되었으며, 2007년 12월까지 6년 동안 상해 비율이 눈에 띄게 줄었다는 증거가 거의 없다는 사실을 발견했다"고 노스캐롤라이나 연구의 저자들은 《뉴잉글랜드의학저널》에 발표했다.

《영국의학저널》 논문이 분석에 포함한 세 번째 논문은 2년 동안의 메디케어 자료 3700만 건을 분석한 대규모 연구의 결과다. 이 논문의 결과 역시 외삽해서 미국 전체 인구에 적용했다. 그러나 여기에는 문제가 있다. 메디케어 수령인은 65세 이상 노인층이고, 이 사실은 자료를 왜곡할 수 있다. 예를 들어 노인은 청년보다 수술 후에 호흡곤란을 더 많이 겪는다는 사실은 잘 알려져 있으며, 이런 호흡곤란은 사망으로 이어질 수 있다.

마이애미대학교 의과대학 학생인 대니얼 볼더Daniel Baldor는 《영국의학저널》 논문이 인용한 자료들을 재분석하고 나서, 의료과실로 인한 사망 건수는 존스홉킨스대학교 과학자들이 발표한 수치보다 30.5퍼센트 더 낮다고 주장했다. 볼더가 추정한 의료과실로 인한 사망자 수는 17만 4901명으로, 논문에서 주장한 25만 명보다는 훨씬 적다. 그러나 여전히 연간 사망자 수는 자동차 사고와 유방암으로 인한 사망자 수를 합친 것보다 많았다.

그렇다면 의료과실이란 과연 무엇일까? 어떤 것은 의료과실이 분명하다. 《보스턴글로브》의 박식한 보건기자 벳시 레만Betsy Lehman은 항암화학요법을 받다가 과잉투여로 사망했다. 윌리 킹Willie King은 엉뚱한 다리를 절단했다. 벤 콜브Ben Kolb는 뒤섞인 약을 먹고 '경미한'

수술을 받다가 사망했는데, 당시 여덟 살이었다." 의학연구소가 의료과실을 주제로 만든 보고서는 이렇게 시작한다.

이 모든 연구는 의료과실을 정의하는 방식이라는 장애물과 마주하게 된다. 의과대학에서는 의료과실이 진단 중에도(적절하지 않은 검사를 하거나, 오진하거나, 질병의 원인을 알아내는 데 너무 오래 걸리거나), 치료 중에도(수술실에서 혈관을 자르거나, 약 복용량을 잘못 계산하거나), 그저 환자를 대하는 태도나 의사소통을 제대로 하지 못했을 때도 일어난다고 가르친다.

《영국의학저널》 논문에서 과학자들은 의료과실을 "의도한 결과를 얻지 못한" 모든 행동이나 조치를 취하지 않으면 "환자에게 상해를 입히거나 입히지 않을 수 있는" 계획된 행동이라고 정의한다.

그러나 이렇게 폭넓게 정의하면 처방약을 적정량의 두 배로 처방한 의사와 세심한 기술이 필요한 수술에서 동맥을 자른 의사, 심각한 병증 여러 종류를 동시에 앓는 환자를 치료하는 의사를 구분하지 않게 된다. (솔직하게 말해서, 복잡한 질병 여러 종류를 동시에 앓는 환자는 진료하지 않겠다고 거부하는 의사도 있다. 이런 환자를 돌보다 사망하면 병원의 사망률을 왜곡하기 때문이다.)

폭넓게 정의하면 사망 원인을 확정하는 일이 때로 불가능하다는 점도 고려하지 않게 된다. 즉, 우리가 지금 언급하는 논문에서처럼 자주 사용하는 정보인 사망증명서에 적힌 정보를 오해할 소지가 있다는 뜻이다.

사망증명서 자체도 문제다. 사망증명서에는 의료과실로 인한 사망에 해당하는 진단 코드가 없다. 따라서 신부전으로 사망했다고 할 때, 환자의 신장이 질병으로 멈췄는지 아니면 의료과실로 치명적인 상황이 일어났는지 알아내야 하는 어려운 숙제가 과학자들에게 남겨진다.

의료과실을 논할 때 주의할 점은 환자들이 겁에 질려 병원을 기피하지 않도록 해야 하고, 인간적인 때로는 제도적인 문제를 다루며 해결책을 찾아야 한다는 것이다.

해결책 한 가지는 위험을 가장 잘 피하면서 종종 환자 안전의 모델이 될 만한 산업의 하나로 의사에게 홍보하는 항공산업계에서 찾을 수 있다. 항공산업은 확인대조표를 이용해서 승무원 사이의 계급을 없애고, 하급 승무원이 문제를 발견했을 때 상급 승무원에게 거리낌없이 말할 수 있도록 해서 안전을 중시하는 문화를 추구한다. 의료계는 때로 폭력적일 정도로 계급적이고 서로 비난하는 문화이기 때문에, 실수에서 배워야 할 때 도움이 되지 않는다.

많은 의료과실이 제도적 결함에서 생긴다. 한 예로 전자의무기록은 더 안전하고 단순하지만, 그 때문에 직접 환자를 돌볼 시간을 뺏기거나 상황이 더 복잡하게 느껴진다.

어떤 의료과실은 인간의 실수와 안전장치라고 여겼던 불완전한 제도의 합작품일 수도 있다. 내가 맡았던 한 노인 환자는 아우슈비츠 강제수용소 생존자였는데, 내가 퇴근한 뒤 병원에서 거의 죽을 뻔했다. 이 여성은 페니실린에 알레르기가 있었는데, 감염이 생기자 여성에게 페니실린을 주사한 것이다. 환자 손목에 빨간색 밴드를 붙여 환자에게 알레르기가 있음을 표시하고, 알레르기 증상을 의료기록과 전자의무기록에 모두 기록하는 등, 내가 정해진 절차를 따랐는데도 이 사고는 일어났다. 애초에 이 환자에게는 페니실린을 처방하는 일 자체가 불가능하도록 시스템에서 막아야 하지 않았을까? 제약부에서 이 환자에게 오류 표지를 붙여야 하지 않았을까? 간호사가 환자 손목에 붙인 빨간색 밴드를 보지 못했더라도, 환자에게 약을 투여하기 전에 컴퓨터 시스템에서 빨간 표지를 확인하도록 유도해야 하지 않았을까?

의료과실로 상해를 입거나 사망하는 환자 수가 0이 아닌 한, 사람들이 받아들일 수 있는 숫자란 없을 것이다.《영국의학저널》에 실린 논문이나 〈실수는 인간의 것〉 같은 다큐멘터리가 특히 우려스러운 지점은 이들이 생산하는 무서운 뉴스 때문에 사람들이 의사를 피하는 현상이 일어나는 것이다. 보건의료제도는 물론 결함이 있지만 사람을 해치기보다는 더 많은 생명을 살린다. 심장 질환과 암을 포함한 많은 질병을 뒤늦게 진단하면 때로 치명적일 수 있다.

40

7월에 병원에 가면
위험할까

의료계에 도는 소문 중에 여름에는 아프면 안 된다는 이야기가 있다. 이때는 의과대학을 막 졸업한 새내기 의사들이 병동에 들어오면서 수련의들이 더 많은 일을 떠맡기 때문이다.

이는 의료계 소문으로만 그치지 않는다. 300편이 넘는 논문에서 이 현상을 연구한 뒤 일부 연구에서 환자가 병원에서 사망할 확률이 7월에 높아진다고 입증했다. 이유를 밝히기 위해 캘리포니아대학교 샌프란시스코캠퍼스 과학자들이 1989년부터 2010년 사이에 발표된 논문 39편을 분석했다. 과학자들은 다른 달과 비교해서 7월에 환자들이 병원에서 어떻게 지냈는지 관찰했다.

과학자들의 결론은 다음과 같다. "연말 교체로 병원의 사망률은 높아지고 능률은 떨어진다." 이들은 일부 논문에서 7월에 사망률이 4퍼센트 높아지는 현상을 발견하기도 했다. 다른 논문에서는 12퍼센트 높아진다고 했다. 7월 사망률에 변화가 없다는 논문도 있다.

이들이 분석한 논문들은 20년 이상 장기간 연구한 결과였다. 그동안 의료제도에도 많은 변화가 일어났으며, 2003년에 법을 제정해서 신입 의사들이 일하는 시간을 제한했다. 이러한 변화가 가져온 영향을 연구한 논문에서는 근무시간을 제한한 2003년 법안이 심부전, 뇌졸중, 폐렴으로 인한 사망자 수를 줄이는 데 연관성을 보였다고 한다.

캘리포니아대학교 샌프란시스코캠퍼스 과학자들이 분석하지 않은 논문에서는 7월에 사망률이 높아지지만 이 현상이 중증 환자에게만 해당한다는 사실을 발견했다. 하버드대학교 의과대학 과학자들은 5월과 7월에 병원에 입원한 심장마비 환자 7만 5000명을 연구했다. 이들은 환자를 (연령과 다른 의료 문제 때문에) 심장마비로 사망할 위험이 높은 환자와 사망할 위험이 낮은 환자의 두 집단으로 나누었다.

하버드 과학자들은 다른 과학자라면 대부분 흘려버렸을 부분에도 세심하게 주의를 기울여서, 병원도 두 집단으로 분리했다. 과학자들은 수련병원을 한 집단으로 묶어서 수련의, 즉 수련 중인 새내기 의사가 환자 대부분을 진료하는 곳으로 정의했다. 다른 집단은 수련병원이 아닌 곳을 묶어서 숙련된 의사가 환자를 돌보는 병원으로 정의했다.

하버드 과학자들이 알아낸 사실은 다음과 같다. 만약 여러분이 고위험군 환자라면 1년의 어느 때든 수련병원에서 사망할 확률은 수련병원이 아닌 병원보다 낮다.

그러나 7월은 예외다. 7월에는 고위험군 환자가 수련병원에 가면 수련병원이 아닌 병원 환자와 사망 위험도가 똑같아진다.

정확한 숫자로 설명하면, 고위험군 환자가 수련병원에서 사망할 확률이 5월에는 20퍼센트다. 7월에는 사망률이 25퍼센트까지 올라가는데, 수련병원이 아닌 병원에서도 사망률은 똑같이 25퍼센트다.

저위험군 환자(심장마비가 왔지만 나이나 다른 요인 때문에 사망할 가능성이 낮은 환자)에게는 7월 효과가 없다. 그렇다면 고위험군 환자가 5월보다 7월에 병원에서 사망할 확률이 더 높은 이유는 뭘까? 수련을 끝낸 의사에 비해 새내기 의사의 경험 부족이 원인이라고 설명할 수 있다. 일부 과학자는 경험이 부족하다기보다는 새내기 의사가 새 병원과 병원체계에 아직 적응하지 못했기 때문이라고 설명한다.

워싱턴 D.C.에 있는 수련병원인 국립아동병원의 소아청소년과 의사 연구를 보면, 소아청소년과 수련의의 의료과실이 7월에 증가했다가 8월에는 다시 낮아진다는 보고가 있었다. 그러나 7월에 환자에게 부정적인 사고가 증가하지는 않았다.

"이 연구에서는 이런 현상의 원인을 조사하지 않았지만, 새내기 의사들이 넘쳐나면서 실수가 늘어나고, 다음 단계로 승급한 수련의들의 책무가 늘어나면서 의료과실이 7월에 더 많이 보고되었으리라고 추측한다"고 저자들은 말했다.

저자들은 또 새내기 수련의가 일으키는 의료과실이 9월에도 증가하는 현상을 관찰했다. 이유를 설명할 수는 없지만, 저자들은 어쩌면

9월에 수련의들이 더 많은 자율성을 얻어서 스스로 어려운 결정을 해야 하는 것이 아닐까 추측했다. 아마 9월 효과도 있지 않을까?

많은 직원이 직무를 옮기면서 과실이 늘어나고 능률이 떨어지는 것은 의료계에만 나타나는 현상이 아니다. 다른 산업에서도 마찬가지다. 연구에 따르면 조직이 기능공이나 심리학자, 영양사 누구를 고용하더라도 직원의 이직은 조직의 능률을 떨어뜨린다.

그래서, 7월에 잡힌 수술 일정을 당신이라면 연기할 텐가? 아마 아닐 것이다. 병원은 의료과실을 바로잡을 체계를 갖추고 있다. 7월 효과가 사실이라고 해도 일부 병원은 그 효과를 줄일 대책을 마련했다. 여기에는 새내기 수련의를 더 많이 훈련하고 더 효율적으로 감독하는 체계도 포함된다. 물론 절대 완벽하지 않지만, 여러분이 병원에서 사망할 가능성이 다른 달보다 7월에 더 높지는 않다. 7월 효과가 사실일 때를 대비해서 병원들이 안전장치를 더 많이 마련하고 있으므로, 7월은 병원 가기에 가장 안전한 달일 수도 있다.

7월 효과는 사실 병원에 새 얼굴들이 넘쳐나면서 환자가 의료진의 실수를 알아차리는 현상을 가리킨다. 7월 효과는 환자가 경험한 의료 이야기다. 어느 병원에 있든지 불안한 심정은 당연하지만, 주변 환경이나 자신의 새로운 지위에 낯설어하는 의사를 만나면 환자가 더 불안해지는 건 충분히 예상할 수 있는 일이다. (새내기 의사였을 때 나는 환자들에게 나를 이름으로 불러 달라고 요청하기도 했다. 덕분에 "의사 선생님"이라는 호칭에 익숙해지는 데 시간이 좀 걸렸다.)

새내기 수련의를 포함해서 누구든 긴장하겠지만, 7월 효과는 애초에 질병으로 사망할 위험이 높은 환자에게 주로 영향을 미치는 것으로 보인다. 그리고 연구 결과에 따르면 새내기 의사에게 치료받건 경험 많은 의사에게 치료받건 환자의 사망 위험도는 달라지지 않는다. 7월 효과를 더 깊이 연구하면 병원이 더 안전하게 직원의 직무를 옮기고 새 직원을 고용할 수 있으며, 환자와 보건의료팀의 불안을 가라앉히는 데도 도움이 된다.

41

여성 의사가 돌보면
환자가 더 오래 살까

심장마비가 일어나면 남성은 살아남을 확률이, 여성은 사망할 확률이 더 높다. 여성의 심장마비 증상은 남성과 달라서 목, 위, 턱 같은 곳에 통증이 있고, 몸이 편치 않은 기분이 들며, 가슴에 압박감을 느낀다. 이런 증상은 의사들이 무시하기 쉽고, 여성 자신도 소화불량이나 스트레스 때문이라며 그냥 넘긴다. 그래서 여성은 병원에 일찍 갈 확률이 낮고, 병원에 가더라도 남성에 비하면 심장마비로 죽을 가능성이 여전히 더 높다.

2018년에 코넬대학교 과학자들은 만약 여성이 남성 의사에게 진료를 받으면 여성의 심각한 사망률을 설명할 수 있을지, 혹은 심각한 사망률이 더 나빠질지 의문을 가졌다. 이 질문의 답을 구하기 위해 과학자들은 1991년부터 2010년까지 플로리다주 병원에서 심장마비 치료를 받은 환자 50만 명 이상의 의무기록을 분석했다. 분석 결과, 일부 의사가 줄곧 말해왔던 점들이 사실로 드러났다.

여성 의사가 치료했을 때 여성 환자만 치료 결과가 더 좋았던 것이 아니라 모든 환자의 치료 결과가 다 더 좋았다. 이 생존율 효과는 여성 환자에게서 더 두드러지게 나타났다.

코넬대학교 과학자들은 같은 현상을 확인하려는 다른 연구들의 뒤를 이어 이 연구를 2018년에 발표했다. 하버드대학교 과학자들은 2017년에 《미국의학협회저널》에 발표한 연구에서 여성 의사가 치료한 노인 환자는 남성 의사가 치료한 환자보다 더 오래 살고, 병원에 다시 입원할 확률도 낮다는 사실을 발견했다. "남성 의사가 여성 의사와 비슷한 치료 결과를 낼 수 있다면" 매년 미국인 3만 2000명이 생명을 건지리라고 과학자들은 계산했다.

과학자들은 2011년 1월부터 2014년 12월 사이에 병원에 입원했던 메디케어 환자 150만 명 이상을 분석했다. 여성 의사가 치료한 환자는 사망률이 11.07퍼센트로 남성 의사의 환자 사망률인 11.49퍼센트보다 낮았고, 재입원율도 15.02퍼센트로 남성 의사의 환자 재입원율인 15.57퍼센트보다 낮았다. 이 차이가 작게 보일 수도 있지만, 십 년 동안 메디케어 환자의 사망률이 전반적으로 감소한 추세와 비교하면 이 같은 감소량은 대폭적인 개선을 예고했다.

연구에서는 같은 병원의 의사들을 비교했는데, 중증 질병 환자와 서로 다른 질병을 앓는 환자를 고려하더라도 여성 의사의 환자들이 치료가 더 잘 되었다는 점을 발견했다.

캐나다 연구에서는 외과 전문의를 중심으로 분석했는데, 여성 의사의 환자는 30일 안에 사망할 확률, 재입원할 확률, 30일 안에 합병증을 앓을 확률이 모두 더 낮았다. 이 연구는 환자 10만 4000명 이상을 분석했다.

더 예전 연구는 남성과 여성 의사가 의술을 서로 다르게 펼친다는 점을 보여준다. 이런 차이점은 의과대학에서부터 시작되는데, 여학생은 남학생보다 의과대학 시험에서 뛰어난 성적을 받는다.

일단 의사면허를 받고 병동에 들어서면, 여성 의사는 증거를 바탕으로 해서 의술을 펼치고 임상 지침을 준수할 가능성이 높다. 또한 여성 의사는 환자의 성별에 따라 치료를 다르게 할 가능성도 작다. 2009년에 심장마비 환자를 치료하는 과정을 분석한 연구는 약을 처방하는 방식으로 볼 때, 남성 의사가 남성 환자를 선호한다는 점을 보여주었다. 이 연구에서는 여성 의사가 치료 지침에 따라 환자에게 더 철저하게 약물치료를 한다는 사실도 발견했다.

다른 논문들은 여성 의사가 환자의 욕구를 중심에 두고 약물치료를 제공한다는 점을 보여준다. 의사의 의사소통에 초점을 맞춘 2002년 연구에서는 여성 의사가 환자의 욕구와 의견을 존중하며 환자가 자신에게 권한이 있다고 느끼게끔 해서, 환자들이 질문하고 자신의 견해를 공유하도록 한다고 주장했다. 여성 의사는 환자와 함께 집과 직장에 관한 대화를 나눌 가능성이 더 크다고 한다.

여성 의사는 유방조영상이나 자궁경부암 검사 같은 선별검사를 의뢰할 가능성도 더 높다. 이들 검사는 질병이 심각한 상해를 일으키기 전에 진단할 수 있도록 설계되었다.

1993년 연구에서 로체스터대학교 과학자들은 여성 의사의 환자가 유방암과 자궁경부암 검사를 받을 확률이 더 높다는 사실을 발견했다. 그러나 고혈압검사를 받을 확률에서는 의사의 성별에 따른 차이가 없었다.

병원 밖에서도 1차 진료 의사가 여성일 때, 환자가 응급실에 실려 갈 가능성이 더 작다고 캐나다 과학자들은 밝혔다. 과학자들은 1차 진료 의사 4195명의 환자를 연구한 뒤, 여성 1차 진료 의사가 암 선별검사와 당뇨 관리를 더 잘할 뿐만 아니라 이들의 환자가 응급실에 실려가거나 병원에 입원할 가능성도 더 낮다는 점을 발견했다.

저자들은 "이 연구에서 평가한 지표를 보면 여성 의사가 돌보는 환자가 더 유리하다"고 결론 내렸다. 그리고 이 같은 차이는 여성 1차 진료 의사가 환자를 전문가에게 더 많이 보내며, 환자를 중심에 두고 진료하기 때문이라고 주장했다.

환자에게 더 나은 결과를 제공하지만, 미국에서 여성 의사는 남성 의사보다 매년 2300만 원 더 적은 연봉을 받는다. 12개 주의 24개 의과대학을 상대로 연구한 결과, 과학자들은 여성 의사가 남성 의사보다 8퍼센트 더 적은 연봉을 받는다는 사실을 발견했다.

때로 여성은 의과대학에 입학하기도 어렵다. 2018년에 일본의 의과대학 중 한 곳은 여성 지원자의 입학시험 점수를 조작해서 여성 지원자의 점수를 낮췄다. 의과대학은 의사가 될 여성의 수를 줄이고 싶어 했다.

일단 여성이 그 장애물을 뛰어넘으면 공정한 임금을 받을 수 없다는 장애물이 기다리고 있다. 과학자들의 연봉을 분석한 결과, 여성 과학자는 교수진으로 임용될 때 연구실을 세울 초기 비용을 남성 교수보다 더 적게 받는다. 2016년에《미국의학협회저널》에 발표된 연구에 따르면, 남성 교수가 여성 교수보다 총 67.5퍼센트 더 많은 연구자금을 받았다.

정교수가 되는 길 또한 여성에게 더 험난하다. 남성 의사는 정교수가 될 확률이 여성 의사보다 두 배 이상 높다.

여성 의사가 돈은 더 적게 받으면서 더 우수한 진료를 제공하는 방식을 정확하게 이해하면, 모든 의사의 진료를 향상하는 데 도움이 될 것이다. 만약 지금 당장 여성 의사로 바꿔야겠다는 생각이 든다면, 현재 미국 의과대학 학생의 최소 절반이 여성이라는 사실은 좋은 소식일 것이다. 나쁜 소식은 진료하는 의사 중 3분의 1만이 여성 의사라는 사실이다. 이는 적은 연봉과 학계에 존재하는 차별이라는 장애물 때문에 여성이 성취감을 얻을 수 있는 직업을 포기한다는 뜻이다. 그리고 환자도 가장 좋은 진료를 놓치고 있다.

42

약으로 인종차별주의자의
태도를 바꿀 수 있을까

　배우 로잰 바Roseanne Barr는 버락 오바마 대통령의 자문위원인 흑인 여성 밸러리 재럿Valerie Jarrett이 원숭이처럼 생겼다고 트윗을 올리고 나서, 자신의 인종차별주의는 의약품인 앰비엔 때문에 생겼다며 약물 탓을 했다. 앰비엔은 불면증을 치료하는 수면제로, 인종차별 같은 생각을 일으키지 않는다. 앰비엔을 만드는 제약회사는 이에 이렇게 발표했다. "모든 약물치료에는 부작용이 있지만, 인종차별주의는 사노피 제약회사가 만드는 그 어떤 약물에도 부작용으로 올라 있지 않다."

그러나 약물과 인종차별주의를 연관 지은 최초의 인물은 로잰 바가 아니다. 2012년에 옥스퍼드대학교 심리학자는 심장 질환 치료에 쓰이는 약물이 사람들의 인종차별주의를 누그러뜨린다고 주장했다. 이 연구로 전 세계 언론이 들썩거렸다. 수백만 명이 먹는 약이 정말 심계항진(두근거림)과 인종차별주의를 치료할 수 있을까?

옥스퍼드 연구는 소규모인 36명을 대상으로 진행되었는데, 대상자의 절반은 베타차단제인 프로프라놀롤 40밀리그램을 먹었다. 베타차단제는 심장박동을 더 느리게, 더 약하게 만든다. 혈압도 낮추어서 심장 질환뿐만 아니라 불안과 공포장애를 치료할 때도 사용한다.

옥스퍼드 연구에 참여한 모든 실험 대상은 백인 영국인과 미국인이었다. 베타차단제나 위약을 복용하고 나서, 대상자들은 암묵적 편견을 탐지하고 측정하는 암묵적 편견 검사implicit association test, IAT를 받았다. 암묵적 편견은 의식하지 못하는 사이에 우리의 결정과 행동에 영향을 미치는 고정관념과 태도를 말한다. 1990년대 후반에 암묵적 편견 검사를 만든 과학자들은 우리가 의식하지 못하는 기억들이 우리의 태도에 영향을 미치며, 암묵적 편견 검사는 이 같은 무의식적인 생각을 측정하도록 설계되었다고 말했다.

옥스퍼드 연구는 2000년대 초에 발표된 최소 네 개의 실험에 바탕을 두고 진행되었다. 이 초기 실험에서는 백인에게 흑인 사진을 보여주자 뇌 활성이 높아지는 현상을 발견했다. 백인의 뇌 영역 중에도 특히 편도체 활성이 높아졌다. 편도체는 아몬드 모양의 회백질로 측두엽 깊숙한 곳에 있다. 공포, 각성, 분노 같은 감정과 연관된 주요 뇌 영역이자 투쟁-도피 반응을 결정하는 부위이기도 하다. 네 편의 초기 연구에서는 개인의 뇌 속 편도체 활성 수준과 IAT 점수 사이의 연결고리를 발견했다. 2000년 연구에서는 편도체의 활성 증가와 암묵적 편견 사이의 연관성을 발견했다.

프로프라놀롤은 편도체에 영향을 미친다. 또한 신장 위에 있는 부신에서 만드는 노르에피네프린이라는 화학물질의 활성을 억제한다. 노르에피네프린은 호르몬이자 신경전달물질로, 코르티솔과 함께 몸에서 작용하는 두 개의 주요 스트레스 호르몬 중 하나다.

노르에피네프린은 심장박동을 빠르게 하고 기도를 확장한다. 혈액 속 혈당도 높이는데, 이 모든 반응은 투쟁-도피 반응에 꼭 필요하다. 실험에서 프로프라놀롤로 노르에피네프린 효과를 억제했더니 사람들이 자극에 보이는 감정적 반응이 줄어들었고, 혈압이 높아질 상황에서도 혈압이 낮아졌다. 노르에피네프린의 효과를 높이는 약을 먹으면 반대 상황이 일어났다. 사람들은 자극을 받으면 더 분노하고 더 격렬하게 흥분했으며 혈압과 심장박동 수가 높아졌다.

노르에피네프린은 정서적 기억에도 관여한다. 기억을 저장하고 유지하는 과정에 필요한데, 이때 편도체와 노르에피네프린이 함께 일해야 한다. 어린 시절에 키우던 강아지의 죽음, 첫 키스, 아기가 태어났을 때처럼 특별히 생생하고 오래가는 기억은 노르에피네프린 덕분이다. 이런 기억은 온종일 일하고, 가게에서 쇼핑하고, 운동한 기억과 비교할 때 쉽게 잊히지 않는다. 업무와 쇼핑, 운동은 정서적으로 중립적인 사건이며, 이런 기억을 저장할 때는 노르에피네프린이 관여하지 않는다.

프로프라놀롤 같은 약물로 노르에피네프린의 작용을 억제하면, 편도체 활성 수준이 낮아지면서 정서적 기억을 만들거나, 유지하거나, 불러오기 힘들어진다.

옥스퍼드대학교 과학자들은 노르에피네프린의 영향을 받는 정서적 반응이 암묵적 편견에서 어떤 역할을 하는지 궁금했다. "편도체는 초기에 위협을 무의식적으로 평가할 때 핵심적인 역할을 한다. 따라서 암묵적인 인종적 편견을 조정하는 데 관여할 수도 있다"고 저자들은 말했다. 그래서 과학자들은 백인 실험 대상자 36명의 절반에게는 프로프라놀롤을, 다른 절반에게는 위약을 주고 명시적 편견과 암묵적 편견을 검사했다.

명시적 편견 검사에서는 무슬림, 동성애자, 백인, 흑인 같은 여러 집단의 사람을 보고 느끼는 기분에 0부터 100점까지 점수를 매기도록 했다. 암묵적 편견 검사에서는 긍정적인 단어와 부정적인 단어가 흑인과 백인 얼굴 그림과 함께 컴퓨터 화면에 나타난다. 대상자는 생각할 시간을 두지 말고 최대한 빨리 이미지와 단어를 분류해야 한다. 대상자의 편견 수준은 긍정적인 단어와 부정적인 단어 무리를 분류할 때 걸린 시간의 차이에 따라 계산한다.

연구 결과는 다음과 같았다.

프로프라놀롤은 대상자들의 명시적 편견에는 아무런 영향도 미치지 못했다. 그러나 컴퓨터 검사로 측정한 암묵적 편견은 크게 줄였다. 이 같은 결과는 프로프라놀롤이 부정적인 암묵적 태도를 촉진하는 심장박동과 혈압을 낮추었기 때문이라고 과학자들은 추측했다. 아니면 편도체가 암묵적 편견에서 핵심적인 뇌 영역이고, 그런 편도체 활성을 프로프라놀롤이 억제하는 것일 수도 있다.

저자들은 이를 두고 인종차별이 공포에 뿌리를 두고 있다는 증거라고 말했다. 이 연구에 참여한 과학자 중 한 명이자 옥스퍼드대학교 철학 교수인 줄리언 사부레스쿠Julian Savulescu는 기자들에게 다음과 같이 말했다. "이런 연구는 우리의 무의식적인 인종차별을 약물로 조절할 수 있으리라는 유혹적인 가능성을 제기한다. 그러나 이 가능성을 살피려면 윤리 측면을 주의 깊게 분석해야 한다."

사부레스쿠 교수는 이어서 프로프라놀롤이 인종차별 치료제가 아니라는 점을 지적했다. "사람을 더 윤리적으로 바꾸려는 생물학 연구에는 어두운 역사가 있다. 게다가 프로프라놀롤은 인종차별주의를 치료하는 약이 아니다. 그러나 많은 사람이 이미 '도덕적인' 부작용이 있는 프로프라놀롤을 사용하고 있으므로, 우리는 최소한 이 효과에 대해 더 자세히 알아야 한다."

다른 과학자들은 다양한 호르몬과 두뇌 자극법까지 연구하면서 인종차별주의와 맞설 방법을 찾고 있다. 옥스퍼드 연구가 발표되기 1년 전에는 네덜란드 과학자들이 옥시토신을 연구한 결과를 발표했다. 옥시토신은 "사랑 호르몬"이라고도 불리지만, 네덜란드 연구에서는 자신과 다른 사람이 아니라 자신과 비슷한 사람에게 호감을 높이는 것으로 나타났다. 네덜란드인 연구 대상자들은 공간이 제한된 구명보트에 태워 구조해야 할 사람을 여섯 명 중 다섯 명만 고르라는 지시를 들었다. 옥시토신을 먹은 사람은 무슬림과 네덜란드인 이름이 아닌 사람들은 거부하고 네덜란드인 이름을 가진 사람을 구할 가능성이 높았다. 그러나 위약을 먹은 사람은 생명을 구하는 문제에서 종교나 민족성을 고려하지 않는 듯 보였다.

이런 연구는 인종차별을 사회 문제에서 의학 문제로 바꾸는 연구 분야를 부풀린다. 인종차별이 약으로 해결할 수 있는 문제가 되는 것이다. 물론 쉽지 않은 일이다. 또 암묵적 편견만이 아니라 명시적 편견이 여전히 생명을 위협하는 문제가 되는 사회에서 암묵적 편견에 초점을 맞추는 일은 문제를 회피하는 태도로 느껴질 수 있다. 왜냐하면 우리는 모두 암묵적 편견을 지니고 있으며, 암묵적 편견은 무의식적인 생각과 기억의 영향을 받아서 우리가 통제할 수 없기 때문이다.

인종차별을 의학 문제로 바꾸는 일은 이른바 생물학적 차이점을 근거로 들어서 열등하다고 규정한 사람들을 지배하는 사회구조를 만들어낸 폭력의 역사를 지우는 행위다. 초점을 생물학에 맞추고 현대 의학을 덧붙이는 일은 인종차별주의자들을 뇌 병리학의 희생자로 바꾸는 행위다. 그러나 알약 하나로 인종차별을 치료할 수는 없다. 인종차별은 의학적 현상이 아니기 때문이다.

43

비행운, 즉 켐트레일은
건강에 해로울까

　과학자는 비행운이라고 부른다. 음모론자는 켐트레일이라고 부른다. 무어라고 부르든, 하늘을 가로지르는 비행기의 엔진이 만들어 내는 엉겨 붙은 하얀 줄무늬 구름은 논란을 부른다.

　하버드대학교와 캘거리대학교의 과학자들이 2011년에 실시한 국제 조사에서 약 3퍼센트의 사람들은 정부가 비밀계획을 세우고 비행기를 이용해서 위험한 화학물질을 대기에 살포한다는 이야기가 "완전히 진실"이라고 답했고, 여섯 명 중 한 명은 이 주장이 일부분은 사실이라고 믿는 것으로 밝혀졌다.

음모론자들은 켐트레일에 알루미늄, 스트론튬, 바륨이 함유되어서 대기 중에 오래 남으며, 이런 화학물질이 사람들을 조종하고, 음식과 물 공급원을 오염시키며, 날씨를 바꾸는 데 이용된다고 말한다. 과학자들은 제트엔진에서 나온 뜨거운 배기가스가 높은 고도의 차갑고 얇은 대기에서 엉겨 붙을 때 비행운이 만들어진다고 주장한다. 비행기 배기가스는 이산화탄소, 산화질소, 이산화황 말고도 그을음, 불완전 연소한 연료, 수증기로 이루어지며, 이들이 얼음 결정을 형성한다. 켐트레일 음모론자들이 켐트레일에 들어 있다고 주장하는 알루미늄, 스트론튬, 바륨은 지구 지각에서 자연적으로 발생하는 원소며, 그래서 음모론자들이 오염됐다고 믿는 토양 표본에서 이들 원소가 나온다고 과학자들은 말한다.

2000년에 미국 항공우주국 나사NASA와 환경보호국, 연방항공청, 국립해양대기국 등의 미국 과학기관단체가 비행운에 관한 자료를 발표했다.

이들 단체는 비행기가 상공을 날 때 비행기 배기가스에서 나온 수증기 혼합물이 대기의 낮은 온도 때문에 엉겨 붙어서 비행운을 형성한다고 설명했다. 하늘에 보이는 길고 하얀 자국은 대개 얼음 결정이며 사람에게 해롭지 않다고 말했다.

최초로 동료 간 검토를 거친 비행운에 관한 논문은 2016년에 발표되었다. "비밀스러운 대규모 대기 살포 프로그램SLAP의 존재에 관한 전문가 견해의 정량화"라는 논문은 스탠퍼드대학교와 캘리포니아대학교 어바인캠퍼스 과학자들이 내놓았다.

SLAP. 이는 음모론자들이 정부의 음모로 추정하는 "비밀스러운 대규모 대기 살포 프로그램Secret, Large-scale Atmospheric spraying Program"

의 두문자어다. 과학자들은 지구화학자와 대기과학 전문가 77명에게 켐트레일과 SLAP의 존재를 뒷받침할 증거가 있는지 물었다. 77명 중 76명이 SLAP가 존재한다는 증거는 없으며, 음모론자들이 증거라고 주장하는 내용은 대기에 자연스럽게 존재하는 화학물질과 비행기 배기가스에 관한 물리학으로 설명할 수 있다고 답했다.

대기를 뚫고 날아가는 비행기는 비행기 동체 아래에는 높은 대기압을, 비행기 동체 위쪽에는 낮은 대기압을 형성한다. 대기압이 낮은 영역에서는 대기 온도가 낮아지며 구름을 만든다. 온도가 낮아진 물방울은 입자로 엉겨서 불완전 연소한 연료와 그을음과 함께 비행기 뒤쪽에 남겨진다.

전문가 중 3분의 1은 비행운이 대기 중에 오래 남는다고 말했다. 큰 비행기일수록 엔진도 더 크며, 따라서 다른 비행기들과 하늘을 공유하기 위해 더 높은 고도에서 비행하는 점도 하나의 이유라고 한다.

SLAP가 존재한다는 증거가 있을 수 있다고 대답한 과학자 한 명은 토양의 바륨 농도가 낮은 "외딴 지역에 나타나는 대기 중 고농도 바륨"이 증거일 수 있다고 답했다.

과학자들은 이전에도 켐트레일 음모론이 틀렸다고 밝히려 했지만 자주 시도하지는 않았다. 새 논문에서 과학자들은 군부나 정부 음모론과 켐트레일에 관한 터무니없는 속설을 없애려고 시도했으나 충분하지 않았다고 말한다. 음모론이 틀렸다고 밝히는 시도가 오히려 타당성을 주어서 그들의 세력을 확장하지 않을까 싶어 이러지도 저러지도 못한다(이에 대해서는 마지막 장에서 자세히 다루겠다).

비행운에 대해 처음으로 동료 간 검토를 거친 연구 결과를 발표한 과학자들은 이 논문의 "목표는 이미 비밀스러운 대규모 살포 프로그램SLAP이 있다고 확신하며 자신들의 이론에 반박하는 증거를 거부하는 음모론자들을 흔드는 것이 아니라, 공공담론에 정보를 제공하는 객관적인 과학 출처를 만드는 것이다"라고 말했다.

켐트레일 음모론은 인터넷이 출현하면서 널리 퍼졌다. 엄청난 수의 웹사이트가 켐트레일 음모론을 온 힘을 다해 퍼뜨린다. 상황을 더 복잡하게 만드는 것은 비행기가 때로는 날씨를 엉망으로 만드는 화학물질을 실제로 살포한다는 점이다. 이를 기후지구공학*이라고 하는데, 비를 내리는 구름을 만드는 기술이다. 구름 씨앗인 드라이아이스와 요오드화은을 구름에 뿌려서 비를 만든다. 중동과 캘리포니아주에서 사용하는 방법인데, 캘리포니아주 수자원부는 지구공학적 방법으로 매년 4퍼센트가량 강우량을 늘렸다고 발표했다.

만약 켐트레일이 정부나 군부가 수행하는 SLAP라고 생각한다면, 여러분은 결코 혼자가 아니다. 켐트레일 음모론을 지지하는 유명인들이 무더기로 있다. 에리카 바두Erykah Badu, 카일리 제너Kylie Jenner, 스매싱 펌킨스Smashing Pumpkins의 빌리 코건Billy Corgan, 그리고 켐트레일에 관한 노래를 부른 벡Beck도 있다. *밖에서 우리가 본 걸 믿을 수가 없네, 우리는 비행기가 날아가는 걸 보았지…… 하늘에서 볼 수 있는 건 안개뿐, 그리고 이 빛에서 볼 수 있는 모든 것은…… 그게 이 비행기구름에 대해 내가 말하려는 거야, 우리는 하늘에 뚫린 구멍을 오르고 있지.*

음모론자 중에도 강경론자들은 이런 미신이 틀렸다는 사실을 밝

---

* 기후를 대상으로 공학적으로 기후변화를 연구하는 학문.

히려는 과학자에게 폭력을 휘두르겠다고 위협했다. 저서 『기후공학의 사례』에서 하버드대학교 과학자 데이비드 키스David Keith는 SLAP 음모론을 파헤친 과학자들과 지구공학을 연구하는 과학자들이 음모론이 진짜라고 주장하는 사람들에게 어떤 위협을 받았는지 설명했다. 키스는 하버드대학교 응용물리학과 공공정책 교수로, 태양 필터를 만들면 지구를 온난화 위기에서 보호할 수 있다고 주장해서 기후운동가들을 격분하게 했다. 키스는 살해 위협을 받았다.

그러나 이제 전문가들은 입을 열고 있으며 합의에 거의 도달했다. 비행기 엔진이 남긴 비행운은 그저 얼음 결정이 탄화수소하고 비행기 배기가스와 함께 엉겨 붙은 것이다. 정부는 구름을 만들어서 우리를 죽이려 하지 않는다. 물론, 그렇다고 해서 정부 프로그램이 예전에 사람들을 해친 적이 없다는 뜻은 아니다. 하지만 켐트레일의 경우에는 이 음모론이 틀렸다는 사실이 밝혀졌다는 점을 고려하기 바란다.

44

충치는
심장 질환을 일으킬까

건강에 해로운 식습관을 지닌 사람은 뇌졸중을 겪을 가능성이 최대 세 배나 높고, 심장마비에 걸릴 확률은 50퍼센트 더 높다고 미국과 스웨덴 과학자들은 말한다. 스웨덴 연구에서 심장마비 환자의 거의 절반은 잇몸 질환을 앓았다.

치실을 사용하고 양치질을 더 열심히 하라고 권유하는 치과 의사는 환자에게 구강 건강이 심장 건강과 연관되어 있다고 경고한다. 하지만 치아와 심장이 대체 무슨 상관이란 말인가? 의사와 치과 의사가 구강 위생상태가 심장 건강에 영향을 미친다고 얘기할 때는 정확하게 잇몸 건강을 말하는 것이다. 잇몸 질환에는 주요한 두 가지 질환이 있다. 치은염은 잇몸이 붓고 빨갛게 변하면서 아픈 질병으로, 양치질을 하거나 치실을 쓸 때 잇몸이 벗겨지고 출혈이 있을 수 있다. 치주염은 더 심각하다. 치아 주변에 틈새가 벌어지면서 부어오른 잇몸조직이 치아를 밀어낸다. 그러면 치아는 느슨해져서 결국 빠진다.

질병통제예방센터에 따르면 미국인 중 3분의 1에서 2분의 1 정도는 치주염을 앓고 있다. 2012년 조사를 보면 거의 열 명 중 한 명은 심각한 상황이다. 그러나 잇몸 질환이 있다는 사실을 알아차리려면 증상이 나타나기만을 기다려서는 안 된다. 가볍거나 중간 정도의 잇몸 질환을 앓는 사람은 대부분 아무런 증상도 느끼지 않는다.

잇몸 질환, 심장 질환, 뇌졸중은 공통된 병리학 주제를 공유한다. 바로 염증이다. 심장마비와 뇌졸중 유형의 하나인 허혈성 뇌졸중은 심장과 뇌로 가는 동맥에 쌓이는 지방 때문에 일어난다. 우리는 종종 동맥이 좁아지는 현상을 보면 지방에만 초점을 맞추지만, 동맥을 막는 물질은 지방 말고도 엄청나게 많다.

지방이 혈관 안쪽에 쌓이면 염증 반응이 시작된다. 백혈구가 모여들고, 칼슘과 혈소판도 달라붙는다. 이렇게 석회화한 플라크에는 세포와 침전물이 가득 차게 되고, 혈관이 좁아지면서 딱딱해지며, 조직은 꼭 필요한 산소와 영양분 부족에 시달린다.

2016년에 발표한 스웨덴 연구에서, 과학자들은 심장마비를 앓았던 사람 805명과 심장 질환 병력이 없는 사람 805명으로 구성한 1600명 이상의 잇몸 건강을 조사했다. 대상자들의 구강 X-선 사진을 분석한 과학자들은 대상자 중 3분의 1에서 최소한 가벼운 치주염을 발견했다. 그러나 두 집단을 비교했을 때, 잇몸 질환이 있는 사람은 잇몸이 건강한 사람보다 심장마비를 겪을 확률이 50퍼센트 더 높다는 사실을 발견했다.

잇몸 질환과 심장 질환의 또 다른 공통점은 세균이다. 잇몸에는 혈관이 매우 많아서, 잇몸 질환이 있다면 양치질을 하거나 치실을 사용할 때 출혈을 일으킬 가능성이 높다. 출혈이 생기면 입에 있던 세균이 혈관으로 들어가서 지방 플라크가 쌓인 좁은 동맥까지 들어갈 수도 있다. 이러한 현상은 혈관 속에 더 많은 염증 반응을 부채질해서 심장 자체에 감염을 일으킬 수도 있다. 막힌 혈관을 열어 플라크를 조사한 과학자들은 플라크에서 구강 세균을 발견했다.

감염성 심내막염이라는 심장 감염의 위험이 있는 사람은 치과치료를 하기 전에 항생제를 먹으라는 이유가 이 때문이다. 항생제는 세균이 심장에 자리 잡기 전에 세균을 공격할 수 있는 화학물질로 혈액 속을 채워놓는다.

2015년에 《치과연구회지》에 발표된 논문의 저자들은 심장마비를 겪은 사람 112명을 연구했다. 그 결과, 치주염이 심장마비로 사망할 위험 요인이라는 사실을 발견했다.

이런 발견은 2009년에 《치주과학회지》와 《심장학회지》에 공동 발표된 권고안을 뒷받침한다. 이 보고서에서 저자들은 잇몸 질환이 심장 질환과 뇌졸중의 위험 요인이라고 밝혔다. 대규모 국가자료인 국립 보건영양 설문조사를 분석한 자료 역시 잇몸 질환이 심장 질환과 뇌졸중의 위험 요인이라고 강조했다.

그러나 미국심장협회는 잇몸 질환과 심장 건강을 연구한 수백 편의 논문을 검토하고 나서, 전반적으로 잇몸 질환이 뇌졸중과 심장마비를 일으킨다는 증거가 충분하지 않다고 했다. 2012년에 미국심장협회 위원회는 잇몸 질환, 동맥에 쌓이는 지방, 뇌졸중, 심장마비를 연구한 537편의 논문을 분석했다. 일부 논문은 구강 건강과 뇌졸중, 심장마비 사이의 연관성을 보여주기도 했지만, 많은 논문이 연관성을 입증하지 못했다고 미국심장협회는 말했다. 연구 저자들은 잇몸 질환을 치료하면 심장 질환도 분명하게 예방할 수 있는지 확실하게 말할 수 없다고 결론 내렸다. "지금까지 있었던 관찰연구는 이미 알려진 교란 변수와는 별개로 치주 질환과 죽상경화증 혈관 질환의 연관성을 뒷받침한다. 그러나 인과관계를 드러내지는 않는다."

잇몸 질환과 심장 질환 사이의 연결고리는 두 질환이 공통된 위험 요인을 공유한다는 것뿐일 수도 있다. 예를 들어, 치주염 비율은 흡연자, 당뇨병 환자, 비만 환자에게서 가장 높다. 그리고 흡연, 당뇨병, 비만은 뇌졸중과 심장 질환의 위험 요인이기도 하다.

아니면 이런 연관성은 꾸준히 양치질을 하거나 치실을 사용하지 않고 치아와 잇몸을 내버려두는 사람은 마찬가지로 운동도 하지 않고, 건강한 식사를 하지 않으며, 정기적으로 병원을 방문하지도 않을 가능성이 높다는 사실을 들어 설명할 수도 있다. 이 모든 습관은 건강한 심장에 꼭 필요한 것들이다.

치과 의사와 심장병 전문의가 잇몸 질환과 심장 질환의 연관성을 두고 논쟁을 이어가는 동안, 《치주과학회지》와 《심장학회지》에 발표된 보고서에서는 잇몸 질환 징후가 있는 심장 질환 환자는 치과 의사를 찾아가고, 보통 혹은 심각한 수준의 잇몸 질환이 있으면서 당뇨처럼 심장 질환 위험 요인도 있는 사람은 의사에게 진료를 받으라고 권고했다. 치과 의사도 해야 할 일이 있다. 논문에서는 치과 의사한테 심각한 잇몸 질환이 있는 환자에게 심장 질환과 뇌졸중 위험이 커졌다고 경고하라고 조언했다.

45

우편번호를 보면
언제 죽을지 알 수 있을까

워싱턴 D.C. 북동쪽에 있는 브렌트우드가 900번지. 내가 이 글을 쓰는 장소에서 4킬로미터 떨어진 이곳은 평균 기대수명이 73세하고 1개월이다. 만약 여기서 워싱턴 D.C. 북서쪽으로 6.4킬로미터 떨어진 칼로라마 광장에 산다면 이보다 10년 이상 더 살 수 있다. 이곳의 평균 기대수명은 81세에 가깝기 때문이다.

여러분의 우편번호가 여러분이 얼마나 돈을 벌지, 얼마나 아플지, 언제 죽을지를 결정한다. 미국인의 평균 기대수명은 여성이 81.1세, 남성이 76.1세지만, 이 평균수명은 어디 사는지에 따라 폭넓게 변한다. 몇 구역의 차이가 여러분이 80세까지 살지 70대 초반에 사망할지를 결정한다.

"만약 DNA가 우리의 생물학적 청사진이라면, ZNA(태어난 곳의 우편번호)는 행동과 심리·사회적 기질의 청사진이다"라고 미국 국립보건원장인 프랜시스 콜린Francis Collins 박사는 2015년 트윗에서 말했다.

이 말은 어린이들이 학교에 입학하기 전에, 혹은 숟가락이나 연필을 쥐기도 전에 이 아이들이 몇 세까지 살지 예측할 수 있다는 뜻이다. 이 예측은 어떤 마을을 집이라 부르는지에 따라 달라진다.

유전자보다는 환경이 우리의 행복 그리고 질병을 결정한다. 우리는 개인의 행동이 개인의 건강에 가장 큰 영향을 미친다고 생각해왔다. 의사는 심지어 2형 당뇨병이나 폐 질환이 환자가 먹는 음식이나 흡연 때문이라며 환자를 비난할 것이다(일부 의사는 아직도 그렇다). 이제 우리는 개인의 선택과 행동이 건강에 영향을 미치긴 하지만, 건강을 결정하는 가장 중요한 요인은 대개 개인이 통제할 수 없다는 사실을 알고 있다. 어떤 사회계층에서 태어날지, 피부색이 어떨지, 안정적인 직업을 얻기가 얼마나 쉬울지는 우리가 선택할 수 없다.

당시 뉴스원닷컴NewsOne.com에 흑인과 아시아인이 사는 동네가 어떻게 일부 기업의 표적이 되는지를 보여주는 기사가 실렸다. "레슬리 애덤슨Leslie Adamson은 자신이 자라난 보스턴 주택 프로젝트 거리에서 흰색 트럭을 보았다. 트럭이 멈춰 서자 어른과 어린이 들이 달려왔는데, 꼭 아이스크림 트럭이라도 온 것 같았다. 그러나 이 트럭은 과자 대신 공짜 담배를 나눠주었다. '꼭 프로스티* 트럭 같았다. 사람들이 시끄럽게 소리치던 모습과 담배를 나눠주던 장면이 기억난다'고 애덤슨은 말했다."

이 담배 트럭을 향해 뛰어가던 어린이 중 한 명이 마리 에번스Marie Evans인데, 그는 아홉 살 때 보스턴 오차드 공원에서 처음으로 공짜 담배를 받았다. 마리는 폐암으로 54세에 사망했다. 마리의 아들 윌리 에번스Willie Evans는 뉴포트 담배 제조사인 로릴라드토바코사를 고소했고, 2010년에 매사추세츠주 법정은 에번스 가족에게 손해 배상금 2111억 9400만 원을 지급하라고 선고했다. 배심원단은 담배회사가 흑인 동네에 공짜 담배를 뿌려서 흑인 어린이들이 흡연자가 되도록 유인했다는 판결을 내렸다. 회사는 이 주장을 부인했다.

여러분이 사는 곳은 여러분의 교육 수준과 고용의 지표다. 여러분이 얼마를 벌고 언제 학교를 그만뒀는지는 임상 위험 요인이며, 당뇨병의 혈당 위험 수준과 강한 연관성을 보인다. 만약 여러분이 야채가게가 아니라 패스트푸드점과 단 과자를 파는 구멍가게가 즐비한 동네에 산다면, 여러분은 식료품점과 농산물 직거래장이 있는 지역에 사는 사람보다 2형 당뇨병에 걸릴 가능성이 더 높다. 여러분이 사는 곳이 여러분의 유전자보다 더 중요하다.

미국인 2300만 명 이상이 식품 사막, 즉 슈퍼마켓이나 대규모 식료품점이 1.6킬로미터 이상 떨어진 곳에 산다고 미국 농무부는 밝혔다. 지도에서 식품 사막인 지역의 윤곽을 따라가 보면, 이들 지역이 의사의 진료를 받기 힘들거나 의료시설이 아예 없는 보건의료 사막

---

* 스무디를 파는 미국 디저트 회사.

과 일치한다는 사실을 발견하게 된다. 특히 1차 진료 의사가 부족한 현상이 뚜렷하게 나타나는데, 1차 진료 의사는 예방치료와 일상적으로 혈압이나 혈당을 관리하는 진료에 집중하기 때문에 이는 매우 우려되는 지점이다.

존스홉킨스대학교 블룸버그공중보건대학 과학자들의 연구에 따르면, 흑인과 히스패닉계가 주로 사는 지역은 1차 진료 의사가 부족할 가능성이 높다. 과학자들은 논문에서 1차 진료 의사가 전혀 없거나 인구 3500명당 한 명일 경우에 1차 진료 의사가 부족하다고 정의했다.

아프리카계 미국인의 25퍼센트와 히스패닉계의 24.3퍼센트는 1차 진료 의사가 없거나 극히 드문 지역에 산다. 이는 백인의 13.2퍼센트와 아시아계의 9.6퍼센트와 비교할 만한 숫자다.

주황색 선과 파랑과 보라색 점선이 그려진 미국 지도는 정보과학자* 소한 머시Sohan Murthy가 만든 지도로, 미국 보건의료 사막을 시각적으로 나타냈다. 온라인 데이터베이스에 올라 있는 약 백만 명의 의사 정보를 이용해서 머시는 미국인이 산부인과 전문의, 방사선 종양학자, 응급 의사를 만나기 쉬운 정도를 보여주었다. 머시의 지도는 수많은 보건의료 사막이 애리조나주 소노라사막, 네바다주 모하비사막, 텍사스주 동부와 남부를 가로지르는 넓은 띠 형태의 지역, 저 멀리 북쪽으로는 워싱턴주와 노스다코타주에 이르는 실제 사막과 겹친다는 점을 보여준다.

---

* 정보에서 의미 있는 자료를 추출하고 분석하는 학자.

머시의 지도를 보면 산부인과 전문의 4만 8000명이 미국 전역의 2만 2000여 곳에서 진료를 한다. 응급 의사의 수도 거의 비슷해서 4만 9000명의 응급 의사가 1만 6000여 곳에서 진료를 본다. 그러나 미국의 많은 지역에서는 여성이 산부인과 의사를 만나려면 응급 의사를 만날 때보다 더 멀리 이동해야 한다고 머시는 말한다.

머시의 지도를 보면 미국 남동부에 사는 여성의 상황이 더 심각하다는 점을 알 수 있다. 이 지역은 블랙 벨트라고 알려진 남부의 블랙 카운티 200여 곳과 대부분 겹친다.

불평등은 불평등을 부른다. 가난한 공동체는 신선한 식품을 구하고 의사를 만날 가능성도 떨어진다. 이 문제를 개인 탓으로 돌릴 게 아니라 왜 어떤 사람들은 남보다 10년을 적게 살고 다양한 만성질병에 시달리는지 설명해주는 지도를 봐야 한다(애초에 비난의 손가락이 불평등을 영속시키는 정책을 만드는 정치인에게 향하는 게 아니라면, 어떤 비난이든 하지 말아야 한다).

공간 정보를 다루는 지리정보시스템 기술인 디지털 지도뿐만 아니라 수입과 직업에 관한 자료도 모아서 개인의 ZNA를 만들 수 있다. 숨어 있는 질병과 관련된 유전자 돌연변이와 위험 요인을 DNA에서 찾아내기 위해 유전자 서열을 분석하듯이, ZNA 자료를 이용해서 사람들이 당뇨병, 우울증, 납 중독에 걸릴 가능성을 파악하고, 태어난 순간에 이미 기대수명을 예측할 수 있다. 이 모든 것이 우편번호에서 시작한다.

46

신화가 틀렸다고 폭로하면
오히려 신화가 더 퍼질까

2016년에 옥스퍼드 사전은 올해의 단어로 "탈진실post-truth"을 선정했다. 옥스퍼드 사전은 "탈진실"을 "객관적인 사실보다 감정과 개인 신념에 호소하는 것이 대중 여론 형성에 더 큰 영향을 미치는 상황을 나타내거나 그와 관련된 것"으로 정의했다. 수십 년 동안 이 단어를 사용해왔지만 2016년, 특히 미국 대통령 선거와 영국이 유럽연합 탈퇴 여부를 두고 국민투표를 하던 시기에 갑작스럽게 이 단어가 많이 쓰였다. "탈진실 정치"와 "우리는 탈진실의 시대에 산다"는 말은 인기 있는 문구가 되었다.

그렇다면 대체 진실에는 무슨 소용이 있을까?

2014년에 미시간대학교 앤아버캠퍼스의 소아청소년과 의사인 게리 프리드Gary Freed 박사는 부모 1700명을 네 집단으로 나누었다. 한 집단에는 홍역에 걸려 붉은 발진이 돋은 아기의 사진과 볼거리에 걸려 볼과 턱이 부푼 어린 소년의 사진, 풍진으로 발진이 돋은 아기가 너무도 가냘픈 팔에 병원 밴드를 차고 연약한 몸에 정맥주사를 맞는 사진을 보여주었다.

두 번째 집단은 백신이 자폐증을 일으킨다는 주장이 틀렸음을 입증하는 정보를 받았다. 세 번째 집단은 홍역, 볼거리, 풍진 백신이 일으킬 수 있는 부작용에 관해 들었다. 네 번째 집단은 어린 아들이 홍역을 심하게 앓아 병원에 오래 입원해야 했던 어머니의 이야기를 들었다.

프리드 박사 연구팀은 실험에 앞서 부모들에게 자녀에게 백신을 맞혔는지, 예방접종을 연기하거나 거부했는지, 홍역, 볼거리, 풍진 MMR 백신에 대해 어떻게 생각하는지 같은 여러 질문을 했다. 다양한 정보를 네 집단에 알려주고 나서, 프리드 박사 연구팀은 부모들에게 MMR 백신에 대해 어떻게 생각하는지, 앞으로 자녀에게 예방접종을 할 것인지 다시 물었다.

실험 결과를 들으면 여러분은 아마 충격을 받을 것이다.

백신으로 예방할 수 있는 질병을 앓으며 고통받는 어린이들의 사진을 본 부모들한테서는 백신이 자폐증을 일으킨다는 믿음이 더욱 강해졌다. 아들이 홍역에 걸려 입원한 어머니의 악몽 같은 이야기를 들은 집단은 백신이 심각한 부작용을 일으킨다고 더욱 굳게 믿었다. 백신이 자폐증을 일으킨다는 주장이 틀렸다는 정보를 받은 집단은 앞으로도 자녀에게 예방접종을 하지 않겠다고 답했다. MMR 백신이 일으킬 수 있는 부작용에 관한 정보는 실험을 시작하기 전의 태도와 비교해서 부모들이 백신을 더 좋아하거나 더 싫어하도록 뒤흔드는 데 큰 효과가 없었다.

이 결과를 보고 여러분이 두 손 들고 포기하고 싶어진다면 잠깐 기다릴 것. 그다음 해, 일리노이대학교 어바나-샴페인캠퍼스의 과학자들은 아픈 어린이들의 모습이 담긴 똑같은 사진을 이용해서 백신에 대한 태도를 연구했다.

그런데 일리노이대학교 과학자들은 다른 결과를 얻었다.

과학자들은 부모거나 부모가 아닌 사람 315명을 세 집단으로 나누고, 프리드 박사 연구팀이 1년 전에 사용한 바로 그 사진과 글을 보여주었다. 한 집단에는 프리드 박사가 사용한 홍역, 볼거리, 풍진으로 아픈 어린이들의 사진을 보여주고, 홍역으로 병원에 입원했던 아들을 둔 어머니의 이야기를 똑같이 들려주었으며, MMR 백신 부작용에 대해서도 똑같이 경고했다. 두 번째 집단에는 백신이 자폐증을 일으키지 않는다는 증거를 보여주었고, 세 번째 집단에는 백신과 관련 없는 과학 문헌을 보여주었다.

이 실험에서는 부모들이 백신으로 예방할 수 있는 질병을 앓는 어린이들의 사진을 본 뒤 백신에 더 호감을 보였다. 백신이 자폐증을 일으키지 않는다는 증거를 본 집단에서는 백신을 향한 태도에 별다른 변화가 없었다.

사실이 사람들의 생각을 바꿀 수 있다고 믿고 싶은 사람에게는 더 낙관적인 결과다. 그러나 여러분이 지나치게 흥분하기 전에 이 말을 해야겠다. 일리노이 실험에서 백신에 더 호의적으로 태도를 바꾼 부모들은 이미 백신에 대해 중립적인 태도를 지니고 있었다. 이들은 처음부터 백신을 지극히 부정적인 시선으로 바라보진 않았다.

인큐베이터에 들어간 아기들의 사진을 보고도 백신에 대한 반감이 더 깊어진 사람들은 역효과라고 알려진 현상을 겪었을 수 있다.

역효과 현상은 자신의 신념과 반대되는 사실을 담은 정보와 마주쳤을 때, 오히려 자신의 신념을 더욱 굳히는 것을 말한다. 사람들에게 사실을 알려주면, 사람들이 사실에 저항하는 반론을 만들어내며 자기만의 부정확한 신념 속으로 더욱 깊이 빠져들게 할 위험이 있다고 한다.

역효과 현상은 정치를 포함한 다양한 상황에서 입증되었다. 2010년에 두 정치학자 제이슨 라이플러Jason Reifler와 브렌던 나이핸 Brendan Nyhan은 정치적 오해를 연구하면서, 거짓 주장을 바로잡으면 개인의 생각을 바꿀 수 있을지도 관찰했다. 그러나 사람들에게 이라크에서 대량살상 무기가 발견되었다는 가짜뉴스를 보여주고 나서, 뉴스가 잘못되었다는 정정 보도와 함께 대량살상 무기가 발견되지 않았다는 뉴스를 보여주었을 때, 정정 보도가 오해를 없애지 못한다는 사실을 발견했다. 오히려 정정 보도 때문에 "실제로는 오해가 더 깊어졌다"고 두 과학자는 말했다. 사람들은 정정 보도를 듣고도 대량살상 무기가 발견되었다고 더욱 확신했다.

주장이 틀렸다고 밝히는데도 어떤 사람들은 자신의 신념, 예를 들어 백신이 자폐증을 일으킨다는 신념을 더욱 굳힌다면, 거짓 주장이 잘못되었다고 입증하는 노력을 멈춰야 할까? 음모론을 반론하는 증거를 제시하면 어떤 사람들은 오히려 음모론이 사실이라고 믿는 듯하다. 혹은 라이플러와 나이핸이 말했듯이 "정정을 해도 오해를 줄이는 데 자주 실패한다."

이는 새로운 현상이 아니다. 1950년대에 이 문제를 연구한 심리학자 레온 페스팅거Leon Festinger, 스탠리 샥터Stanley Schacter, 헨리 리켄 Henry Riecken은 저서 『예언이 빗나갔을 때When Prophecy Fails』에서 이렇게 말했다. "확신을 가진 사람은 바꾸기 어렵다. 그에게 동의하지 않는다고 말하면 그는 돌아서버린다. 그에게 사실이나 숫자를 보여주면 그는 당신에게 출처를 물을 것이다. 논리에 호소하면 그는 당신이 말하는 요점을 이해하지 못할 것이다."

이어서 신념의 강화, 즉 최근에 라이플러와 나이핸이 연구한 바로 그 현상을 설명한다. "그에게 그의 신념이 틀렸다는 명백하고 부인할 수 없는 증거가 나타났다고 가정해보자. 무슨 일이 일어날까? 그는 흔들리지 않을뿐더러 자신의 신념이 진실이라고 다른 어느 때보다 확신할 것이다."

거짓 주장을 두고 논쟁을 벌이는 일은 거짓 주장에 타당성과 산소를 공급하는 것과 같다. 모두 패자가 되는 상황으로 보인다. 여러분이 이 책을 읽을 필요가 과연 있을까? 내가 이 책을 쓸 이유가 있을까?

그러나 "규정하기 어려운 역효과"라는 논문에서 두 정치학자는 동료들을 반박했다. 토머스 우드Thomas Wood와 이선 포터Ethan Porter는 1만 명 이상을 대상으로 편이 나뉘는 주제 52가지를 두고 다섯 번의 실험을 했다. 이 주제들은 모두 역효과 현상이 예상되는 종류였다.

결과: "모든 실험에서 역효과를 불러오는 상황을 발견하지 못했다." 우드와 포터는 너무 걱정하지 말라고 당부했다. "실제 역효과의 증거는 이전 연구들이 주장한 것보다 훨씬 미약하다. 대체로 시민들은 어떤 정보가 자신의 신념을 거스르더라도 사실을 담은 정보에

주의를 기울인다."

휴.

그러나 다른 걱정스러운 상황이 나타날 수 있다. 바로 반발효과다. 사실에 반론을 내세우지 못하더라도 우리는 여전히 사실에 반발할 수 있으며, 자기만의 신념 속으로 깊이 파고들어가 버릴 수도 있다. 반발효과는 『인식론』의 저자인 아일린 돔브로스키Eileen Dombrowski가 탐구한 개념이다.

우리는 백신과 건강에 대한 신념이 매우 개인적인 선택으로 이끄는 철저한 개인만의 신념이라고 생각한다. 예를 들어, 내 아이에게 예방접종을 해야 할까? 내 아기에게 유전자 변형 식품을 먹여야 할까? 이런 질문의 답은 개인의 선택이라고 여긴다. 하지만 거짓 신념은 매우 사회적이며 문화적인 현상이다. 우리는 거짓 신념을 친구와 가족, 이웃과 종종 공유한다. 공유되는 신념은 공동체를 연결하는 접착제와 같아서 우리의 위치, 자격, 소속감을 더욱 확고하게 해준다. 소속감은 인간에게 매우 중요하기 때문에 신념에 생사가 걸린 것처럼 느낄 수 있다. 자녀에게 예방접종을 하지 않을 때의 영향력이 가족을 넘어 공동체 전체에 미친다는 점은 말할 것도 없다.

때로 우리는 그 신념이 유일한 혹은 가장 단순한 설명이기 때문에 믿기도 한다. 식품 첨가제인 글루탐산나트륨MSG과 MSG가 중국식당증후군을 일으켰다는 믿음을 설명한 장을 다시 떠올려보자. MSG는 중국식당증후군을 일으키지 않았다. 그러나 다른 설명은 생각해낼 수 없고, 가장 쉽게 찾을 수 있는 정보로 결론을 내리는 유용한 휴리스틱이 그 상황에서 작용했을 수 있다.

MSG에 대한 이런 거짓 신념을 정당화한 것은 자신의 사업을 지키기 위한 방편으로 "MSG를 사용하지 않습니다"라고 메뉴판에 쓰기 시작한 중국식당 주인들일지도 모른다. 마치 MSG를 넣지 않는 것이 좋은 일인 것처럼 말이다. 미국 식품의약국이 미국 소아과학회 같은 단체들의 권고를 받아들여 2001년 백신에서 방부제인 티메로살을 없앴을 때와 매우 유사하다. 백신에서 티메로살을 없앤 것은 더 많은 사람이 예방접종을 받기를 바란 조치였다. 그러나 티메로살을 없앤다는 선택이 예방접종률을 높일 가능성은 없었다. 티메로살을 없애서 오히려 많은 사람에게 위험하다는 인상을 주었다. 미국 식품의약국의 조치는 애초에 방부제가 안전하지 않았을 것이 틀림없다는 확신을 주었다. 그렇지 않고서야 공중보건기관이 왜 백신에서 방부제를 없앴겠는가?

MSG와 티메로살에 쏟아지는 우려를 무시하는 편이 나았을까? 가짜뉴스는 그저 무시하는 편이 낫다는 주장도 있지만, 무시한다고 가짜뉴스가 사라지지는 않는다. 그리고 신화가 틀렸다는 점을 밝히면 사람들의 마음을 정말로 바꿀 수 있다는 증거도 있다. 그러나 그 방법에 대해서는 논쟁의 여지가 있다.

누군가에게는 사실만으로도 충분하다. 내가 말하고 싶은 건, 그래서 대체 그 사실이란 게 누구의 사실인가이다. 우리가 말하지 않는 사실들을 나열해보자. 1955년 소아마비 백신 프로그램에서 어린이 200명이 마비되었고, 20세기에 미국 병원에서 수만 명의 여성이 강제로 불임시술을 받았으며, 미국 정부 소속 의사들은 과테말라 사람들에게 임질 감염실험을 했다. 우리는 공중보건의 핏빛 역사나 현대의학의 탄생에 대해서는 대체로 말하지 않는다. (산부인과 의사가 사용하는 스페큘럼을 발명한 사람은 이 도구를 노예 여성에게 시험했다. 그는 마취도 하지 않은 노예 여성에게 실험적인 질수술을 하기도 했다.)

더러운 세탁물을 빨랫줄에 널면서, 우리는 현대 공중보건이 만들어낸 졸렬한 모조품의 진실에 다가선다. 결핵은 왜 21세기 앨라배마주에서 걷잡을 수 없이 번졌을까. 어떻게 이슬람국가는 아프리카계 미국인 부모가 백신을 독이라고 확신하게 만들었을까. 왜 임상시험 대상자에는 유색인종이 거의 없는 걸까.

나는 2016년에 바로 이 역사와 역사가 현대 의학에 미친 영향을 주제로 "디벙크드Debunked"라는 신문 칼럼을 연재하기 시작했다. 《댈러스모닝뉴스》에 칼럼이 나가고 곧 한 독자가 내게 칼럼 제목을 질문으로 쓰지 말아야 한다고 제안했다. 질문은 논쟁이 없어야 할 곳에도 논쟁을 불러올 가능성을 높이기 때문이다. 나는 그 의견에 동의해서 칼럼 제목 형식을 바꾸었다. 원래 질문이던 제목을 "트라우마는 유전되지 않는다"나 "과학은 다이어트 콜라가 알츠하이머병이나 뇌졸중을 일으킨다고 입증하지 않았다"와 같은 제목으로 대신했다.

하지만 나는 생각을 바꾸었다. 이 책을 쓰면서, 우리가 개인적 신념을 어떻게 형성하고 바꾸는지, 오랫동안 지켜온 개인의 신념과 새로운 사실을 어떻게 저울질하는지, 어떻게 결론에 이르는지를 보여주는 증거를 빠르게 확인했다. 철학자, 심리학자, 역학자, 정치학자들의 논문을 읽으면서 나는 제목을 질문으로 써도 음모론을 부추길 위험은 없으리라고 생각했다.

내가 틀렸을 수도 있다. 그러나 일부 부모한테는 자녀에게 예방접종을 하겠다고 생각을 바꾸게 하지만 또 다른 부모한테는 백신에 반대하는 신념을 더욱 굳히게 했던 아픈 어린이들의 사진처럼, 증거는 엇갈린다.

사람 중에는 정보장애에 특히 취약한 사람들이 있다. 감염병에 가장 취약한 공동체는 보건과 과학을 둘러싼 가짜뉴스에 취약한 공동체다. 지도에서 병원이 없거나 수가 극히 적은 보건의료 사막은 지역 신문사와 라디오 방송국이 문을 닫아서 공동체가 신뢰할 만한 생명을 구하는 정보를 알 수 없는 뉴스 사막과 겹친다.

요즘 나는 의학과 저널리즘 지식을 이용해서 보건과 관련된 전염성 오인정보와 질병이 퍼지는 과정을 추적하고 있다. 이 두 가지는 함께한다. 오인정보(해를 미칠 의도 없이 퍼지는 가짜뉴스), 허위정보(사람들을 해치기 위해 고의로 퍼뜨리는 가짜뉴스), 유해정보(누설된 이메일이나 사적인 문서 같은 진짜 정보지만 사람을 해치는 무기가 될 수 있는 정보)는 유행병을 따라 함께 퍼진다. 이들을 모두 합쳐 정보장애라고 하며, 비영리 뉴스단체인 퍼스트드래프트뉴스의 책임자인 클레어 워들 Claire Wardle이 정의했다.

정보장애는 에볼라, 홍역, 인플루엔자 같은 감염병의 전파를 부채질한다. 미생물과 미생물에 관한 소문의 전파는 묘한 유사점을 보여준다. 사실 소문이 퍼지는 과정을 추적할 때는 1960년대와 1970년대에 감염병 전파를 추적하기 위해 만든 모델을 사용한다. 전염되는 소문과 전염되는 미생물의 유사점은 여기서 끝나지 않는다.

집단발병을 조사하는 첫 단계 중 하나는 이웃을 직접 찾아가서 누가 아픈지, 환자를 아는 사람이 있는지, 누가 누구와 접촉했는지를 알아내는 것이다. 질병 조사관은 이 정보를 바탕으로 해서 모든 사례와 모든 접촉 사이에 거미줄 같은 네트워크를 완성한다. 때로는 평균적인 감염자보다 더 많은 사람에게 감염을 퍼뜨리는 사람을 발견할 수 있다. 우리는 이런 사람을 슈퍼전파자라고 부른다. 생활습관이나 유전자 때문인지는 모르겠지만, 이들은 다른 사람보다 전염력이 더 강하다. 20/80 규칙은 집단발병에서 80퍼센트의 사례는 20퍼센트의 사람에 의해 전파된다는 뜻이다.

소문 네트워크도 똑같다. 소셜미디어에서 누리는 지위나 공동체에서 얻는 평판 덕분에 평균적인 사람보다 훨씬 더 많은 사람에게 소문을 전할 수 있는 소문 슈퍼전파자가 있다. 그리고 억제하는 사람도 있다. 감염병(혹은 소문!)이 억제자에게 도달하면 전파가 멈춘다.

정보장애와 감염병의 전파에 그토록 유사점이 많다면, 같은 방법으로 처리하면 되지 않을까? 질병이 유행하면 우리는 백신을 이용해서 사람들이 집단발병을 일으키는 상황을 예방한다. 가짜뉴스에도 똑같은 일을 할 수 있다. 질병의 전파를 막기 위해 접종하는 바로 그 방식으로 가짜뉴스의 전파를 막기 위해 접종을 시도할 수 있다.

사회심리학에서는 생물학적 유사성을 이용해 소문으로부터 대중을 보호할 방법을 생각한다. 인플루엔자 백신을 예로 들면, 약한 인플루엔자바이러스를 백신으로 우리 몸에 접종하면 면역계가 감염을 알아차리는 방법을 배우고 감염에 대응하기 위해 준비한다. 같은 방법으로 접종이론*은 사람들에게 다소 약한 소문을 들려주어서 사람들이 자신을 속이려고 드는 시도에 대항해 정신적 면역력을 갖추게 하면, 가짜뉴스의 홍수에서 사람들을 보호할 수 있다고 말한다. 먼저 가짜뉴스를 들려주고 나서 가짜라고 밝히는 것을 '프리벙킹prebunking'이라고 한다. 속았다는 것을 납득시키기보다는 속이기가

---

* 미리 약한 설득으로 면역을 만들면 강한 설득에 저항할 수 있다는 이론.

더 쉽다는 생각을 바탕으로, 프리벙킹은 위협을 알아차리게 하고 반대 메시지를 전달해서 사람들이 가짜뉴스에 대비하게 한다. 프리벙킹은 "조심할 것! 기후변화나 백신과학, 켐트레일에 관한 가짜뉴스가떴다! 이제 여러분이 보게 될 메시지가 잘못됐다는 근거는 여기를 참고할 것"이라고 말한다.

"메시지 접종은 지지 메시지(즉, 오인정보는 언급하지 않고 정확한 정보만 전달하는 메시지)보다 오인정보에 저항하는 능력을 심어주는 데더 효과적이라고 밝혀졌다"고 2017년 버지니아주 기후변화의사소통센터 과학자들은 말했다.

영국과 오스트레일리아 과학자들이 공동으로 진행한 연구에서는접종이론이 기후변화에 관한 오인정보의 효과를 잠재우는지 확인하는 실험을 했다. 과학자들은 한 집단에는 오인정보에 대한 경고나 그들이 읽게 될 뉴스가 부정확한 이유를 드는 설명, 둘 중 하나만 제공해서 메시지 접종을 했다. 다른 집단에는 경고도 하고 설명도 해주었으며, 대조군 집단에는 아무런 경고나 설명 없이 오인정보를 흘렸다.

프리벙킹은 성공적이었다. 뉴스가 전하는 잘못된 정보를 먼저 설명하면 가짜뉴스의 부정적인 영향이 줄어들었다. 가장 좋은 예방법은 오인정보가 갖추게 될 정확한 형식과, 정보를 읽는 사람을 속이는방법을 설명하는 것이었다.

이 방법이 백신이나 기후변화를 둘러싼 가짜뉴스에는 효과적일수 있지만, 우리가 모르는 오인정보, 허위정보, 유해정보에는 어떻게대처해야 할까? 고의로 만들어냈다는 질병에 대한 소문이나 오래된논쟁거리를 재탕하는 소문은 어떻게 해야 할까? 2018년에 지구가 평평하다는 주제가 격렬한 논쟁을 일으킬 줄 누가 상상이나 했을까?

이런 경우에는 어떻게 프리벙킹을 해야 할까?

케임브리지대학교 사회심리학자인 멀리사 바솔Melisa Basol은 "지금까지 얼마나 많은 터무니없는 논쟁에 학자들이 메시지 접종을 해왔는지 안다면 놀랄 것이다. 몇 가지만 예를 들어도 양치질의 장점과 같은 문화적 사실, 동물실험, 기후변화 부정론, 무대 공포증까지 다양하다"고 말했다. 바솔은 오인정보가 "다른 어떤 정보보다 더 빨리 더 멀리 퍼져나가면서, 오인정보로 발생하는 사회적 도전과 맞서기 위한 팩트체크를 야심 차지만 다소 순진한 시도로 만들어버린다"고 경고한다.

옥스퍼드 사전이 "탈진실"을 올해의 단어로 선정하고 2년이 지나서, 딕셔너리닷컴Dictionary.com은 올해의 단어로 "오인정보"를 선정했다. "올해의 단어는 그해의 가장 의미 있는 사건과 검색 경향을 나타낸다"고 딕셔너리닷컴은 말했다.

사실은 오인정보의 가장 보편적인 해독제라고 많은 과학과 보건 관계자는 말한다. 나는 이 말에 동의하지 않는다. 우리는 사실을 넘어서야 한다. 내가 자라면서 들은 음모론이 환상적이기 때문에 매혹적이고, 터무니없기 때문에 기억하기 쉬웠다면, 정직하고 냉담하며 개성 없는 사실만으로는 어림없다.

신경과학은 우리가 이 딜레마를 헤쳐나가는 데 도움이 된다. 이야기가 뇌에 미치는 영향을 연구하는 신경과학자 폴 잭Paul Zak은 긴장감, 고뇌, 음모, 영감으로 가득 찬 이야기가 신경전달물질이자 호르몬인 옥시토신을 분비시킨다는 사실을 발견했다. 이야기에는 우리의 마음을 넓히고, 신념을 뒤흔들며, 우리의 행동까지 바꿀 힘이 있다.

단, 이야기에는 정말로 설득력이 있어야 한다. 말기 암을 앓고 있어

살날이 얼마 남지 않은 두 살 된 아들을 안고 있는 아버지의 영상은 그 짧은 영상을 보는 사람들에게 옥시토신 분비를 유도한다. 감정을 자극하는 영상을 보고 나면 사람들은 낯선 이에게 선뜻 후원금을 건넨다. 동일인인 아버지와 아들이 동물원에 있는 영상은 사람들에게 같은 효과를 일으키지 않았다. 이 영상에서는 암을 언급하지 않았다.

이야기가 우리 뇌에 미치는 영향에 관해서는 더 많은 연구가 필요하다. 그러나 원시시대에 불가에 둘러앉은 우리를 울고 웃게 만든 이야기들은 보건과 과학에 관한 허위정보를 잠재울 열쇠를 쥐고 있다. 사실만으로는 충분하지 않다. 사실은 사람들의 마음을 바꾸지 못하지만 이야기에는 그럴 힘이 있다. 최소한 그것이 내가 계속 되뇌는 이야기이자 내가 굳게 간직한 개인적 신념이지만, 어쩌면 신념보다는 희망에 더 가까울 수도 있다. 탈진실의 시대, 오인정보가 넘쳐나는 세상에 살고 싶지 않은 내가 믿어야만 하는 희망이다.

야스민 박사의
헛소리 검사 키트

항상 가지고 다닐 것!

거짓말과 빠르게 변하는 정보로 가득 찬 세상에서 가짜뉴스를 선별해서 방어하는 법을 여기에 소개한다. 칼 세이건의 저서 중 "헛소리 탐지장치"라는 장에서 영감을 받아 만든 야스민 박사의 헛소리 검사 키트는 과학적인 거짓말에 맞서는 21세기 방패가 되어줄 것이다. 칼 세이건처럼, 나도 건강한 회의주의와 열린 마음 사이에서 균형을 잡을 수 있도록 여러분을 돕고 싶다. 뉴스, 과학 논문, 트위터, 차를 곁들이는 가벼운 잡담의 신뢰도를 저울질할 때 무엇을 점검해야 하는지 다음과 같이 정리해보았다.

1 주장하는 사람이 누구인가? 과거에 믿을 만한 사람이었나? 동료가 그의 말에 동의하지는 않더라도 그를 신뢰하는가?

2 영상이 있다면 리버스 검색엔진을 이용해서 영상의 출처를 확인한다. 어떤 식으로든 조작된 적이 있는가? 초기 영상이 지금 공유되는 영상과 다른가? 온라인에서 유명해진 영상은 경계해야 한다. 앰네스티 국제 데이터뷰어 같은 도구로 영상이 올라온 날짜를 확인한다. 다른 도구로도 영상이나 사진의 출처를 확인할 수 있다. 사진이나 영상을 올리는 사람이 그 사진이나 영상을 찍은 사람이 아닐 수도 있다. 원래 출처를 확인하라.

3 돈을 추적하라. 어떤 주장을 하는 사람을 보면 항상 누가 이 사람을 고용했을까를 되물어라. 봉급만 확인할 것이 아니라 보조금, 외부 자금 지원, 투자자 등을 조사해서 숨겨진 재정적 동기를 찾는다. (앤드루 웨이크필드는 MMR 백신과 관련된 과학을 조작해서 불명예를 떠안은 영국 의사다. 웨이크필드는 MMR 백신을 불신하도록 조장해서 사람들이 자신이 개발한 "대체 백신"과 자폐증 관련 사업을 이용하면 그가 벌어들이게 될 수백만 파운드의 사업계약에 대해 밝히지 않았다. 웨이크필드의 재정 거래를 폭로한 탐사보도 기자 브라이언 디어 덕분에 우리가 이 사실을 알게 되었다.)

4 누가 이익을 얻고, 누가 손해를 입는가? 퍼져나가는 정보가 누군가의 신뢰도, 생계수단, 건강을 해치고 있는가? 그 사람, 혹은 그 공동체를 지배하려는 자는 누구인가? 누군가 혹은 특정 집단이 이익을 얻는다면 이 정보를 퍼뜨리는 데 그들이 한 역할은 무엇이었는지 살펴본다. 비타민 D가 건강에 유익하다는 연구에는 비타민 D 제조업체나 로비단체가 후원을 했

는가? 다양한 관점에서 해당 주제를 다루는 토론을 찾아본다.

5 상식: 괴상한 일이 일어나면 소문은 걷잡을 수 없이 퍼진다. 그러나 지금 보고 듣는 이야기가 믿을 만한가? 세상이 돌아가는 이치에 들어맞는가?

6 하나의 가설에 깊이 빠져들지 말 것. 열린 마음을 유지한다. 대안이 될 가설도 생각해본다.

7 오컴의 면도날: 모든 것은 단순하다는 사실을 우리가 되새기게 해주는 철학적 원리다. 어떤 대상에 대한 설명이 두세 개 있다면, 가정이 가장 적게 필요한 설명을 고른다.

8 주장을 검증하라: 발견된 사실을 재현할 수 있는가? 누군가가 이 주장을 반론하지는 않았는가?

9 개인적인 신념이 이 주장을 이끄는가?

10 출처와 관련 없는 사람이나 단체가 주장을 입증했는가?

11 다수의 주장이 여러 개의 연결고리로 이어져 있다면, 각각의 연결고리를 철저하게 검토해야 한다.

12 권위에 도전하라: 정부도 실수하며 의도적으로 혹은 무심결에 사람들에게 해를 입혔다. 독립적인 전문가를 찾아 권위자의 주장이 뒷받침되는지 확인하라.

감사의 글

의학적 미신과 의사과학의 거짓을 파헤치려는 내 열정을 격려해주며 내가 신문에 "디벙크드" 칼럼을 연재하도록 용기를 심어준《댈러스모닝뉴스》편집장들에게 감사한다. 이 책의 많은 글은 메드 닉스Mede Nix가 애정을 가지고 편집해준 칼럼에서 시작되었다. 고양이 배설물에 관한 내 생각을 재미있게 들어주고, 태반 파티나 다른 기괴한 행동에 대한 이야기를 쓰도록 격려해준 메드에게 고마움을 전한다. (당신이 고양이 배설물 이야기를 가장 좋아했다는 건 그래도 확실하네요!) 항상 칼럼 주제로 쓸 질문을 보내준《댈러스모닝뉴스》독자들과 내 트위터 팔로워들에게도 감사의 말씀을 드린다. 칼 세이건과 세이건의 헛소리 탐지장치를 현대적으로 해석한 내용을 두고 생각을 나눈 트리스탄 브라운Tristan Brown에게 사랑을 보낸다. 뛰어난 과학기자인 로런 실버먼Lauren Silverman은 우리가 함께 "드러그드" 팟캐스트를 운영할 때 탈리도마이드와 아스피린과 나치 사이의 연관설을 보도하는 데 도움을 주었다. 원고 일부를 주의 깊게 검토하고 전문가로서 접종 이론을 설명해준 멜리사 바솔에게도 감사하다. 마지막으로 이 책에 사려 깊은 논평을 달아준 동료 검토자들에게 감사의 말을 전한다.

찾아보기

의학에 관한 위험한 헛소문

의사이자 에미상 수상 디벙커가 알려주는 가짜 뉴스 구별법

초판 1쇄 발행 2022년 2월 25일
초판 2쇄 발행 2023년 12월 21일

지은이 시마 야스민
옮긴이 김보은
펴낸이 양미자
편집 강경희
디자인 이수정

펴낸곳 도서출판 모티브북
주소 서울시 마포구 토정로 222, 304호(신수동, 한국출판콘텐츠센터)
등록번호 제313-2004-00084호
전화 063 251 4671   **팩스** 0303 3130 1707
이메일 motivebook@naver.com

ISBN 978-89-91195-61-5 03510